普通高等医学院校规划教材

临床寄生虫学
与寄生虫检验

主　审　沈继龙
主　编　夏　惠　汪学农
副主编　方　强　唐小牛　蔡　茹
编　委（按姓氏笔画排序）

王小莉(蚌埠医学院)	王雪梅(蚌埠医学院)
王媛媛(蚌埠医学院)	方　强(蚌埠医学院)
计永胜(中国科学技术大学)	付琳琳(徐州医科大学)
刘　淼(安徽医科大学)	刘　婷(皖南医学院)
刘小燕(安徽医科大学)	汤冬生(安徽医科大学临床医学院)
孙恩涛(皖南医学院)	李江艳(蚌埠医学院)
杨小迪(蚌埠医学院)	谷生丽(皖南医学院)
汪学农(安徽医科大学)	陈兴智(蚌埠医学院)
范巧云(安徽理工大学)	周书林(皖南医学院)
赵　丹(齐齐哈尔医学院)	赵金红(皖南医学院)
侯晓蓉(安徽中医药大学)	姚　湧(安徽医科大学)
夏　惠(蚌埠医学院)	郭见多(安徽省血吸虫病防治研究所)
唐小牛(皖南医学院)	陶志勇(蚌埠医学院)
常雪莲(蚌埠医学院)	崔　洁(蚌埠医学院)
焦玉萌(蚌埠医学院)	湛孝东(皖南医学院)
靳小霞(蚌埠医学院)	蔡　茹(安徽理工大学)

U0258935

中国科学技术大学出版社

内 容 简 介

本书是安徽省教育厅省级质量工程一流教材建设资助项目的成果。临床寄生虫学是临床医学的重要课程之一,是研究与疾病有关的寄生虫与人体之间相互作用以及寄生虫病的发生、发展和转归规律的科学。共11章,以寄生部位为编撰体例,结合临床寄生虫检验工作实践,概述了常见寄生虫的一般特征,完善了寄生虫学与寄生虫检验知识体系,并对临床寄生虫检验内容进行了适当的拓展和补充,满足了当前寄生虫防治工作的需要。本书可作为新时代临床寄生虫学检验教学的实用教材。

图书在版编目(CIP)数据

临床寄生虫学与寄生虫检验/夏惠,汪学农主编. —合肥:中国科学技术大学出版社,2022.9

ISBN 978-7-312-05238-5

Ⅰ.临… Ⅱ.①夏… ②汪… Ⅲ.寄生虫病—医学检验—高等学校—教材 Ⅳ.R530.4

中国版本图书馆CIP数据核字(2022)第129493号

临床寄生虫学与寄生虫检验

LINCHUANG JISHENGCHONG XUE YU JISHENGCHONG JIANYAN

出版 中国科学技术大学出版社
  安徽省合肥市金寨路96号,230026
  http://press.ustc.edu.cn
  https://zgkxjsdxcbs.tmall.com

印刷 安徽国文彩印有限公司

发行 中国科学技术大学出版社

经销 全国新华书店

开本 787 mm×1092 mm 1/16

印张 19.5

插页 8

字数 523千

版次 2022年9月第1版

印次 2022年9月第1次印刷

定价 88.00元

前　言

经过几代人不懈努力,我国已全面进入了小康社会,在医疗卫生领域取得了巨大成就,众多曾经肆虐严重的寄生虫病得到了控制,甚至消除。鉴于部分过去流行严重的寄生虫病得到较好控制,临床工作者容易对寄生虫病忽视,导致原本一些较易检出的寄生虫病变成了"罕见病",阻碍了对患者的早诊断、早治疗;随着我国对外开放的日益深入,国际人员往来日趋频繁,一些原先不曾在我国发生的寄生虫病在国内陆续出现病例报道,输入性寄生虫病逐渐成为我国寄生虫防治的重点之一;在社会经济发展的同时,人们的饮食习惯也在发生着变化,部分生食或者消费野味的饮食习惯导致食源性寄生虫病发生率上升;随着我国生态环境的不断改善,野生动物的种群数量显著提高,部分自然疫源性寄生虫病面临再度增长的威胁。因此,寄生虫病发病呈现出的新特点要求我们在不断夯实常见寄生虫检验的基础上,扩大国际视野,以满足新时代我国寄生虫病诊治防控的需要。

培养德才兼备,具有岗位胜任力的高素质医学人才是新时代医学教育的主要目标;建设与新时代临床寄生虫学检验高要求匹配的教材,是实现这一目标的基础和前提。近年来,适合医学检验教育的以寄生部位作为编撰体例的寄生虫学检验教材难以获得,而现有的以寄生虫生物学分类为编撰体例的教材不能够满足临床寄生虫学检验的教学需要。因此,迫切需要编写一部在新时代背景下适合医学检验技术专业的临床寄生虫学检验教材。

在我国临床寄生虫学检验领域的知名专家沈继龙教授的关怀下,教材编写组精心组织省内外教学及科研单位的临床寄生虫学骨干教师,克服新冠疫情不利影响,共同努力,编写了本教材。在内容编排上,本教材以寄生部位为编写体例,以配合临床寄生虫检验工作的实践;在总论内容中增添了寄生虫的生物学部分,简略地概述了常见寄生虫的一般特征,进一步完善寄生虫学与寄生虫检验知识体系;另外,将一些具有传病作用的节肢动物作为单独的章节,对临床寄生虫检验内容进行了适当的拓展与补充,以满足当前寄生虫病防治需要。通过上述努力,本书可作为适合新时代临床寄生虫学检验教学的实用教材。

受时间和能力水平所限,教材中的错误在所难免,在此我们恳请各领域的专家学者和广大的师生多提宝贵意见,让我们有机会在后续版本中做出改进,为临床寄生虫学检验的教学、科研和防治工作做出应有的贡献。

本教材的编写得到了安徽省教育厅省级质量工程一流教材建设项目的资助,谨在此致谢。

编 者
2022年5月

目　　录

第一章
总　　论

临床寄生虫学(clinical parasitology)是研究与疾病有关的寄生虫与人体之间相互作用以及寄生虫病的发生、发展和转归规律的科学,是临床医学的重要课程之一;该课程也与生物学中的生态学、形态学、分类学、生物化学以及免疫学、分子生物学、病理学等学科关系密切。学习寄生虫检验的目的是根据寄生虫的形态、生活史、致病特点、流行规律和免疫遗传特征等,利用各种检测技术,对寄生虫感染进行病原学诊断或辅助诊断,从而使患者能够得到及时准确的治疗,及时有效地控制寄生虫病的流行,保护人类的健康。临床寄生虫学与寄生虫检验是检验医学专业的一门重要课程。

寄生虫是一类致病性的低等真核生物。寄生虫病对人类的危害,尤其是对热带和亚热带地区人类健康的危害十分严重,是发展中国家社会经济发展的羁绊。在上述地区的广大农村,寄生虫病是"乡村病"和"贫穷病",它与社会经济和文化的落后互为因果。肠道寄生虫病的发病率已被认为是衡量一个地区经济文化发展的基本指标。寄生虫的感染导致人体热量消耗、营养不良、劳动力下降、健康损害,甚至死亡;对儿童健康发育的影响尤为严重。由于贫穷落后、文盲、卫生状况差、营养不良和人口拥挤,2000年全世界有45个国家的人口平均寿命不到60岁,而发达国家却为79岁。据世界卫生组织(World Health Organization,WHO)估计,1993年全球死亡人数为5100万人,因感染性疾病所致死亡约2000万人,其中发展中国家因寄生虫病等感染性疾病死亡人数约占80%(1600万人)。目前全球每年有4亿疟疾(malaria)患者,仅非洲地区每年就有2300万人感染,众多儿童死于疟疾;血吸虫病(schistosomiasis)患者约有1.5亿人,血吸虫病像"瘟神"一样在流行区每年吞噬近100万人的生命;利什曼病(leishmaniasis)和锥虫病(trypanosomiasis)在非洲和中、南美洲流行区有2500万患者,每年有数万人丧生于锥虫感染;全世界丝虫病(filariasis)患者约1.2亿人;钩虫和蛔虫患者多达26亿人。寄生虫病除了直接引起人类的健康损害以外,每年由于防治而耗费的经济损失和畜牧业减产而导致的收入减少更难以估量。可以认为,在进入21世纪后的相当长一段时期内,以上5种寄生虫病和一些土源性蠕虫病仍然是发展中国家重点防治的传染性疾病,也是热带医学(tropical medicine)或地理医学(geographic medicine)研究的主要内容。

即使在经济发达国家,由于人口的流动、生活方式及行为的影响、HIV感染、器官移植及免疫抑制剂的应用,寄生虫病也是一个重要的公共卫生问题。滴虫性阴道炎、阿米巴病、贾第虫病、粪类圆线虫病、隐孢子虫病和弓形虫病等性传播疾病(sexually transmitted disease,STD)和机会致病性寄生虫病(opportunistic parasitic disease)均受到普遍关注,并且也是免疫功能受损者(immunocompromised host)并发感染和导致婴儿出生缺陷的主要原因之一。输入性疟疾、锥虫病、异尖线虫病(anisakiasis)等在欧美和日本早已受到重视。

我国地跨热带、亚热带和温带,自然条件和人们的生活习惯各异,寄生虫病种类多,分布广。华东、华南及长江流域气候温暖湿润,人口密集,是疟疾、血吸虫病、钩虫病等重要寄生虫病的主要流行区。细粒棘球蚴病(包虫病)、绦虫病、黑热病等则主要流行于幅员辽阔的西北各省。食源性寄生虫病(food-borne parasitic diseases),如旋毛虫病、猪囊尾蚴病、肝吸虫病、肺吸虫病和广州管圆线虫病等也因人们的饮食习惯时有发生。农村地区是当前我国寄生虫病防治的主战场。

第一节　寄生现象与寄生虫病

一、生物种间的几种关系

生物界是在普遍的联系中运动与发展的。这种运动与发展在时间上表现为物种的进化(evolution),在空间上表现为物种的多样性(diversity)分布。各种生物都在一个大的生态系统(ecosystem)中生存繁衍,彼此相互联系,相互依存,从而建立了暂时的或永久的生态关系。从空间和营养的利害关系看,生物共生(symbiosis)的方式有如下三种类型。

（一）共栖

共栖(commensalism)是指两种生物生活在一起,双方在生理和营养上互不依存,其中一方只是获取另一方捕获的食物,或者其中一方可获得另一方的保护。例如海洋中的寄居蟹(hermit crabs)与海葵(sea anemones)。

（二）互利共生

互利共生(mutualism)是指两种生物生活在一起,彼此受益,甚至相互依赖,互为生存的前提。例如,白蚁(termite)的消化道内定居着大量的鞭毛虫(flagellate),鞭毛虫为白蚁提供消化酶类和蛋白质,同时白蚁消化道也为鞭毛虫的生存提供了营养和适宜的环境。

（三）寄生

寄生(parasitism)是指两种生物生活在一起,其中一方受益,另一方受害。例如,病毒、部分细菌、真菌、立克次氏体和寄生虫侵入植物、动物或人体内方能生存繁殖,在此过程中从对方获取营养并给对方造成损害。人蛔虫寄生阶段完全依赖从人体掠夺营养,离开人的小肠在自然界不能生存,在人体内的寄生会对人体造成营养的、机械的和毒性的损害。

在寄生关系中,受益的一方称为寄生虫(parasite),如蛔虫;受害的一方称为宿主(host),如人。寄生关系中通常伴有宿主的免疫应答。

有些寄生虫只能选择性地寄生于某些宿主体内。有些寄生虫在人体的寄生适应尚不完善,表现为幼虫侵入人体后出现"迷路移行",引起异位损害或导致幼虫移行症(larva migrans),此时宿主常表现出更为强烈的排斥反应。寄生虫产卵量大、无性增殖阶段产生的个体数量更是惊人,这一强大的生殖潜力是用来补偿、维持种群数量和环境压力的影响,同时也为寄生虫的病原检测提供了有利条件。

寄生生态学(ecology of parasitism)是研究寄生虫与外界环境、寄生虫与宿主之间相互关系的科学。外环境包括地理、气候(温度、湿度、光照等)及生物因素。在寄生阶段,宿主的内环境也是寄生虫的外环境,包括生化、物理、生物和免疫等因素。因此,从广义上说,寄生虫生态学概括了医学寄生虫学的大部分内容。寄生虫在人体内外的生长发育和繁殖过程中对某一生态因素的依赖性越大,就越容易暴露出生活史中的薄弱环节。例如,与多宿主的寄生虫相比,人是唯一宿主的寄生虫(如蛔虫、蛲虫等)的防治效果相对较好。

二、寄生虫的生活史

寄生虫完成一代生长发育和繁殖的过程及所需的外界环境条件称为生活史(life cycle)。在生活史中,幼虫(larva)或无性生殖阶段寄生的宿主称为中间宿主(intermediate host)。如具两个以上的中间宿主,则按先后顺序称为第一中间宿主、第二中间宿主,其余类推。寄生虫成虫(adult)或有性生殖阶段寄生的宿主称为终宿主(definitive host)。有些寄生虫侵入非适宜宿主后,虽然能够生存,但不能继续发育至性成熟,待有机会进入适宜宿主后方能正常发育。这种宿主称为转续宿主(paratenic host)。有些寄生虫不仅寄生在人体,还可寄生在家禽、家畜及野生动物体内,既可保留虫种又可传播给人。在流行病学上,这类除了人以外的脊椎动物终宿主称为保虫宿主(reservoir host)。在动物和人之间传播的寄生虫病称为人兽共患寄生虫病(parasitic zoonosis)。寄生虫种类繁多,生活史也纷繁多样,大致分为以下两种类型。

（一）直接型

生活史中不需要中间宿主。寄生虫在宿主体内或自然环境中发育至感染期后直接感染人。如小肠内的蛔虫和钩虫卵随粪便排出体外,在土壤中分别发育成感染性虫卵和感染性幼虫(丝状蚴),人是它们的唯一宿主。在流行病学上,常将具有直接型生活史的蠕虫称为土源性蠕虫。

（二）间接型

生活史中需要中间宿主。寄生虫在中间宿主体内发育后,再侵入终宿主(包括人类),完成其生活史。如丝虫幼虫(微丝蚴)必须首先进入蚊虫体内,经发育成感染性幼虫后,随蚊吸血侵入人体淋巴系统,才能发育为成虫。蚊是其中间宿主,人为终宿主。在流行病学上,将具有间接型生活史的蠕虫称为生物源性蠕虫。

有些寄生虫生活史中仅有无性生殖(asexual reproduction),如溶组织内阿米巴(*Entamoeba histolytica*)原虫、阴道毛滴虫(*Trichomonas vaginalis*)等;有些寄生虫仅有有性生殖(sexual reproduction),如蛔虫、钩虫、丝虫等;有些寄生虫兼具以上两种生殖方式完成一代的发育,称为世代交替(alternative generation),如疟原虫、弓形虫、吸虫等。土源性蠕虫和生物源性蠕虫的防治策略不同。

第二节　寄生虫的分类

寄生虫是高度特化了的小型低等生物,暂时或永久性地寄生在人体内或体表,小则2~3 μm(原虫),大则10 m以上(绦虫)。为了全面准确地认识寄生虫及各虫种之间的关系,生物学上常利用形态鉴定、进化研究、生物化学与分子生物学技术等分类方法,确定寄生虫在生物界的地位,以利于分析种、亚种、变种、地理株和变异型等。现行的生物分类系统主要包括界、门、纲、目、科、属、种七个阶元,其中还有中间阶元。以同属间的亲缘关系较近,同科各种次之,余类推。根据国际动物命名方法的规定,学名采用双名制表示。一个物种名由两个拉丁词组成,前者为属名(genus name),后者为种名(species name),最后附以命名者的姓名和命名年份,有的还附有亚种名(sub-species name)。拉丁学名在文献中应以斜体词表示,如阴道毛滴虫的学名为*Trichomonas vaginalis*。据鉴定,在人体发现的寄生虫有340多种,我国普查发现229种,常见的有30余种。

寄生虫的一切生物学性状都是遗传基因与环境相互作用的产物,即同一基因型在不同的环境条件下可产生不同的表现型。此外,应该指出,目前我们所认识的物种只不过是漫长生物演化史中的一瞬间的表现形式,实际上还存在着许多过渡状态的物种,在进行生物分类时不可一叶障目,必须多方位的观察、分析和比较,亦可借用分子分类方法,以揭示物种间的遗传差异。医学寄生虫包括以下几类:

(1) 医学原虫(medical protozoa)。医学原虫是指寄生在人体并致病的单细胞真核生物。与人类健康有关的原虫隶属于肉足鞭毛门(包括鞭毛虫和阿米巴原虫)、纤毛门、顶复门。

(2) 医学蠕虫(medical helminths)。医学蠕虫是指寄生在人体并致病的多细胞软体动物,借身体肌肉的伸缩做蠕形运动,分别隶属于扁形动物门、线形动物门和棘头动物门。

(3) 医学节肢动物(medical arthropods)。医学节肢动物是指与人类健康有关的昆虫及其他节肢动物。它们或传播疾病,或直接致病,或作为变应原引起超敏反应。

临床上为了便于防治工作实际的需要,通常也采用人为分类方法,即根据寄生部位将寄生虫分为体表寄生虫(ectoparasites)、体内寄生虫(endoparasites)、腔道寄生虫、组织内寄生虫等。有些寄生虫在生理上完全依赖于宿主,离开宿主则无法生存,这类寄生虫称为专性寄生虫(obligatory parasites),如疟原虫;有些本来营自生生活的虫体在生活史中的某一发育阶段也可侵入人体营寄生生活,引起疾病,这类寄生虫称为兼性寄生虫(facultative parasites),如粪类圆线虫、耐格里阿米巴等;还有一些寄生虫通常蛰伏在宿主体内,当宿主免疫功能受损时出现活化而致病,这类寄生虫称为机会致病性寄生虫(opportunistic parasites),如弓形虫和隐孢子虫等,这类寄生虫在艾滋病等免疫机能受损患者常可致严重疾病。

我国常见人体寄生虫种类及其寄生部位见图1-1。

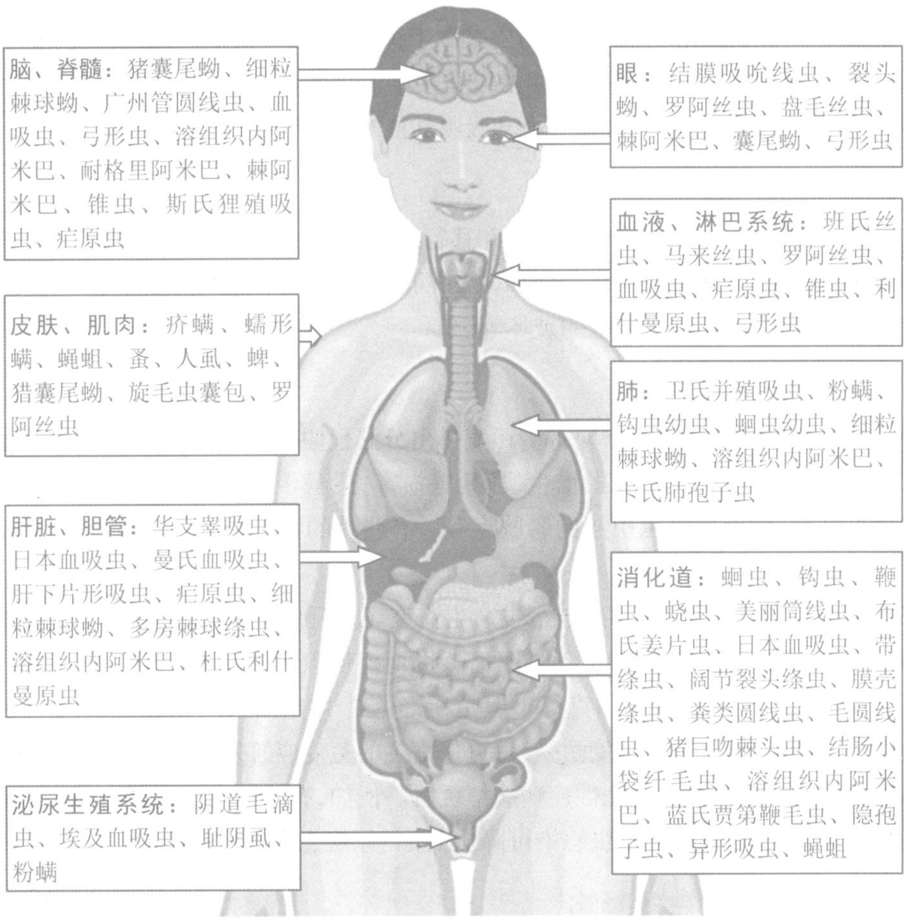

脑、脊髓:猪囊尾蚴、细粒棘球蚴、广州管圆线虫、血吸虫、弓形虫、溶组织内阿米巴、耐格里阿米巴、棘阿米巴、锥虫、斯氏狸殖吸虫、疟原虫

眼:结膜吸吮线虫、裂头蚴、罗阿丝虫、盘毛丝虫、棘阿米巴、囊尾蚴、弓形虫

皮肤、肌肉:疥螨、蠕形螨、蝇蛆、蚤、人虱、蜱、猪囊尾蚴、旋毛虫囊包、罗阿丝虫

血液、淋巴系统:班氏丝虫、马来丝虫、罗阿丝虫、血吸虫、疟原虫、锥虫、利什曼原虫、弓形虫

肺:卫氏并殖吸虫、粉螨、钩虫幼虫、蛔虫幼虫、细粒棘球蚴、溶组织内阿米巴、卡氏肺孢子虫

肝脏、胆管:华支睾吸虫、日本血吸虫、曼氏血吸虫、肝下片形吸虫、疟原虫、细粒棘球蚴、多房棘球绦虫、溶组织内阿米巴、杜氏利什曼原虫

消化道:蛔虫、钩虫、鞭虫、蛲虫、美丽简线虫、布氏姜片虫、日本血吸虫、带绦虫、阔节裂头绦虫、膜壳绦虫、粪类圆线虫、毛圆线虫、猪巨吻棘头虫、结肠小袋纤毛虫、溶组织内阿米巴、蓝氏贾第鞭毛虫、隐孢子虫、异形吸虫、蝇蛆

泌尿生殖系统:阴道毛滴虫、埃及血吸虫、耻阴虱、粉螨

图1-1 常见人体寄生虫种类及其寄生部位

第三节 寄生虫与宿主的相互作用

寄生虫与人体之间的相互作用是临床寄生虫学的核心内容。寄生虫具有完整的运动、营养、代谢和繁殖的生理功能。入侵人体、组织内移行和定居后的生理和生化代谢是个复杂的过程,相互作用的结果取决于寄生虫的数量和人体的生理状况。

一、寄生虫对宿主的影响

(一)夺取营养

寄生虫生长发育繁殖所需的营养物质来源于宿主,如虫体摄取人体的血液、淋巴液、细胞质、组织液和消化物质。小肠内的蛔虫以宿主半消化的食糜为养料;钩虫咬附于宿主肠黏膜,除了吸取血液外,还可致慢性失血和吸收功能障碍,从而导致宿主营养不良。

(二)机械性损伤

在腔道内、组织内或细胞内的寄生虫和移行的幼虫可导致腔道阻塞、内脏器官压迫、组织损伤或细胞破裂,引起相应疾病。例如,蛔虫可致肠梗阻和胆道蛔虫症,棘球蚴在肝脏内的占位性损害,疟原虫导致红细胞的破坏等。

(三)毒性及免疫损伤

寄生虫生长繁殖过程中不断向寄生环境排出分泌代谢产物,组织溶解酶以及死亡虫体的分解产物,造成寄生部位组织的增生、坏死等损害,甚至导致癌变。例如,溶组织内阿米巴引起的肝脓肿、埃及血吸虫引起的膀胱癌等。有些蜱的涎液具有神经毒性,叮咬后可致宿主肌肉麻痹甚至瘫痪。

寄生虫作为异物抗原,还能诱导宿主产生免疫病理反应,从而造成人体自身组织的损伤,如日本血吸虫虫卵在肝脏内引起的虫卵肉芽肿、疟疾患者的严重贫血和肾病、棘球蚴内囊液外渗使宿主发生的过敏性休克等。但是在寄生虫-宿主漫长演化过程中,寄生虫为了自身生存,从而可诱导宿主得免疫耐受,也可使宿主的免疫应答发生偏移,结果导致某些寄生虫的感染可能对一些自身免疫性疾病病情缓解。例如,有报道发现猪鞭虫感染可明显缓解炎症性肠炎症状与体征;血吸虫感染可降低1型糖尿病患者的血糖水平。

二、宿主对寄生虫的影响

宿主对寄生虫的影响主要表现为免疫反应,包括固有免疫(先天免疫)和适应性免疫(获得性免疫)。

（一）固有免疫

固有免疫（innate immunity）是指宿主对某种寄生虫具有的先天不易感性，亦称抗性（resistance）。例如，人类对牛囊尾蚴具有先天的不易感性；西非黑人中Duffy血型阴性的居民可免遭间日疟原虫的感染。该抗性受遗传基因决定，具有种间的不相容性。此外，产生抗性的原因还有宿主的生理屏障、细胞吞噬、炎症反应、补体作用等。

（二）获得性免疫

获得性免疫（adaptive immunity）是指寄生虫抗原刺激宿主的免疫系统诱导的特异性细胞免疫和体液免疫应答。其结果是排除、杀伤虫体或抑制寄生虫的发育和繁殖。特异性免疫是宿主抗寄生虫感染免疫的主要方面（详见本章第五节）。

（夏　惠）

第四节　寄生虫感染的特点

寄生虫进入宿主体内后如果能够定居、生存与繁殖，并建立感染，但宿主未表现出明显的临床症状与体征，此时称为寄生虫感染（parasitic infection）。无症状感染的人类宿主称为带虫者（carrier）。带虫状态的出现与寄生虫种、寄生部位、感染程度、虫株毒力、宿主的免疫及营养状况有关。如果寄生虫导致宿主发病，则称为寄生虫病（parasitic disease）。从寄生虫感染到临床症状发生的阶段称为潜伏期（incubation period）。寄生虫病患者临床症状与体征持续存在期间不一定具有传染性，如慢性丝虫病的象皮肿或晚期血吸虫病患者。在流行病学上，从宿主受寄生虫感染到宿主具有传染性的阶段称为隐性期（latent period）。有些寄生虫感染后，宿主既无临床表现，又不易用常规方法检查出病原体，这类感染称为隐性感染（latent infection）。例如，弓形虫等机会致病性原虫感染，只有当宿主免疫功能受损时才出现临床症状。有些寄生虫感染可致宿主免疫力下降，造成继发性免疫抑制（secondary immunosuppression），干扰宿主对其他抗原的免疫应答。如疟原虫、血吸虫、弓形虫感染均可降低人体对病毒疫苗接种后的抗体产生水平。

寄生虫感染在某些方面有别于其他微生物。其他微生物通常在体内繁殖快、毒性高、致病急，病情重、进展快，患者死亡率高；而寄生虫一般发育较慢，个体增殖数量较少或者不增殖，宿主起病较缓，宿主死亡前多有一段时期的衰竭过程（如血吸虫病等）。寄生虫一般在人体内存活时间较长，急性感染后常转入慢性感染并出现虫体死亡、组织损伤和病变修复，如日本血吸虫病的慢性肝纤维化、慢性丝虫病的象皮肿、细粒棘球蚴病的囊性肝肿大等。慢性感染的发病和转归常有免疫病理反应参与。此外，寄生虫病的控制较为困难，主要是流行因素较复杂，如中间宿主、保虫宿主、转续宿主和昆虫媒介的广泛存在、人兽共患的特点、免疫学诊断的不确定性、药物抗性与流行趋势的不稳定性等。此外,地理、气候、社会经济和文化因素等对某些寄生虫病控制的影响更大(详见本章第六节)。

第五节　寄生虫感染的免疫

　　寄生虫感染的免疫是指宿主识别寄生虫、产生免疫应答,继而排出或杀伤虫体,以维持自身平衡与稳定的生理功能。近年来,随着免疫学基础与应用研究的发展,寄生虫免疫学以其独特的研究内容和研究手段,形成了免疫学的一个重要分支学科。其研究的目的和意义在于探讨寄生关系中双方相互作用的机制;研究寄生虫病的发病机理,减轻或消除免疫病理性损害;用于免疫诊断;制备疫苗;增强药物的治疗效果;用于寄生虫的分类。与宿主抗病毒和细菌感染的特异性免疫一样,寄生虫抗原进入机体后诱发宿主免疫系统的识别、应答和排斥反应。本节将主要介绍寄生虫感染的特异性免疫应答的特点。

一、寄生虫抗原

　　寄生虫结构和生活史的复杂性决定了寄生虫抗原的复杂性。不同的寄生虫抗原诱导不同的免疫应答类型。寄生虫抗原大致分为三类:

(一)表膜抗原

　　表膜抗原(membrane antigens),即虫体表膜(包括原虫的细胞膜),是虫体与宿主接触的界面,是有些寄生虫物质代谢的通道,也是宿主识别寄生虫抗原并产生免疫应答的主要作用部位。例如,应用单克隆抗体鉴定出的血吸虫尾蚴表面抗原可诱导机体产生保护性抗体,被动转移这种抗体可达到70%的保护率;疟原虫子孢子表面的环子孢子蛋白也具有很强的免疫原性。

(二)分泌排泄抗原

　　分泌排泄抗原(secreted and excreted antigens),又称代谢抗原(metabolic antigens)。此类抗原源于虫体的分泌排泄物、蜕皮液以及溶解的虫体等,存在寄生部位的宿主分泌排泄物中,或循环血液中(此时又称为循环抗原,circulating antigens)。分泌排泄抗原具有很强的免疫原性,可诱导宿主产生保护性免疫。检测循环抗原有助于现症感染的免疫诊断、虫荷(parasite burden)的估计及疗效考核。血吸虫卵的分泌排泄抗原导致组织肉芽肿(granuloma)的形成,对宿主造成免疫病理性损伤。

(三)虫体抗原

　　除上述两种抗原以外,还存在其他寄生虫抗原,且成分较复杂。并非所有的虫体蛋白质都是功能性抗原,能够诱导宿主产生抗体和致敏淋巴细胞并发挥效应的抗原只占虫体蛋白质的一部分。

二、寄生虫免疫逃避的机理

除了在极少数情况下,宿主感染后所产生的特异性免疫应答能够完全清除体内的感染,并对再感染产生完全的抵抗力(如皮肤利什曼病)外,大部分寄生虫感染后,宿主所产生的特异性免疫应答虽然能够在一定程度上抵抗再感染,但并不能消除体内已有的寄生虫,宿主保持低度感染。当药物清除体内的寄生虫后,获得性免疫逐渐消失,这种免疫类型称为带虫免疫(premunition),在寄生虫感染中较多见。带虫免疫是寄生虫与宿主之间形成的一种平衡机制,其意义在于既限制了虫荷,又不致使宿主在短期内死亡。寄生虫在免疫的宿主体内赖以生存的机理尚未明了,目前已知有如下几个方面。

(一)抗原变异

抗原变异(antigenic variation),即寄生虫通过改变自身的抗原成分逃避免疫系统的攻击。例如,某些血液内寄生原虫经常改变表膜抗原表型,其结果针对原来表膜蛋白质抗原的血清特异性抗体对新的变异体(variant)无效,因而阻断了抗原-抗体的结合和由于补体的激活而导致的虫体溶解。

(二)抗原伪装

抗原伪装(antigen disguise)是指有些寄生虫(如血吸虫)能将宿主的蛋白质结合到虫体表面伪装自身,从而阻碍免疫系统对异源性抗原的识别。

(三)免疫抑制

免疫抑制(immunosuppression)是指许多寄生虫进入宿主体内后可激活 Ts 细胞,抑制抗体产生,降低巨噬细胞吞噬功能,抑制细胞介导的免疫应答(cell-mediated immunity,CMI)。其结果是使宿主易合并其他感染和影响免疫接种的效果。此外,血吸虫还能破坏结合于体表的抗体,当IgG抗体F$(ab')_2$段与虫体抗原结合后,虫体很快分泌出一种丝氨酸蛋白水解酶,将IgG水解成多肽片段,这些多肽片段反过来可抑制巨噬细胞释放溶酶体酶和超氧阴离子,抑制了对虫体的杀伤。

(四)寄生部位的隔离

寄生部位的隔离(local isolation)主要包括:对于细胞内寄生原虫,血清抗体难以发挥作用,如红细胞内的疟原虫;有些寄生虫在宿主体内形成囊壁结构使其与免疫成分隔离,如猪囊尾蚴、弓形虫包囊等;腔道寄生虫主要受局部分泌型抗体的作用而导致循环抗体和免疫活性细胞难以进入寄生部位,如肠道蠕虫和原虫、阴道毛滴虫等。至于巨噬细胞内寄生原虫,则可避开与巨噬细胞溶酶体的融合,从而得以在该细胞内增殖,如利什曼原虫和弓形虫等。

三、寄生虫感染宿主免疫应答的特点

人体对寄生虫的免疫应答是寄生关系双方相互制约的表现,其反应特点和表现形式因年龄、寄生虫的种类和发育阶段不同而有很大的差异。其中原虫免疫和蠕虫免疫之间亦有差别。具有实验诊断意义的人体免疫物质检测主要包括以下几个方面。

（一）IgE 抗体水平升高是蠕虫感染的一个重要免疫反应特点

一般来说,经皮肤黏膜进入的活虫较注射的死虫抗原更能有效地诱导 IgE 抗体产生。一方面,IgE 参与速发型超敏反应,如蛔虫性哮喘、荨麻疹、皮肤速发型过敏试验等都有 IgE 抗体参与。另一方面,在寄生虫感染的保护性免疫中,IgE 抗体也发挥了重要作用,如肠道排虫和 IgE 介导的巨噬细胞和嗜酸性粒细胞的杀虫作用。

（二）嗜酸性粒细胞增多为蠕虫感染免疫的另一特征

虫源性嗜酸性粒细胞趋化因子、肥大细胞脱颗粒释放的趋化因子、致敏 T 细胞释放的激活因子及补体裂解片断等均可引起外周血液中嗜酸性粒细胞增多,可作为蠕虫感染血象变化的重要指标。在抗体的参与下,嗜酸性粒细胞参与杀虫和免疫应答的调节。

（三）速发型皮肤超敏反应阳性为某些蠕虫感染的重要特点

皮肤超敏反应可用于流行病学过筛检查(screening test)。

已知所有人体寄生虫均可诱导宿主的免疫应答,免疫机制各有特点。例如,肠阿米巴病和贾第虫病患者血清中含有高滴度的抗体,但这些抗体与免疫保护无关;抗体在疟疾免疫中起重要作用;弓形虫病和利什曼病则以细胞免疫为主。然而在许多情况下,宿主有效的抗虫免疫依赖于各种免疫成分的共同参与,不存在单一的免疫机理。已知不同的寄生虫抗原表位(epitope)分别激活 Th1 和 Th2 亚群,释放各种淋巴因子,调节细胞介导的免疫或体液免疫。寄生虫感染中重要的免疫细胞有巨噬细胞、NK 细胞、嗜酸性粒细胞、CD8$^+$ T 细胞、B 细胞、嗜碱性粒细胞和肥大细胞等;重要的细胞因子(cytokines)有 IFN-γ、TNF、IL-1、IL-2、IL-4、IL-5、IL-10 和 IL-12 等。深入研究不同寄生虫抗原诱导的各种细胞因子在抗虫免疫中的作用具有重要的实际意义。此外,在体外研究中,补体在抗虫免疫中也发挥了重要作用。

四、免疫病理

目前对寄生虫致病的认识已突破虫体对宿主的直接损害(营养掠夺、机械性损伤和毒性作用)。临床上常见宿主的发病程度远超过虫荷,且在远离寄生部位的组织也出现严重的病变。有些寄生虫感染的免疫病理损害已构成危害人体的主要病理过程。免疫病理反应分为以下四种类型。

（一）Ⅰ型超敏反应

寄生虫抗原(变应原)诱导的 IgE 抗体结合于肥大细胞和嗜碱性粒细胞,当抗原再次进入机体并与 IgE 结合时,上述细胞脱颗粒释放组织胺、5-羟色胺等生物活性物质,引起血管通透性增加。如蠕虫感染后的荨麻疹、尘螨性哮喘、细粒棘球蚴囊液所致的休克等。

（二）Ⅱ型超敏反应

寄生虫特异性抗体或自身抗体直接结合感染的宿主细胞或免疫复合物附着于正常细胞,激活补体导致细胞的溶解或组织的损伤,如某些疟疾患者的贫血。

（三）Ⅲ型超敏反应

寄生虫循环抗原与抗体结合形成免疫复合物沉积于毛细血管壁,激活补体。补体裂解碎片引起中性粒细胞浸润,从而释放出溶解酶导致炎症。如疟疾和血吸虫患者的肾病。

（四）Ⅳ型超敏反应

感染宿主再次受到抗原刺激后,Th细胞亚群增殖并释放淋巴因子,病理变化为以淋巴细胞和单核细胞浸润为主的炎症,如血吸虫卵肉芽肿。

第六节　寄生虫病的流行与防治

寄生虫病的流行病学从群体的水平角度来研究寄生虫病的传播、分布和发展规律,从而制定出防治措施,消灭和控制寄生虫病。寄生虫病多分布在热带、亚热带地区,且虫种繁多。寄生虫病的流行与传播过程是寄生虫由原来的宿主传入其他新宿主的过程,这个过程既是生物学现象,又是社会现象,它与社会经济因素密切有关。

一、流行因素

（一）自然因素

自然因素包括地理、环境、温度、雨量、光照等气候因素。土壤的性质直接影响土源性蠕虫卵和幼虫的发育;疏松、含氧充分的土壤有利于蛔虫卵和鞭虫卵幼虫的发育以及钩虫幼虫的活动;土质肥沃、杂草丛生、水流缓慢的湖沼地区适宜于血吸虫中间宿主钉螺的滋生。气候的季节性变化与许多寄生虫感染有关,主要通过以下几个方面产生影响:① 宿主的生产活动及行为方式:夏秋季节农作物耕种和蔬菜瓜果上市等增加人的感染机会;② 中间宿主或媒介的数量:气候影响中间宿主或媒介的活动及繁殖,如血吸虫和疟疾感染发生在钉螺和按蚊大量滋生的季节;③ 感染力:温度影响寄生虫对人体的侵袭力,如血吸虫毛蚴侵入钉螺,尾蚴逸出及对人畜的感染力均与温度密切相关。掌握寄生虫感染季节性变化规律的目的在于传播期的防护和在传播休止期加强防治（制）措施,以便获得事半功倍的效果。

（二）生物因素

中间宿主的存在是某些寄生虫病流行的必需条件。我国丝虫病与疟疾的流行同相应蚊媒的地理分布是一致的;无钉螺滋生的长江以北地区无日本血吸虫病的流行。因此,在防治中控制中间宿主和防止其感染是一个重要环节。

（三）社会因素

政治、经济、文化、教育、生产活动和生活习惯直接影响寄生虫病的流行。把寄生虫病置于广阔的社会背景下,作为一个社会相关性疾病来认识和研究,对于该病的防治大有裨益。这是因为,一个地区的自然因素和生物因素在某一时期内是相对稳定的,对于一些寄生寿命较长的寄生虫,如血吸虫、丝虫来说,短暂的环境因素改变对其影响较小,而社会环境因素则可随人类的活动而改变,并可在一定程度上影响着自然环境和生物种类,从而影响寄生虫病在人群中的流行。目前,发展中国家中80%以上的人口居住在乡村,许多地区人畜共居。落后的经济和文化教育必然伴有落后的生产、生活方式和不文明的行为习惯,而许多严重危害人类健康的寄生虫病的流行都与人类自身的无知和守旧有关。因此,社会经济的发展、科学文化教育的提高是寄生虫病防治的基础。加强人类自身文明的建设,摒弃陋习,增强防病意识,对寄生虫病防治至关重要。

二、流行的基本环节

(一)传染源

传染源指有寄生虫感染,并能将病原体传入外界或另一新宿主的人或动物,包括患者、带虫者及保虫宿主。例如,蛔虫病的传染源为人;华支睾吸虫病的传染源为人和猫、犬、猪等动物。

(二)传播途径

传播途径是寄生虫从传染源到易感宿主感染的全过程,包括寄生虫从传染源排出、在外界或动物体内(包括中间宿主和节肢动物体内)生存或发育时的感染阶段以及经合适的侵入途径进入新宿主的三个过程。感染阶段是指寄生虫侵入人体后能继续发育或繁殖的发育阶段。寄生虫病的传播途径比较复杂,其传播方式和感染方式有以下几种。

1. 传播方式

1)经水传播

某些寄生虫在感染期(虫卵或包囊等)会污染水源,导致人因饮水或接触疫水而感染,经水传播的寄生虫病称为水源性寄生虫病(water-borne parasitic disease)。例如,饮用被溶组织内阿米巴包囊、蓝氏贾第鞭毛虫包囊或隐孢子虫卵囊污染的水可感染上述寄生虫病。水源性寄生虫病的特点是病例分布与供水范围一致,或患者有疫水接触史。

2)经食物传播

主要经食被寄生虫感染阶段污染的食物,或生食、半生食含寄生虫感染阶段的动物肉类而感染,经食物传播的寄生虫病称为食源性寄生虫病(food-borne parasitic disease)。例如,人因食入被溶组织内阿米巴包囊、细粒棘球绦虫卵、似蚓蛔线虫感染性虫卵污染的食物而感染上述寄生虫病;生食、半生食含囊蚴的淡水鱼、蟹可感染华支睾吸虫、卫氏并殖吸虫等寄生虫病;生食、半生食含寄生虫的肉类可感染旋毛形线虫、链状带绦虫、刚地弓形虫(*Toxoplasma gondii*)等寄生虫病。

3)经土壤传播

有些直接发育型的线虫,需在土壤中发育为感染性虫卵或感染性幼虫,人因接触疫土而感染的寄生虫病称为土源性寄生虫病。例如,似蚓蛔线虫和毛首鞭形线虫卵在土壤中发育为感染期虫卵,经污染的手、食物或饮水而感染人体;十二指肠钩口线虫和美洲板口线虫卵在土壤中发育为丝状蚴,经皮肤侵入而感染人体等。

4)经医学节肢动物传播

利什曼原虫、疟原虫、锥虫和丝虫必须经过在节肢动物体内的发育才能完成生活史,因此,它们需经医学节肢动物吸血传播。蝇可机械性传播溶组织内阿米巴、蓝氏贾第鞭毛虫(*Giardia lamblia*)和似蚓蛔线虫等寄生虫。由媒介节肢动物传播的疾病称为虫媒病(vector-borne parasitic disease)。

5)经人体接触传播

一些寄生虫可通过人际间接触而传播。如阴道毛滴虫、疥螨和蠕形螨可通过人体的直接接触和间接接触而感染。

6)经空气传播

一些寄生虫的虫卵(如蠕形住肠线虫卵)可飘浮在空气中,随呼吸进入人体,致人感染。

2. 感染方式

寄生虫侵入人体的方式称感染方式,常见的感染方式有以下几种:

1)经口感染

经口感染是最常见的感染途径。例如,原虫的包囊、蠕虫的感染性虫卵等随被污染的食物、蔬菜、饮水摄入,生吃或半生吃含有囊蚴的鱼、虾、蟹类或含有绦虫囊尾蚴的猪肉、牛肉而经口感染。

2)经皮肤感染

例如,存在于土壤中的钩虫或粪类圆线虫丝状蚴以及存在于水中的血吸虫尾蚴,当与人体皮肤接触后可直接侵入人体。

3)经媒介节肢动物叮咬感染

有些寄生虫的感染阶段存在于节肢动物体内,当感染的节肢动物叮咬人体吸血时侵入人体。例如,疟原虫、杜氏利什曼原虫和锥虫的感染阶段分别通过按蚊、白蛉和舌蝇叮咬进入人体。

4)接触感染

阴道毛滴虫、齿龈内阿米巴、疥螨等可分别通过性交、接吻、同床睡眠等直接接触,或通过洗浴具、衣物被褥等间接接触而感染。

5)其他方式

包括经胎盘(如弓形虫)、输血(如疟原虫)及自体感染(如猪囊尾蚴、微小膜壳绦虫)等。

3. 易感人群

易感人群指对某种寄生虫缺乏先天免疫和获得性免疫的人群。人类对多种人体寄生虫,包括人兽共患的寄生虫缺乏先天性免疫。寄生虫感染后一般均可产生获得性免疫,但多呈带虫免疫状态,当寄生虫自体内消失后,免疫力也随之下降。例如,疟疾非流行区的人口进入疟区后,由于缺乏特异性免疫力而成为易感者。易感性(susceptibility)还与年龄有关。免疫功能受损患者(immunocompromised patient)易感染某些机会致病性寄生虫。例如,艾滋病、免疫抑制剂使用及成瘾药物滥用等患者罹患弓形虫病和贾第虫病等。

三、流行特点

寄生虫病可在人与人、人与动物、动物与动物之间传播。《中华人民共和国传染病防治法》(以下简称《传染病防治法》)已把数种寄生虫病列为乙类传染病(如黑热病、疟疾、阿米巴病)和丙类传染病(如血吸虫病、丝虫病、细粒棘球蚴病)。此外,许多病毒和细菌性传染病也与医学昆虫有关。例如,乙型脑炎与蚊、出血热与革螨、莱姆病与蜱、腹泻与蝇等。寄生虫病的流行特点有以下几点:

(一) 地方性

寄生虫病的分布有明显的地方性(endemicity)特点。主要是因为气候的差异,如干寒地带少有钩虫病;中间宿主的种类和分布以及当地居民的生活习俗和生产方式,如我国某些少数民族有食生肉的习惯,因此该地区有猪带绦虫或牛带绦虫病流行;在畜牧地区,因犬肠内的细粒棘球绦虫卵会污染食物和牧草,故人畜食入后常罹患细粒棘球蚴病(俗称包虫病)。绦虫病和细粒棘球蚴病是我国西部地区的重要寄生虫病。

(二) 季节性

如前所述,寄生虫病的流行受季节的影响。虫媒寄生虫病的传播季节与昆虫的活动一致,如间日疟传播和流行季节与按蚊季节消长一致;其次是人类的生产活动和饮食方式因季节而异,多数寄生虫感染好发于温暖、潮湿的季节,如急性血吸虫病多发于夏季。

(三) 人兽共患性(自然疫源性)

许多寄生虫除了寄生人体外,还可在其他脊椎动物体内寄生,对人类造成威胁。这类在脊椎动物和人之间自然传播着的寄生虫病称为人兽共患寄生虫病。全球此类疾病约有70多种,已知我国有30多种,如血吸虫病、肝吸虫病、肺吸虫病、旋毛虫病、弓形虫病等。对于人兽共患病的防治,必须在流行病学调查的基础上,采取人兽兼治的综合措施才能得到稳定的效果。

四、寄生虫病的防治

寄生虫病的防治是一个系统工程,必须针对寄生虫的生活史、感染方式、传播规律及流行特征,采取综合措施。主要包括:① 控制传染源:积极治疗现症病人、带虫者及保虫宿主;② 切断传播途径:控制中间宿主,对于土源性蠕虫及食源性寄生虫,尤其注意管好粪便和饮食卫生;③ 预防感染:改进生产方式和条件,摒弃生活陋习,对于某些寄生虫病可采取预防服药和积极开发疫苗研究等措施。对于经皮肤传播和接触传播的寄生虫病,应注意病人的隔离和病房内衣物的消毒。对于虫媒病则需大力控制媒介节肢动物。

20世纪70年代以来,医学寄生虫学从基础到临床出现了许多重大进展。除了一些传统的研究方法外,许多研究已深入到亚细胞和分子水平。在免疫学方面,对单克隆抗体、抗独特型抗体和淋巴因子的研究已被应用到了寄生虫病的基础和临床研究。免疫学诊断已从方法学移植逐步进入特异性诊断抗原及试剂的标准化;所用的抗原从粗提到纯化,从天然抗原到基因工程重组抗原;从利用抗原检测抗体到利用单克隆抗体检测抗原;从检测抗原蛋白质到检测寄生虫的特异性DNA片段。新方法、新技术的应用为早期诊断、感染度(虫荷)的估计、现症感染与既往感染的判别以及疗效考核提供了更有价值的参考依据。在分子生物学方面,利用感染血清从cDNA文库中已筛选出许多重要寄生虫的候选疫苗基因,在体外得到了表达,初步抗感染实验取得了可喜的结果。在寄生虫分类学方面,分子分类弥补了传统的形态学分类的不足,所用的方法有限制性片段长度多态性(RFLP)分析、PCR单链构象多态性(PCR-SSCP)分析和DNA测序、生物芯片技术等。例如,原属于寄生性原虫的卡氏肺孢子虫根据DNA序列分析已被归属于真菌。随着人类基因组计划的实施和完成,血吸虫基因组和疟原虫基因组测序的完成将为人类重大传染病和寄生虫病的防治带来突破性进展。在流行病学方面,经济的繁荣、社区医学和包括家庭护理在内的初级卫生保健的兴起和发展将对传染病与寄生虫病的流行模式产生重大影响,将使这些感染性疾病患病率明显下降。

我国在防治五大寄生虫病中取得了举世瞩目的成就。继20世纪50年代基本消灭黑热病之后,2008年,WHO宣布丝虫病在中国已达到消除标准,2021年,WHO宣布中国已消除本土疟疾。20世纪四五十年代,日本血吸虫病在我国长江流域及其以南12个省(区)流行,危害十分严重。目前我国血吸虫病防治已从传播控制、传播阻断迈向消除阶段。

但我们也应清醒地看到,虽然我国社会经济和文明有了很大发展,但寄生虫病仍然是危害人民健康和阻碍流行区经济发展的严重问题。尽管我国已消除了本土疟疾,但传疟的蚊媒依然广泛存在,加上国际交流频繁,人口广泛流动和恶性疟抗药性的增加,疟疾再传播的风险依然较大;尽管我国血吸虫病防治从传播控制、传播阻断迈向消除阶段,但由于血吸虫病传播环节多、流行因素复杂,加之受社会、经济和自然环境等多种因素影响,目前尚未达到血吸虫病传播阻断及已经达到传播阻断甚至消除的地区,都面临出现血吸虫病突发疫情的威胁,严重影响血吸虫病防治成效的巩固和消除目标的实现。丝虫病虽已消除,但由于传病蚊媒未能控制,其威胁仍然存在。除此之外,对部分地区的抽样调查表明,我国人群肠道寄生虫的感染相当普遍,儿童感染尤为严重。1949~1999年,当时由于财力和技术力量的限制不得不集中力量防治五大寄生虫病,随着社会经济的发展,国力的增强和人民生活水平的提高,对食源性寄生虫病、土源性寄生虫病和机会致病性寄生虫病等的防治将是我们面临的第二大战役。目前,食源性寄生虫病,如华支睾吸虫病,并殖吸虫病、姜片吸虫病、细粒棘球蚴病、带绦虫病、猪囊尾蚴病和土源性寄生虫病,如钩虫、蛔虫等均被规划为重点防治的疾病;一些机会致病性寄生虫病,如弓形虫病、隐孢子虫病等,也因艾滋病的流行逐步受到了重视。应该认识到,我国仍是以乡村人口居多的农业大国,寄生虫病防治工作仍是一项长期艰巨的任务。只有进一步改革开放,加快经济发展,加快农村城市化建设进程,将寄生虫病的防治纳入社会发展的规划,才是控制乃至消灭我国人体寄生虫病的希望所在。

(汪学农)

第七节　寄生虫感染的诊断

寄生虫病严重危害着人类的健康,对寄生虫感染者及时、准确的诊断,有利于寄生虫病患者的早发现、早治疗,促使患者痊愈;同时,也有利于传染源的早发现和干预,从而更加有效地进行寄生虫病防治。寄生虫感染的诊断包括临床诊断和实验室诊断两类。

一、临床诊断

(一)询问病史

应详细了解就诊者的居住地、旅行史、生活行为方式、饮食习惯、感染史、治疗史等。很多寄生虫病在特定的地区流行,对于来自特定寄生虫病流行区的就诊者,如出现相应的症状和体征,应考虑到其罹患特定寄生虫病的可能。例如,对于来自我国长江流域及以南血吸虫病流行区的就诊者,如有相应的症状和体征应考虑到血吸虫病。我国实施改革开放,融入世界经济后,国际交往日益频繁,大量频繁的人口流动也会带来某些输入性病例(imported cases)。了解就诊者的生活行为方式、饮食习惯对于寄生虫感染的临床诊断亦具有重要价值。例如,性行为不洁者有感染阴道毛滴虫的可能,生食淡水鱼虾有感染肝吸虫的可能,与猫密切接触的孕妇如有不良妊娠结局应考虑弓形虫感染等。

(二)物理诊断

对于某些病原检查不易确诊,而病理变化又具有一定特征的患者,可采用物理检查方法,例如,对肝包虫病患者在肝脏触诊时可能发现局部存在特殊的震颤感,有助于考虑肝包虫病。除了认真体检,注意寄生虫病的特征性表现外,还可辅以各种影像学诊断。例如,棘球蚴病的囊性肿大、脑囊尾蚴病、弓形虫脑炎、血吸虫肝硬化、胆道蛔虫症等可采用CT、MRI、超声波或胆道造影等技术检查。

二、实验室检查

(一)病原学检查

在寄生虫感染中,检查出寄生虫病原体是确诊的依据。根据临床诊断提供的线索,通过标本的采集、处理、检验、分析等,做出明确结论,为临床治疗和流行病学调查提供可靠的依据。根据寄生虫的种类、在人体的发育阶段和寄生部位的不同可采集相应的标本(如粪便、血液、阴道分泌物、尿液、痰液、组织活检或骨髓穿刺等),采取不同的检查方法。对于肉眼可见的大部分蠕虫和节肢动物,根据其标本来源和形态特征可做出初步判断,如粪便中的蛔虫、蛲虫、绦虫节片、组织中的蝇蛆等;对于原虫等肉眼无法见到的小型寄生虫,如阿米巴原虫、阴道毛滴虫、疟原虫、各种蠕虫的卵、疥螨、蠕形螨等则需要借助显微镜观察。病原检查的质量取决于检验医生的责任感和对寄生虫的形态、生活史、致病等基本知识和基本技能的掌握程度。

(二)免疫学检测

有些寄生虫病难以根据症状或体征及病原检查做出诊断,此时需采取免疫学方法辅助诊断。在感染早期、轻度感染、单性感染(仅有雄虫)、隐性感染或由于特殊的寄生部位而使病原检查十分困难时以及在流行病学研究中,免疫诊断具有突出的优点。免疫学检查所用的抗原包括同种抗原、生活史某期特异性抗原或基因工程抗原;常用的血清学试验包括沉淀反应、凝集反应和标记反应;检测物质包括特异性抗体、循环抗原、免疫复合物等。检测细胞因子也可了解机体的免疫状态、抗虫感染的免疫机制或作为疗效评价的参考。此外,嗜酸性粒细胞计数和嗜碱性粒细胞脱颗粒试验也可用于蠕虫感染的辅助诊断。理想的免疫诊断方法应具有高度的特异性(specificity)、敏感性(sensitivity)和可重复性(reproducibility),同时应具有简便、经济、快速且便于基层社区实验室操作等特点。此外,理想的免疫学诊断还应具有能够判别现症感染、估计感染度和疗效考核的价值。

(三)分子生物学诊断

检测的靶物质为寄生虫基因组中特异性的DNA片段。例如,根据碱基互补原理可设计并标记DNA探针进行原位杂交(in situ hybridization);也可设计合成引物进行聚合酶链反应(polymerase chain reaction,PCR),扩增样本中微量的DNA片段。近年来发展起来的LAMP技术,就是利用多对引物以扩增样本中的微量特异性DNA片段,此技术仅采用一个温度即可实现扩增,简便、快速,是一种有前景的DNA诊断技术。生物芯片技术通过高通量、自动化的DNA杂交或免疫学检测,可在一张芯片上同时检测众多的特异性靶分子,为包括寄生虫病在内的感染性疾病和遗传性疾病的高通量的组合检测带来一场革命。随着二代测序(next generation sequencing,NGS)技术的成熟和检测价格的下降,宏基因组二代测序技术已开始被应用于包括寄生虫在内的病原体检测。宏基因组二代测序技术可以直接从环境或临床样本中提取全部微生物/寄生虫的核酸,利用高通量测序方式分析样本中所有微生物/寄生虫的遗传信息和群落功能。该技术可在24 h之内完成核酸提取、建库、测序、生信分析及报告的全过程,目前可直接进行包括140多种寄生虫、3000多种细菌、4000多种病毒、200多种真菌在内的8000多种病原体分析,克服了传统检测方法在敏感性、特异性、时效性、信息量及无法快速识别未知或罕见病原体等方面的局限,为包括寄生虫在内的病原体检测提供了新的有效手段,将包括寄生虫感染在内的感染性疾病诊断带入一个新时代。

第八节　寄生虫病实验室诊断中的生物安全

生物安全(biosafety),是指国家有效防范和应对危险生物因子及相关因素威胁,生物技术能够稳定健康发展,人民生命健康和生态系统相对处于没有危险和不受威胁的状态,生物领域具备维护国家安全和持续发展的能力。为了加强病原微生物实验室生物安全管理,保护实验室工作人员和公众的健康,避免危险生物因子造成实验室人员暴露,并向实验室外扩散以导致危害,自21世纪以来,我国先后出台了多项相应的规章制度。根据病原因子的危害程度和目前的控制能力,对其进行了安全分级;同时规定了实验室生物安全管理、建设原则、设施设备的配置、个人防护和实验室安全行为的要求,也进行了相应的实验室生物安全分级。各级别的生物危害病原体的操作必须在相应级别的生物安全实验室内进行。2020年10月我国颁布了首部《中华人民共和国生物安全法》,并于2021年4月起施行,将生物安全纳入国家法律管理范畴。

在《中华人民共和国生物安全法》中,寄生虫病原体被明确纳入病原微生物范畴进行管理,解决了该法出台之前寄生虫病原体无生物安全管理法规依据的局面。病原微生物实验室的设立单位负责实验室的生物安全管理,制定科学、严格的管理制度,定期对有关生物安全规定的落实情况进行检查,对实验室设施、设备、材料等进行检查、维护和更新,确保其符合国家标准。尽管由于衔接问题,《人间传染的病原微生物名录》尚未收录寄生虫病原体,但鉴于寄生虫病原体所存在的感染人体导致疾病的风险,在寄生虫感染的实验室诊断中,常需近距离接触患者的分泌物、排泄物和血液等,在对这些可能带有生物危险因子的标本的采集、保存、运送、检查和废弃物处理的全过程中,应当严格遵守有关国家标准和实验室技术规范、操作规程,采取安全防范措施,在相应的生物安全条件下进行。例如,在对绦虫病人驱虫、对孕节和虫卵的处理、血吸虫尾蚴的动物感染、弓形虫包囊和滋养体的分离等时,应严格遵循操作程序,在相应级别的生物安全实验室内操作,避免实验室感染和病原体的污染。

第九节　人体寄生虫的范畴

人体寄生虫包括医学原虫、医学蠕虫和医学节肢动物。本节将分别对医学原虫、医学蠕虫和医学节肢动物进行概述。

一、医学原虫概述

原虫(protozoa)是单细胞真核动物,体积微小,却能够完成生命活动的全部功能。在自然界,原虫的种类繁多,广泛分布于土壤、水体、腐败物或生物体内,多数营自生或腐生生活,少数营寄生生活。医学原虫约40余种,为寄生于人体管腔、体液、组织或细胞内的致病性或非致病性原虫。一般根据运动细胞器的有无和类型,可将医学原虫分为鞭毛虫、阿米巴、纤毛虫和孢子虫四大类。在生物学分类上,医学原虫属于原生生物界(kindom protista),原生动物亚界(subkingdom protozoa)下属的三个门,即肉足鞭毛门(phylum sarcomasti-gophora),顶复门(phylum apicomplex)和纤毛门(phylum ciliophora)。

(一)形态

原虫外形多样,因种而异,可呈球形、卵圆形或不规则形。原虫的基本结构由细胞膜、细胞质和细胞核三部分构成。

1. 细胞膜

细胞膜亦称表膜(pellicle)或质膜(plasmalemma),在电镜下观察,胞膜由一层或一层以上的单位膜构成。表膜参与原虫的侵袭、营养、排泄、运动、感觉以及逃避宿主免疫效应等多种生物学功能。

2. 细胞质

由基质、细胞器和内含物组成。

1)基质

基质的主要成分是蛋白质。有些原虫的胞质有内、外质之分。外质均匀透明,呈凝胶状(gel-like),具有运动、摄食、排泄、呼吸、感觉及保护等生理功能;内质为溶胶状(sol-like),内有细胞器、内含物和细胞核。有些原虫的胞质无内、外质之分,而是均匀一致的。

2)细胞器

按功能可将细胞器分为以下三类:① 膜质细胞器:包括线粒体、内质网、高尔基体、溶酶体、动基体等,主要参与细胞能量与合成代谢。② 运动细胞器:为原虫分类的重要标志,如伪足(pseudopodium)、鞭毛(flagellum)和纤毛(cilium)等。具有相应运动细胞器的原虫,分别称为阿米巴、鞭毛虫或纤毛虫。有的鞭毛虫还具有波动膜(undulating membrane)。③ 营养细胞器:包括胞口、胞咽、胞肛等,参与摄食和排出废物。寄生性纤毛虫体内含伸缩泡,可周期性收缩和舒张,有调节细胞内外水分的功能。

3)内含物

胞质中有食物泡、糖原泡、拟染色体等营养储存小体,以及原虫的代谢产物(如疟原虫的疟色素)和共生物(如病毒)等。

3. 细胞核

细胞核由核膜、核质、核仁和染色质构成。寄生性原虫多数为泡状核(vesicular nucleus),核内染色质稀少,呈颗粒状,分布于核质或核膜内缘,具有一个粒状核仁,如阿米巴、鞭毛虫。少数为实质核（compact nucleus），核大而不规则，染色质丰富，具有一个以上的核仁，如纤毛虫。

（二）生活史

医学原虫的生活史包括原虫生长、发育和繁殖等阶段，其形式纷繁多样，在流行病学上有着重要意义。根据传播方式的不同，可将其生活史分为三个类型。

1. 人际传播型

生活史仅需一种宿主，可分为两类：① 生活史只有滋养体（trophozoite）阶段，以二分裂增殖，在人群中直接或间接接触传播，如阴道毛滴虫；② 生活史有滋养体和包囊（cyst）两个阶段，滋养体能运动和摄食，为原虫生长、发育和繁殖阶段；包囊则处于静止状态，可有核分裂，但不繁殖，不摄食，是原虫的感染阶段，一般通过饮水或食物进行传播，如溶组织内阿米巴和蓝氏贾第鞭毛虫。

2. 循环传播型

生活史需要一种以上的脊椎动物宿主，并有世代交替现象，一种动物为终末宿主，其他为中间宿主。如刚地弓形虫，可在终末宿主（猫或猫科动物）和中间宿主（人和多种动物）之间传播。

3. 虫媒传播型

此类原虫需在媒介昆虫体内发育、繁殖至感染阶段，再通过昆虫叮咬、吸血传播给人或其他动物，如疟原虫（有世代交替）和利什曼原虫（无世代交替）。

（三）生理

医学原虫的生理过程包括运动、摄食、代谢和繁殖等方面。

1. 运动

原虫的运动方式有：① 伪足运动，如溶组织内阿米巴滋养体；② 鞭毛运动，如蓝氏贾第鞭毛虫；③ 纤毛运动，如纤毛虫。有的原虫不具备运动细胞器，则以扭动或滑行的方式进行运动。

2. 摄食

原虫摄取营养的方式有渗透（osmosis）、胞饮（pinocytosis）、吞噬（phagocytosis）三种。

3. 代谢

代谢的类型分厌氧代谢、兼性厌氧代谢、有氧代谢三种。在肠腔内寄生的原虫，如溶组织内阿米巴，几乎在无氧的环境下才能良好生长。非洲锥虫在哺乳动物和媒介昆虫体内分别行厌氧代谢和有氧代谢。在血液内寄生的原虫，如疟原虫则行有氧代谢。原虫一般利用葡萄糖或其他单糖取得能量。

4. 生殖

原虫的主要生殖方式包括无性生殖和有性生殖两种。

1）无性生殖

① 二分裂：胞核先分裂为二，然后胞质分裂，最后形成两个独立的虫体，如阿米巴滋养

体的繁殖。② 多分裂:胞核先分裂为多个,胞质包绕每个核周,形成多个子代个体。例如,疟原虫红细胞内期和红细胞外期的裂体增殖(schizogony)。③ 出芽生殖:母体细胞先经过不均等分裂产生一个或多个芽体,再分化发育成新个体;可分为"外出芽"(exogenous budding)和"内出芽"(endogenous budding)两种方式。例如,疟原虫在蚊体内的成孢子细胞,以"外出芽"法繁殖,发育成孢子,然后脱离母体;弓形虫的滋养体以"内出芽"法增殖。

2) 有性生殖

有性生殖是原虫的一种重要生殖方式。有性生殖有结合生殖和配子生殖两种方式。① 结合生殖(conjugation):仅见于纤毛虫纲。两个虫体在胞口处相互连接,互相交换核质,然后分开,形成两个新的细胞,如结肠小袋纤毛虫。② 配子生殖(gametogony):原虫在发育过程中先分化产生的雌、雄配子(gamete),雌、雄配子受精形成合子。例如,疟原虫在蚊体内的配子生殖。

有些原虫的生活史具有无性生殖和有性生殖两种方式交替进行的世代交替现象。例如,疟原虫在人体内行无性生殖,而在蚊体内则行有性生殖。

(四) 致病

原虫对人体的致病作用与虫种、株系、寄生部位、感染虫数及宿主的营养状况、免疫状态有密切关系。原虫对宿主的损害主要由如下因素造成:

1. 增殖破坏作用

原虫个体微小,需要在宿主体内增殖到一定数量时,才能使宿主出现明显的损害和相应的临床症状。例如,疟原虫在红细胞内进行裂体增殖,造成红细胞周期性破裂,血中原虫达到一定密度时即可导致疟疾发作。

2. 播散作用

当虫体增殖建立原发病灶后,有向邻近或远方组织、器官播散的倾向,从而侵犯更多的组织器官。例如,寄生于结肠的溶组织阿米巴滋养体,可从结肠壁的溃疡病灶侵入血管,随血流到达肝、肺等器官而引起肠外阿米巴病。

3. 毒性作用

原虫的代谢产物、分泌物和死亡虫体的崩解物对宿主均有毒性作用。例如,寄生于结肠的溶组织内阿米巴滋养体分泌的半乳糖/乙酰氨基半乳糖凝集素有强烈的溶解宿主细胞的作用,半胱氨酸蛋白酶具有溶解宿主组织的作用。

4. 机会性致病

免疫力正常的机体感染某些原虫后不表现临床症状,呈隐性感染状态。但当机体抵抗力下降或免疫功能不全时,例如,艾滋病患者、长期接受免疫抑制剂治疗或晚期肿瘤病人,这些原虫的繁殖能力和致病力显著增强,使患者出现严重的临床症状,乃至死亡。此类原虫即被称为机会性致病原虫(opportunistic protozoa),如弓形虫、隐孢子虫等,往往是导致晚期艾滋病人死亡的直接原因之一。

二、医学蠕虫概述

蠕虫(helminth)是指借助肌肉收缩做蠕形运动的一类多细胞无脊椎动物。按生物学分类,蠕虫泛指包括扁形动物门(phylum platyhelminthes)、线形动物门(phylum nemathelminthes)和棘头动物门(phylum acanthocephala)所属的各种动物。医学蠕虫是指与人体健康有关的蠕虫,主要包括吸虫纲(class trematoda)、绦虫纲(class cestoda)和线虫纲(class nematoda)的一些虫种。寄生于人体的蠕虫有250多种,我国已发现40多种。在流行病学上,蠕虫分为土源性和生物源性两类。由蠕虫感染所致的疾病称蠕虫病(helminthiasis)。

(一)线虫概述

线虫(nematode)属于线形动物门,线虫纲,已发现1万余种。线虫在自然界分布广泛,绝大多数种类营自生生活,仅少数寄生,可寄生于人体的线虫有40余种。

1. 形态

1)成虫

成虫寄生人体的线虫大小多为1~15 cm;但最长者达1 m以上,如麦地那龙线虫;小者需在显微镜下才能看清楚,如旋毛虫。

虫体多呈圆柱形或线形,不分节,两侧对称,前端钝圆,后端逐渐变细。雌雄异体,雄虫一般较雌虫小,且尾端向腹面卷曲。虫体的体壁与消化道间有一腔隙,无上皮细胞构成的体腔膜,故称为原体腔(protocoele)或假体腔(pseudocoelom),腔内充满液体,内部器官浸浴其中。

(1)线虫体壁自外向内由角皮层(cuticle layer)、皮下层(hypodermis layer)和纵肌层(muscle layer)组成。见图1-2。

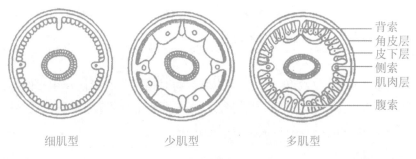

| 细肌型 | 少肌型 | 多肌型 |

背索
角皮层
皮下层
侧索
肌肉层
腹索

图1-2　线虫体壁结构模式图

① 角皮层:由皮下层的分泌物形成,无细胞结构,含有蛋白质、碳水化合物、少量类脂及某些酶类,具有代谢活性。虫体表面和前后端角皮层可衍生出一些特殊结构,如环纹、唇瓣、乳突、侧翼、棘、刺、交合伞等,分别与虫体的感觉、运动、附着、交配等有关,同时也是鉴别虫种的重要依据。

② 皮下层:无细胞界限,是由合胞体组成,有分泌功能。虫体背面、腹面和两侧面,皮下层向原体腔内增厚突出,形成4条纵索(longitudinal cord)。其中背索(dorsal cord)和

腹索(ventral cord)较小,内有神经干通过,两条侧索(lateral cord)较粗大,其内有排泄管穿过。

③ 纵肌层:在皮下层内侧,由单一纵行排列的肌细胞组成。线虫的肌型分为三种:a. 多肌型(polymyarian type)每一索间区内肌细胞较多,肌细胞突入原体腔内明显,如蛔虫;b. 少肌型(meromyarian type)仅有2~5个大的肌细胞,如钩虫;c. 细肌型(holomyarian type)肌细胞细小数量较多,如鞭虫。

(2) 消化系统。线虫有完整的消化管,其由口(口孔、口腔)、咽管(esophagus)、中肠(midgut)、直肠(rectum)和肛门(anus)等组成。见图1-3。

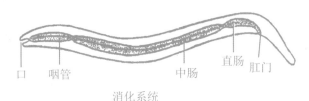

消化系统

图1-3　线虫的消化系统图

(3) 生殖系统。雄虫的生殖系统为单管型,由睾丸(testis)、储精囊(seminal vesicle)、输精管(vas deferens)、射精管(ejaculatory duct)相连而成,射精管开口于泄殖腔(cloaca)。雄虫尾端有1个或1对角质的交合刺(spicule),有的虫体尾端有交配附器。雌虫的生殖系统多为双管型,即卵巢(ovary)、输卵管(oviduct)、子宫(uterus)和排卵管均为两套。在输卵管近端一般有受精囊(spermatheca),受精囊与子宫相连,卵母细胞在受精囊内与精子结合受精。两个排卵管汇合成为阴道(vagina),开口于位于虫体腹面肛门之前的阴门(vulva)。见图1-4。

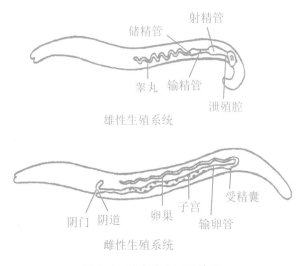

雄性生殖系统

雌性生殖系统

图1-4　线虫的生殖系统图

(4) 神经系统。咽部神经环是线虫神经系统的中枢,从该处向前发出3对神经干,向后发出背侧、腹侧及两侧共3~4对神经干(nerve trunk)。线虫的感觉器官包括位于头部乳突的头感器和尾部乳突的尾感器,可感受机械性或化学性的刺激,调节某些腺体分泌。见图1-5。

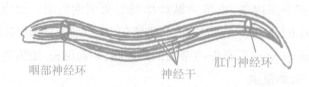

咽部神经环　　　　神经干　　　　肛门神经环

神经系统

图1-5　线虫的神经系统图

(5) 排泄系统。其基本结构是一对长排泄管(excretory tubule),分别位于两侧的侧索中,并由一短横管相连,由于横管的位置不同,从而形成"H"形或"U"形。横管腹面的中央发出一根小管,末端开口于体表的排泄孔(excretory pore)。

2) 虫卵

线虫卵多为卵圆形,无卵盖,颜色可为棕黄色、淡黄色或无色。卵壳有3层,外层来源于受精卵母细胞的卵膜,称卵黄膜或受精膜,在光学显微镜下不易见到。中层为壳质层或几丁质(chitin)层,具有一定硬度,能抵抗机械性压力,以保护虫卵。内层为脂层或蛔甙层,具有调节卵内渗透压,保持卵内水分的功能。某些虫卵外附一层由子宫壁分泌的蛋白质膜,也有保持水分、防止虫卵干燥的功能。自人体排出的虫卵,卵内可含尚未分裂的卵细胞,如蛔虫卵;或含数个卵细胞,如钩虫卵;或已形成蝌蚪期胚胎,如蛲虫卵。某些虫种卵内胚胎在子宫内发育为幼虫,雌虫直接产出幼虫,如丝虫。

2. 生活史

线虫生活史包括卵、幼虫和成虫三个发育阶段。线虫幼虫发育中最显著的特征是蜕皮(ecdysis)。线虫幼虫共蜕皮4次,第4次蜕皮后即发育为成虫。根据其完成生活史是否需要中间宿主,可将线虫分为两种类型:

1) 土源性线虫

发育过程中不需要中间宿主,又称直接发育型,感染期虫卵或感染期幼虫直接进入人体发育,肠道线虫多属此型。

2) 生物源性线虫

发育过程中需要中间宿主,又称间接发育型。幼虫须在中间宿主体内发育为感染期幼虫,经皮肤或经口感染人体,组织内寄生的线虫多属此型。

3. 致病

线虫对人体的危害不但取决于虫体的种类、寄生部位、虫荷(parasitic burden),即虫体数量、发育阶段、虫体的机械作用和分泌物的作用,而且与宿主的营养及免疫状态有关。

1) 幼虫所致损害

幼虫侵入宿主后,在其体内移行可造成相应的组织或器官损害。例如,钩虫的感染期幼虫侵入皮肤可致钩蚴性皮炎;蛔虫和钩虫的幼虫移行至肺部时,引起肺部出血和炎症,甚至哮喘。部分人类不是其正常宿主的线虫幼虫侵入人体,在人体内长期移行时,引起皮肤幼虫移行症或内脏幼虫移行症。

2)成虫所致损害

成虫通过摄取人体的营养、机械性损害和化学性刺激以及免疫病理反应等导致宿主损伤。

(二)吸虫概述

吸虫(trematode)属于扁形动物门、吸虫纲。吸虫纲下隶三个目:单殖目(Monogenea)、盾腹目(Aspidogastrea)和复殖目(Digenea)。寄生人体的吸虫均属复殖目,称为复殖吸虫(digenetic trematode)。目前已知感染人体的吸虫有210多种。它们生活史复杂,无性世代寄生于软体动物,有性世代多寄生于脊椎动物。我国常见的吸虫有华支睾吸虫、卫氏并殖吸虫、斯氏狸殖吸虫、布氏姜片吸虫、日本血吸虫和肝片形吸虫等。

1. 形态

1)成虫

多数成虫背腹扁平,呈叶状或舌状,两侧对称。通常具有口吸盘(oral sucker)和腹吸盘(ventral sucker),是虫体附着和运动的主要器官。成虫由体壁和实质组织构成,无体腔,各系统器官位于网状的实质组织中(图1-6)。

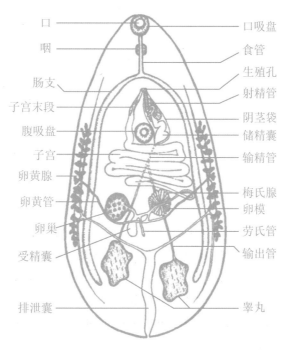

图1-6 复殖吸虫成虫形态结构

(1)体壁。由皮层(tegument)和皮层下的合胞体(syncytium)构成。皮层的表面有许多皱褶、体棘及感觉乳突等,其形态、数量和分布随虫种与部位而异。皮层具有保护虫体、吸收营养和感觉等生理功能。

（2）消化系统。包括口（mouth）、前咽（prepharynx）、咽（pharynx）、食管（esophagus）及肠管（alimentary tract）（图1-6）。口位于口吸盘中央，在虫体的前端或腹面。前咽短小或缺如。咽为肌质构造，呈球状。食管为细管状，其两侧常有若干个单细胞腺体，各有管道通向虫体前端。肠管分左右两个肠支，向体后端延伸，末端均为盲管。少数吸虫的两肠支在体后融合成单一盲管，如裂体科吸虫。从口至肠管前部是消化食物、吸收营养的主要场所。吸虫无肛门，未消化吸收的废物经口排出体外。

（3）排泄系统。位于虫体两侧，为对称的管状系统。由焰细胞（flame cell）、毛细管（capillary tubule）、集合管（collecting tubule）、排泄囊（excretory bladder）和排泄孔（excretory pore）组成。焰细胞为凹形细胞，其内有细胞核、线粒体、内质网等。在凹入处有一束纤毛，活体显微镜观察时，纤毛颤动像跳动的火焰，因而得名（图1-7）。纤毛颤动使液体流动，并形成较高的过滤压，促使含有氨、尿素、尿酸等废物的排泄液排出体外。焰细胞的数目与排列方式是吸虫分类的重要依据。吸虫的排泄孔只有一个，位于虫体的末端。

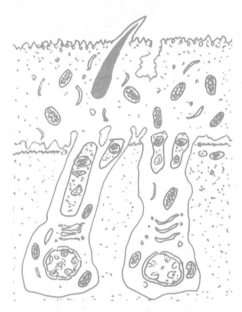

图1-7　吸虫的体壁

（4）神经系统。在咽两侧各有一个脑神经节（brain ganglion），相当于神经中枢，节间有背索（dorsal funiculus）相连。由脑神经节向前后各发出3对纵神经干（nerve cards），向后的神经干间在不同水平通过横索相连。从神经干发出的神经支到达体壁、吸盘、咽、生殖系统及体壁外层感觉器，支配虫体的运动和感觉功能。

（5）生殖系统。除裂体科外，复殖吸虫均为雌雄同体（hermaphrodite）。雌雄生殖孔均开口于生殖窦（genital sinus）。

① 雄性生殖系统：包括睾丸（testis）、输出管（vas efferens）、输精管（vas deferens）、储精囊（seminal vesicle）、前列腺（prostatic gland）、射精管（ejaculatory duct）或阴茎（penis）、阴茎袋（cirrus pouch）等。某些虫种的前列腺、阴茎袋、阴茎缺失，睾丸一般为两个。日本血吸虫睾丸为7个。睾丸在实质组织中的位置、形态及走向因虫种而异，为虫种鉴别的重

要特征。

② 雌性生殖系统：包括卵巢（ovary）、输卵管（oviduct）、卵模（ootype）、梅氏腺（Mehlis's gland）、受精囊（seminal receptacle）、劳氏管（Laurer's canal）、卵黄腺（vitelline gland）、卵黄管（vitelline duct）、总卵黄管（common vitelline duct）、卵黄囊（vitellinesac）和子宫（uterus）等。初级卵黄小管汇聚形成左右卵黄管，两卵黄管合并形成总卵黄管，开口于卵模腔。

吸虫可进行异体或自体受精。吸虫的生殖系统，合成与能量代谢旺盛。各种进入虫体的物质多在生殖系统代谢与消耗，杀虫药也会在此积聚，造成虫体结构与功能损伤，甚至死亡。

2）虫卵

吸虫卵呈椭圆形，淡黄或金黄色。虫卵排出体外时，有的内含卵细胞和卵黄细胞，如布氏姜片吸虫卵；有的内含幼虫，如华支睾吸虫卵；有的卵内还附有分泌物等，如日本血吸虫卵。多数吸虫卵一端有卵盖，幼虫发育成熟后从卵盖孵出。日本血吸虫卵无卵盖，幼虫孵出时，卵壳纵向裂开。卵壳还可向外形成突起等附加结构。虫卵形态和结构是虫种鉴别和确诊的重要依据。

2. 生活史

吸虫的生活史复杂，通常经历虫卵（egg）、毛蚴（miracidium）、胞蚴（sporocyst）、雷蚴（redia）、尾蚴（cercaria）、囊蚴（encysted metacercaria）、后尾蚴（encysted metacercaria）、成虫（adult）8个阶段，在生活史过程中不但有世代交替现象（有性世代与无性世代的交替），还存在宿主的转换。宿主的转换包括终宿主和中间宿主的转换。除日本血吸虫等少数虫种外，多数吸虫在无性世代也需转换宿主，第一中间宿主为淡水螺类或软体动物，第二中间宿主依虫种而异，可为鱼类或节肢动物。终宿主多为人和脊椎动物。

吸虫生活史离不开水。虫卵必须入水或在水中被软体动物吞食后才能孵出毛蚴。毛蚴进入中间宿主后发育为胞蚴。胞蚴内胚球反复分裂，发育成多个雷蚴，从胞蚴体内逸出。雷蚴体内胚球再分化发育为多个尾蚴。胞蚴和雷蚴都可以不止一代。尾蚴成熟后从雷蚴体内逸出，在水中游动，侵入第二中间宿主体内或在某些物体表面形成囊蚴，经口进入终宿主消化道后，尾蚴脱囊形成童虫，移行至寄生部位，逐渐发育为成虫。裂体科吸虫缺雷蚴和囊蚴期，尾蚴经皮肤直接侵入终宿主。

不同器官组织为虫体提供不同发育期所需的营养物质，虫体能识别并不断改变的连续刺激，从而按一定移行途径到达定居部位。非适宜宿主不能提供必需的营养物质及生理信号，因而出现异常的移行，导致幼虫移行症（larva migrans），如斯氏狸殖吸虫。

（三）绦虫概述

绦虫（cestode）属于扁形动物门的绦虫纲（class cestoda）。绦虫生活史各期均营寄生生活，绝大多数成虫寄生于脊椎动物的消化道中，幼虫需要在1~2个中间宿主体内发育。寄生于人体的绦虫共有30余种，分属于多节绦虫亚纲的圆叶目（Cyclophyllidea）和假叶目（Pseudophyllidea）。

1. 形态

1) 成虫

虫体呈带状,白色或乳白色,背腹扁平,左右对称、分节,无口和消化道,无体腔,绝大多数为雌雄同体。体长因虫种不同可从数毫米至数米不等。虫体分头节(scolex)、颈部(neck)、链体(strobilus)三部分(图1-8)。

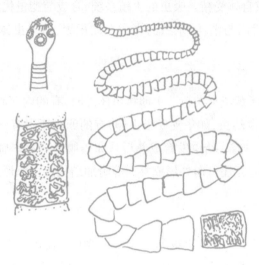

图1-8 绦虫的结构

头节位于虫体前端,细小,其上有吸盘(sucker)、吸槽(bothrium)等附着器官(holdfast)。圆叶目绦虫头节多呈球形或方形,固着器官常为4个圆形吸盘,分布于头节四周;头节顶端有能伸缩的半球形突起,称顶突(rostellum),顶突周围常有1～2圈小钩。假叶目绦虫头节呈梭形,其固着器官为头节背、腹侧的两条吸槽。绦虫借助头节上的固着器官附着在宿主的肠壁上。

颈部位于头节之后,短而细,不分节,具有生发功能,链体的节片由此向后连续长出。

链体是虫体最显著的部分,由3～4个乃至数千个节片(proglottids)组成,链体所有节片都处在不断生长发育的过程中,越往后发育得越成熟、越宽大(图1-8)。依据生殖器官发育及成熟程度,将链体的节片分为三种:靠近颈部的节片较细小,其内的生殖器官尚未发育成熟,称幼节或未成熟节片(immature proglottid);往后的节片逐渐长大,其内的生殖器官已发育成熟,称成节或成熟节片(mature proglottid);链体后部的节片最大,节片中除了充满虫卵的子宫外,其他生殖器官已退化,称为孕节或妊娠节片(gravid proglottid)。子宫的形态特征是绦虫虫种鉴别的重要依据之一。末端的孕节可从链体上脱落,而新的节片又不断地从颈部长出,使绦虫始终保持一定的长度。绦虫的内部结构如下:

(1) 体壁结构。绦虫的体壁结构与吸虫很相似,体表也可分为两层,即由皮层(亦称体被,tegument)和皮下层组成。皮层是具有高度代谢活性的组织。电镜下可见其表面密布许多微小的指状微毛(microthrix),末端呈棘状,起固着作用;并可擦伤宿主肠上皮细胞,增加虫体的吸收功能。核周胞质借胞质通道与远端胞质区相连,进行物质代谢。

皮下层主要由表层肌组成,是以网状细纤维样间质为基质,肌束(包括环肌、纵肌和少量斜肌)、核周胞体、支持细胞和实质细胞分布其间。在节片成熟后,节片间的肌纤维逐渐退化,致使孕节自链体脱落。

在大多数绦虫的实质组织中含有一种特殊的结构,叫做石灰小体(calcareous body),这种结构又称为钙颗粒(calcareous coruscle),可能有平衡酸碱度、调节渗透压的作用,或可作为离子或二氧化碳的补给库。

(2)神经系统。包括头节中的神经节和由此发出的6根纵行的神经干,左右侧各有一根主干和两根辅干,均贯穿整个链体,在头节和每个节片中还有横向的连接支。感觉末梢分布于皮层,与触觉感受器和化学感受器相连。

(3)排泄系统。由若干焰细胞和与其相连的4根纵行的排泄管组成。排泄管每侧2根,贯穿于链体。在每一节片后部,纵行排泄管间有横支相连。排泄系统既可排出代谢产物,又具有调节体液平衡的功能。

(4)生殖系统。链体的每一成熟节片内均有雌、雄性生殖器官一套。雄性生殖系统具有数个至数百个圆形滤泡状的睾丸,分散在节片中部的实质中。每个睾丸发出一输出管,汇合成输精管,延伸入阴茎囊,在阴茎囊内或囊外可膨大形成储精囊。在阴茎囊内,输精管与前列腺汇合后延伸为射精管,末端为阴茎,其上具小刺或小钩,并能从阴茎囊伸出,为交合器官。

雌性生殖系统有一个卵巢,多分成左右两叶,位于节片中轴的腹面、睾丸之后。卵黄腺呈滤泡状,分散于节片的实质表层中,或聚集成单一的致密团块,位于卵巢的后方。阴道呈小管状、略弯曲,多数与输卵管平行,开口于生殖腔或生殖孔的后方。卵巢发出的输卵管依次与阴道、卵黄总管连接,膨大形成卵膜,再与子宫相通。子宫呈管状或囊状,位于节片中部,管状子宫开口于腹面的子宫孔,囊状子宫无子宫孔。随子宫内虫卵增多和发育子宫增大并向两侧分支,几乎占满整个节片。

圆叶目绦虫和假叶目绦虫的成虫形态有如下区别:圆叶目绦虫的头节多呈球形,固着器官是4个吸盘,以及顶突和小钩等;卵黄腺聚集成块状,位于卵巢之后;生殖孔位于节片侧面;无子宫孔,成节和孕节结构差异较大。假叶目绦虫的头节多呈梭形,固着器官是吸槽;卵黄腺呈滤泡状散布在节片的表层中,卵巢之前;生殖孔位于节片中部;子宫具有子宫孔通向体外;成节和孕节结构相似。

2)虫卵

圆叶目绦虫虫卵呈圆球形,卵壳很薄,向内是很厚的胚膜,卵内是已发育的幼虫,具有3对小钩,称六钩蚴(onchosphere);假叶目绦虫虫卵呈椭圆形,卵壳较薄,一端有小盖,卵内含1个卵细胞和若干个卵黄细胞。

2. 生活史

绦虫的成虫寄生在脊椎动物终宿主的消化道,幼虫则需要到中间宿主体内发育。虫卵自子宫孔或随孕节脱落而排出体外,在以后的发育过程中,圆叶目绦虫和假叶目绦虫有明显差异。绦虫幼虫有多个发育阶段,需要不同的中间宿主,其在中间宿主体内的发育阶段称为中绦期(metacestode)。

1) 圆叶目绦虫

圆叶目绦虫生活史中仅需一个中间宿主,个别种类甚至不需要中间宿主。虫卵在子宫中即已发育,内含一个六钩蚴。孕节自链体脱落排出体外后,常因孕节的活动、挤压或破裂使虫卵得以散出。虫卵被中间宿主吞食后,在宿主的消化道内六钩蚴孵出,并钻入肠壁,经血流到达组织器官后,发育为各种中绦期幼虫。常见的中绦期幼虫有以下几种类型:

(1) 囊尾蚴(cysticercus)。俗称囊虫(bladder worm),为白色、半透明、黄豆大小的小囊,囊内充满囊液,囊壁上有一向内翻转的头节悬于囊液中,如猪带绦虫及牛带绦虫的囊尾蚴。

(2) 多头蚴(coenurus)。此为另一种囊尾蚴型幼虫,一个囊尾蚴中具有多个头节。

(3) 似囊尾蚴(cysticercoid)。体型较小,前端有很小的囊腔和较大的、内缩的头节,后部则是实心的带小钩的尾状结构。

(4) 棘球蚴(hydatid cyst)。是细粒棘球绦虫的中绦期幼虫,为一种较大的囊,内含无数的原头蚴或原头节(protoscolex);此外,还有许多附着于囊壁或悬浮于囊液中被称为生发囊(brood capsule)的小囊,其内又含有许多更小的囊和原头蚴,以致一个棘球蚴中可含成千上万个原头节。

(5) 泡球蚴(alveolar hydatid cyst)。也称为多房棘球蚴(multilocular hydatid cyst)。为多房棘球绦虫的中绦期幼虫,囊较小,但可不断向囊内囊外芽生形成若干个小囊,囊内充满的不是囊液,而是胶状物,其中原头节较少。

中绦期的幼虫被终宿主吞食后,在肠道内受胆汁的作用才能脱囊或翻出头节,由颈部不断生长出节片,逐渐发育为成虫。成虫在终宿主体内的生存时间因虫种而异,短者数天,长者达几十年。

2) 假叶目绦虫

假叶目绦虫生活史中需要两种中间宿主。虫卵随终宿主粪便排出后,必须进入水中才能继续发育,孵出的幼虫体外背有一层纤毛和3对小钩,能在水中游动,称钩球蚴(coracidium)。第一中间宿主是剑水蚤,钩球蚴在其体内发育为中绦期幼虫原尾蚴(procercoid),原尾蚴已初具绦虫雏形;带有原尾蚴的第一中间宿主被第二中间宿主蛙类等脊椎动物吞食后,原尾蚴进入其体腔或肌肉内,发育为裂头蚴(plerocercoid 或 sparganum)。裂头蚴已具成虫的外形,白色、带状,但不分节,具有不规则的横皱褶,体前端无吸槽,中央明显凹入,伸缩能力很强。裂头蚴是感染期幼虫,必须进入终宿主肠道后才能发育为成虫。

3. 致病

绦虫成虫寄生于宿主肠道,可掠夺宿主营养;但绦虫成虫对宿主的致病作用主要是由于其头节上的吸盘、小钩和微毛对肠黏膜的损伤及虫体代谢产物的毒性作用所致。成虫寄生于人体通常不引起明显症状或症状较轻,可表现为腹痛、腹泻或腹泻与便秘交替、消化不良等消化道症状,但亦有少数可致肠梗阻、肠穿孔;个别虫种如阔节裂头绦虫可大量吸收宿主的维生素B$_{12}$，导致恶性贫血。

绦虫幼虫寄生于人体组织器官，其造成的危害远比成虫严重。例如，囊尾蚴和裂头蚴可寄生于皮下和肌肉内引起皮下结节和游走性包块，若侵入眼、脑等重要器官，可造成严重后果；棘球蚴可寄生于人体的肝、肺、脑等组织，亦可造成严重危害，若其囊液大量进入宿主组织，则可诱发过敏性休克，甚至死亡。

三、医学节肢动物概述

节肢动物（arthropod）属于无脊椎动物，在动物分类上属于节肢动物门（phylum arthropoda），种类繁多，100万种以上，约占整个动物界的80%以上。节肢动物的主要形态特征：躯体两侧对称，具有分节的附肢，故称节肢动物；具有几丁质外骨骼（exoskeleton）；开放式循环系统与体腔（又称血腔）相通，血腔内含无色或不同颜色的血淋巴。

能够直接或间接危害人类健康的节肢动物称为医学节肢动物（medical arthropod），医学节肢动物在整个节肢动物领域只是很小的一部分。

（一）主要医学节肢动物类群

节肢动物门是动物界中最大的一个门，包括十多个纲（class），与医学有关的节肢动物主要分布在昆虫纲（Insecta）、蛛形纲（Arachnida）、甲壳纲（Crustacea）、唇足纲（Chilopoda）和倍足纲（Diplopoda）5个纲，以昆虫纲和蛛形纲最重要。昆虫纲中最重要的是双翅目（Diptera），蛛形纲中最重要的是蜱螨亚纲（Acari）。

昆虫纲的虫体分头、胸、腹3部，头部有触角1对，胸部有足3对，多数种类有翅，重要医学昆虫有：蚊、蝇、白蛉、蠓、蚋、虻、蚤、虱、臭虫、蜚蠊、锥蝽、桑毛虫、松毛虫和毒隐翅虫等。

蛛形纲的虫体分为躯体和颚体两部分，躯体前方的颚体上着生有螯肢和须肢，成虫具足4对，无触角，无翅，与医学有关的主要种类有蜱（硬蜱、软蜱）、螨（如恙螨、革螨、疥螨、蠕形螨、尘螨等）、蜘蛛和蝎子等。

甲壳纲的虫体分头胸部和腹部。头胸部有触角两对，步足5对。与医学有关的主要种类有淡水蟹、虾、蝲蛄、剑水蚤等。

唇足纲的虫体狭长、背腹扁平，分头和躯干两部分。头部有触角1对；躯干体节除最后两节外，各具足1对；第1对足变形为毒爪，螫人时，排出有毒物质伤害人体。与医学有关的主要种类有蜈蚣等。

倍足纲的虫体呈长管形，由头和若干形状相似的体节组成。头部有触角1对；除第一体节外，每体节有足两对；体节内腺体分泌物可引起皮肤过敏。与医学有关的主要种类有马陆和千足虫等。

（二）医学节肢动物与疾病

节肢动物与医学的关系包括两个方面，一是某些节肢动物可以入药（如蝎子）或其提取成分可以治疗疾病，这对人体健康是有益的；二是有些节肢动物可以直接或间接对人体造成危害引起疾病。节肢动物本身伤害人体称作直接危害；作为媒介传播某些病原体导致人体疾病则称为间接危害，后者较前者危害更为严重。

1. 医学节肢动物对人体的危害方式

1）直接危害

（1）叮刺、吸血和骚扰。如蚊、白蛉、蠓、蚋、虻、蚤、虱、臭虫、革螨、恙螨的叮刺、吸血等。有些节肢动物（如多数蝇类）并不叮刺吸血，但其在人类生活的周围环境频繁活动，可影响人们正常的工作或睡眠。

（2）毒质损害。节肢动物通过分泌毒物或刺叮时将毒液注入人体所导致的危害，重者可致死亡。节肢动物分泌的有毒物质可以通过螯肢、口器或螯器（特化的产卵管）注入人体，如毒蜘蛛、蜱类、蜈蚣、黄蜂的叮刺或螯刺等，也可通过毒毛或直接分泌毒液接触人体肌肤，如松毛虫和桑毛虫的毒毛及毒液可通过接触引起皮炎和结膜炎。

（3）变态反应或超敏性反应。过敏体质的人接触某些节肢动物的唾液、分泌物、排泄物和蜕皮后，可引起变态反应或超敏反应，如尘螨引起的哮喘、鼻炎，革螨、恙螨、粉螨、蒲螨引致的螨性皮炎等。

（4）直接寄生。有的节肢动物可寄生于人畜的体内或体表引起损害，如蝇类幼虫、潜蚤、疥螨和蠕形螨的寄生可分别引起蝇蛆病（myiasis）、潜蚤病（tungiasis）、疥疮（scabies）等。

2）间接危害

医学节肢动物携带病原体，造成疾病在人和动物之间相互传播，由节肢动物传播的疾病称为虫媒传染病或虫媒病（vector borne disease），病原体涉及微生物（如细菌、病毒、立克次体、螺旋体等）和寄生虫（如原虫、蠕虫等）两大类。传播虫媒病的节肢动物称为传染病媒介生物或传病媒介（简称媒介昆虫、媒介或虫媒）。其传病方式分为机械性传播和生物性传播，前者主要见于蝇类和蟑螂所传播的一些肠道传染病等，一般所称的虫媒病主要指生物性传播疾病。按照媒介类群的不同，虫媒病可进一步分为蚊媒病、蛉媒病、蚤媒病、蝇媒病、虱媒病、蜱媒病及螨媒病等。

（1）机械性传播（mechanical transmission）。病原体在节肢动物体内或体表没有形态和数量的变化，节肢动物在传播病原体过程中仅起携带、输送作用，这种传播方式称为机械性传播。如蝇传播痢疾、伤寒、霍乱等疾病的病原体。

（2）生物性传播（biological transmission）。病原体在节肢动物体内必须经过发育或繁殖后才具有感染性，节肢动物是传播疾病过程中不可缺少的环节，这种传播方式称为生物性传播。生物性传播可进一步分为四种传播形式：① 发育式传播：病原体在节肢动物体内只发育，不增殖，如蚊传播丝虫等；② 繁殖式传播：病原体在节肢动物体内只增殖，不发育，如蚤传播鼠疫菌等；③ 发育繁殖式传播：病原体在节肢动物体内既发育，又繁殖，如按蚊传播疟原虫等；④ 经卵传递式传播：病原体侵入节肢动物卵巢，经卵传递到下一代，如蜱传播森林脑炎病毒等。

（方　强）

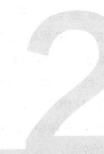

第二章
消化道寄生虫

消化道寄生虫(intestinal parasites)或肠道寄生虫是指寄生于人体胃肠道的一类低等动物,也是人体寄生虫中种类最多、感染最常见、分布较为广泛的一类寄生虫。截至2005年,我国已发现的人体寄生虫有232种。其中,在人体消化道的寄生虫有80余种,包括线虫16种,吸虫25种,绦虫13种,原虫19种,棘头虫、节肢动物和自由生活虫体8种。消化道寄生虫在热带和亚热带地区的人群感染较普遍。其中,仅蛔虫、钩虫和鞭虫在全球的感染人数已经接近10亿人。根据寄生虫对人体的感染率或危害程度以及对宿主的适应性等方面不同,可将消化道寄生虫分为四类:① 常见虫种,如蛔虫、钩虫、蛲虫、鞭虫、旋毛虫、姜片虫、牛带绦虫、猪带绦虫、痢疾内阿米巴、贾第虫等;② 不常见虫种,如圆线虫、裂头绦虫、膜壳绦虫、异形吸虫、棘口吸虫、隐孢子虫及某些滴虫等;③ 无致病作用的共生原虫,如结肠内阿米巴等;④ 动物寄生虫,当侵入人体后可引起幼虫移行症,如犬弓首蛔虫、异尖线虫、棘头虫等。有些自由生活的蠕虫,偶可侵入人体消化道被误认为人体寄生虫,如蚯蚓、蛞蝓、水蛭等。此外,还有些寄生虫虽不在人体消化道寄生,但可导致消化道损害或消化功能紊乱,如血吸虫、肝吸虫、肺吸虫、肝片形吸虫、细粒棘球蚴、疟原虫等。

消化道寄生虫的感染方式中,大多数虫种是由于误食被寄生虫感染阶段的虫卵(如蛲虫)、吸虫囊蚴、原虫包囊或卵囊等污染的食物和水而感染;或生食、半生食含寄生虫幼虫(如带绦虫囊尾蚴)的肉类而感染,称为食源性寄生虫(food-borne parasites);少数为感染期幼虫经皮肤而感染,如钩虫和粪类圆线虫。

消化道寄生虫的致病,多数局限于消化系统,但有些虫种因特殊的致病机制,导致主要损害和临床表现不在消化道,如钩虫和阔节裂头绦虫的致病主要表现为贫血;有些种类既可损害消化道,也可累及肠外组织和器官,如溶组织内阿米巴除引起肠壁溃疡,还常侵犯肝、肺、脑等部位而形成脓肿;有少数蠕虫,成虫寄生于肠道,幼虫寄生于肠外组织中,并以幼虫为主要致病阶段,如旋毛形线虫、链状带绦虫、曼氏迭宫绦虫等;还有少数虫种主要为机会致病类,如隐孢子虫、粪类圆线虫、短膜壳绦虫等。

绝大多数消化道寄生虫的离体途径是病原体随粪便排出到外界,个别种类可移行到人体肛门周围产卵。因此,对其感染诊断基本采用粪便检查方法。蠕虫的离体阶段多为虫卵或虫体,在做检验时较易判断和掌握;但对原虫检查,由于虫体小,检查方法较复杂,诊断难度也较大。

对消化道寄生虫的防治措施,主要是通过加强宣传教育,提醒注意个人卫生和饮食卫生;通过群体服药以消除传染源,通过管理粪便以减少病原体污染来切断传播途径。近10多年来,我国通过社区或农村对粪便管理和学校对儿童实行定期肠道驱虫,使得人群中的肠道线虫感染率普遍下降,取得了很好的防治效果。

第一节　似蚓蛔线虫

似蚓蛔线虫(*Ascaris lumbricoides*,简称蛔虫),是一种大型线虫,也是常见的寄生虫之一,寄生于人体或动物的小肠中,引起蛔虫病。蛔虫病呈世界性分布,我国各地均有分布,人群的蛔虫感染率平均约为12.72%,个别省高达42%。蛔虫不仅夺取营养,更重要的是可引起肠梗阻、肠扭转、肠穿孔、胆道感染和胆石症以及阑尾炎等急腹症,也可侵入其他脏器引起严重的异位损害。此外,犬弓首线虫(*Toxocara canis*,简称犬弓蛔虫)和猫弓首线虫(*Toxocara cati*,简称猫弓蛔虫)是犬、猫类消化道的常见寄生虫,人感染后,可引起内脏幼虫移行症。

一、形态与生活史

成虫虫体圆柱形,状似蚯蚓,体形向头尾两端逐渐变细,体表光滑有纤细的横纹,虫体两侧可见明显的侧线,乳白色或淡红色,头端钝圆,口周有唇瓣3片,1个背唇瓣较大,2个亚腹唇瓣略小,呈"品"字形排列,雌雄异体。雌虫长20~35 cm,最宽处直径为3~6 mm。雄虫长15~31 cm,最宽处直径为2~4 mm。雌虫消化管末端开口于肛门,雄虫的则通入泄殖腔。雌虫生殖系统为双管型,盘绕在体后2/3部位的原体腔内,阴门位于虫体前部和中部1/3交界处的腹面。雄虫生殖器官为单管型,尾向腹面弯曲,有两根可伸缩的镰刀状的交合刺。

在人体粪便中查见的蛔虫卵常有受精卵和未受精卵之分(图2-1)。受精蛔虫卵呈宽椭圆形,淡黄色,大小为(45~75) μm×(35~50) μm,卵壳厚,卵壳外有一层由虫体子宫分泌形成的较厚的凹凸不平的蛋白质膜,蛋白质膜在肠道内被胆汁染成棕黄色。虫卵由外向内为受精膜、壳质层、蛔甙层,但在光学显微镜下不能区分。卵内含有1个大而圆的卵细胞,在其两端与卵壳间可见新月形空隙,虫卵在外界发育过程中,卵细胞不断分裂,形成含幼虫的感染期蛔虫卵。未受精蛔虫卵多呈长椭圆形,淡黄色,大小$(88\sim94)$ μm$\times(39\sim44)$ μm,卵壳与蛋白质膜均较薄,无蛔甙层,卵内含有大小不等的卵黄细胞。有时蛔虫卵壳周围的蛋白质膜因人体肠道内的特殊环境而脱落,则卵壳呈无色透明,观察时应注意与其他线虫卵相鉴别。

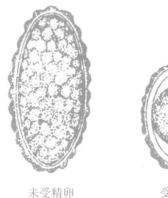 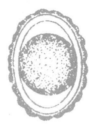 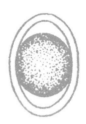

未受精卵　　　　　　　　受精卵　　　　　　脱蛋白膜卵

图 2-1　受精与未受精蛔虫卵

蛔虫的生活史过程,包括虫卵在外界土壤中的发育和虫体在人体内的发育两个阶段,不需要中间宿主,属直接型生活史。成虫寄生于人体小肠中,以肠中消化、半消化的食糜为食,雌、雄虫交配产卵,平均每天每条雌虫可产24万个左右虫卵,虫卵随粪便排出体外,只有受精蛔虫卵在外界能进一步发育,未受精蛔虫卵很快就会死亡。受精卵随粪便排出体外,在潮湿、荫蔽、氧气充分的泥土中,$21\sim30$ ℃条件下,经过2周发育,卵细胞发育成第一期幼虫,再经1周发育,在卵内进行第1次蜕皮后发育为第二期幼虫,含有第二期幼虫的虫卵为感染期虫卵。人会因误食含感染期蛔虫卵的食物和水而感染。感染期虫卵受小肠内环境的影响,以及卵壳各层受卵内幼虫分泌的含有酯酶、壳质酶及蛋白酶的孵化液作用,加上卵内幼虫的活动增强,最后卵壳破裂,幼虫孵出。逸出的幼虫能分泌透明质酸酶和蛋白酶,通过侵入肠黏膜和黏膜下层,进入静脉或淋巴管,经肝、右心,到达肺,穿破肺泡毛细血管,进入肺泡,沿支气管、气管逆行至咽部,被吞咽入消化道,在小肠内发育为童虫,再经数周发育为成虫(图2-2)。自人体感染到雌虫开始产卵需$60\sim75$ d。蛔虫虫体寿命大约为一年。

二、致病

蛔虫致病包括幼虫移行和成虫寄生。

幼虫移行是由于幼虫在人体内移行时,从幼虫侵入肠壁开始,到经过肝、肺移行,以及在小肠内寄生等,均可引起组织损伤。幼虫经过肺部组织移行,可致肺部点状出血,可发生不同程度的过敏性支气管肺炎或蛔虫性支气管哮喘,可出现咳嗽、胸闷、喉痒、干咳或哮喘样症状和嗜酸性粒细胞增多等临床表现,亦可伴有发热、痰中带血或过敏性皮炎的现象。多数病例在发病后$4\sim14$ d自愈。严重感染时,幼虫还可侵入脑、肝、脾、肾和甲状腺等器官,引起异位寄生。亦有幼虫通过胎盘进入胎儿体内寄生的报道。

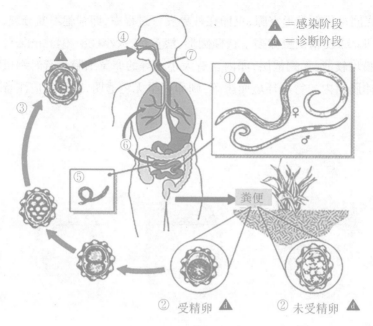

图2-2 蛔虫生活史与主要阶段形态

成虫寄生是主要致病阶段,由于成虫寄生于小肠,直接掠夺宿主的营养物质,损伤肠黏膜,不仅影响小肠的消化和吸收功能,还可导致肠黏膜的炎性病变,引起一系列消化功能紊乱等症状。

(一)掠夺营养和破坏肠黏膜影响吸收

虫体寄生于空肠,夺取宿主营养,损伤肠黏膜,导致消化不良和营养吸收障碍,使患者营养不良,甚至发育障碍。患者可有食欲不振、恶心、呕吐以及在脐周出现间歇性腹痛等症状。

(二)引起超敏反应

蛔虫的分泌代谢物是一种变应原(allergen),被人体吸收后可引起IgE介导的超敏反应,常使患者出现荨麻疹、血管神经性水肿和皮肤瘙痒等过敏反应,以及磨牙和惊厥等神经症状。

(三)导致并发症

由于蛔虫有扭结和钻孔习性,在人体体温升高或食入刺激性食物以及不适当的驱虫治疗等因素刺激下,常使虫体乱窜钻孔。蛔虫可钻入开口于肠壁的各种管道,如胆管、胰腺管和阑尾,甚至深入肝脏,不仅可引起胆道蛔虫症、蛔虫性肠梗阻、蛔虫性胰腺炎或阑尾炎以及肝蛔虫病,而且可上窜阻塞气管、支气管,造成窒息。胆道蛔虫病是临床上最为常见的并发症,虫体侵入部位多在胆总管,主要症状表现为突发性右上腹阵发性绞痛,并向右肩、背部及下腹部放射,伴有恶心、呕吐等症状;可致胆道大出血、肝脓肿、胆结石、胆囊破裂、胆汁性腹膜炎。蛔虫性肠梗阻是因大量虫体扭结成团,堵塞肠管,或因肠管正常蠕动发生障碍所致。蛔虫性肠梗阻可发展为绞窄性肠梗阻、肠扭转、肠套叠和肠坏死。蛔虫亦可引起肠穿孔和急性腹膜炎,病死率高达15%。蛔虫并发症若不及时治疗会引起严重后果。

三、诊断

蛔虫感染的病原学诊断主要依据从粪便中查见虫卵或虫体(童虫或成虫)。由于蛔虫产卵量大,用粪便生理盐水直接涂片法查虫卵可取得很好的效果。一张涂片检出率可达80%,三张涂片检出率可达95%以上。对生理盐水直接涂片法为阴性者,可采用加藤厚涂片法、自然沉淀法和饱和盐水浮聚法,检出率更高。但上述方法对未受精蛔虫卵检查效果较差。用定量透明法可评价感染度。在感染早期,如肺部有症状时,作痰液涂片检查可发现蛔虫幼虫。

对常见并发症的诊断:① 蛔虫性肠梗阻:表现为腹部持续性疼痛和阵发性加重,伴呕吐的现症表现及排虫史,X线检查可见液平和成团的虫体阴影;② 阑尾蛔虫病:腹部突发阵发性剧烈绞痛(由脐周转移至下腹部)并伴频繁呕吐,有吐蛔虫及排虫史,B超和X线钡灌肠检查是主要辅助诊断方法;③ 胆道蛔虫病:以急性胆管炎、胆囊炎和胆石症表现为常见,临床症状和体征以腹痛、寒战、高热及黄疸为特点,做十二指肠导管引流可查见蛔虫卵、B超可见胆管或胆囊内有卷曲状的强回音或结石影像、X线平片可见胆总管和胆囊内有结石,作纤维肠镜逆行胆道造影和CT等有助于鉴别诊断,手术探查的诊断方法可靠;④ 肝蛔虫病:主要表现为蛔虫性肝脓肿或肝破裂,临床特点为右上腹痛,由初期的阵发性疼痛,转变为持续性疼痛,持续高热和肝肿大,要明确诊断靠剖腹探查。

四、流行

蛔虫呈世界性分布,广泛地流行于世界各地,尤以温暖、潮湿、卫生条件较差的国家和地区更为严重。在我国,人群感染率也较高,农村高于城市,儿童高于成人。造成蛔虫感染率高的主要原因:① 生活史简单,外界发育不需要中间宿主;② 雌虫生殖器官发达,繁殖能力强,产卵量极大;③ 随地大便以及粪便管理不当,使用未经无害化处理的粪便施肥等,使蛔虫卵易污染土壤和环境;④ 人们不良的生活和生产行为,如饭前不洗手,生吃瓜果、蔬菜,饮生水等;⑤ 虫卵对外界环境抵抗力强,由于卵壳蛔苷层的保护作用,使得虫卵荫蔽在土壤中或蔬菜上,可活数月至1年,在食用醋、酱油或腌菜(泡菜)盐水、10%硫酸、福尔马林、盐酸、硝酸或磷酸溶液中不影响卵内幼虫发育。但其对有机溶剂或气体很敏感,如氯仿、乙醚、乙醇和苯等有机溶剂及氰化氢、氨、溴甲烷和一氧化碳等可使卵细胞或幼虫较快被杀死。

五、防治

防治蛔虫感染的措施包括查治病人及带虫者、管理粪便和健康教育。目前常用驱虫药有阿苯达唑(成人400 mg/d,顿服)、甲苯达唑(成人100 mg/d,顿服)和伊维菌素(6 mg/d,顿服)。群体驱虫时间宜在秋、冬季节,对感染率高的人群,为避免重复感染,应每隔3~6个月驱虫1次。农村改水改厕、建立无害化粪池是杀灭虫卵最有效的方法。开展宣传教育的重点在儿童,引导他们养成讲究饮食卫生、个人卫生和环境卫生等习惯,不随地大便,做到饭前、便后洗手,不生食未洗净的红薯、胡萝卜、甘蔗和生菜,避免不洁饮水。灭蝇也是防止蛔虫卵污染食物和水源的重要措施。蛔虫引起的急腹症主要靠手术治疗和辅助治疗。

第二节　十二指肠钩口线虫和美洲板口线虫

钩虫(hookworm)是钩口科线虫的统称,全世界有钩虫虫种17属100多种,有9种在人或/和动物体内寄生。寄生于人体小肠的主要钩虫为十二指肠钩口线虫(*Ancylostoma duodenale*,简称十二指肠钩虫)和美洲板口线虫(*Necator americanus*,简称美洲钩虫)两种。锡兰钩口线虫(*Ancylostoma ceylanicum*)和犬钩口线虫(*Ancylostoma caninum*)偶尔寄生在人体。此外,巴西钩口线虫(*Ancylostoma braziliense*)丝状蚴亦可侵入人体,仅引起皮肤幼虫移行症。钩虫是危害性最严重的肠道线虫,寄生于人体的小肠,以血液为食,引起钩虫病(hookworm disease),严重危害人类的健康,也是我国重点防治的五大寄生虫之一。

一、形态

成虫细小,略弯曲,活时肉红色半透明,死后灰白色,长约10 mm,前端微向背面仰屈,上有一发达的椭圆形角质口囊,其上缘为背面,下缘为腹面,由坚韧的角质构成,口囊腹侧有钩齿或板齿。口囊后紧接肌肉发达的咽管壁,咽管较长,约为体长的1/6,其后端略膨大,肌肉发达,肌细胞交替收缩与松弛,使咽管具有唧筒样作用,将食物吸进并挤入肠道。虫体内有3种单细胞腺体:头腺1对,主要分泌抗凝素和乙酰胆碱酯酶;咽腺3个,主要分泌乙酰胆碱酯酶、蛋白酶及胶原酶;排泄腺1对,主要分泌蛋白酶。蛋白酶和胶原酶有抑制宿主血液凝固作用,乙酰胆碱酯酶可降低宿主肠壁蠕动的作用,有利于钩虫吸血。雄虫尾端由肌性指状辐肋支撑膨大成交合伞,其背辐肋的形状和末端分支特点是鉴定虫种的重要依据之一,其上有交合刺(图2-3)。雌虫末端呈圆锥形,有的虫种有尾刺。十二指肠钩虫与美洲钩虫的形态鉴别见表2-1。

表2-1　两种人体钩虫成虫的鉴别

鉴别要点		十二指肠钩口线虫	美洲板口线虫
大小(mm)	雌虫	(10~13)×0.6	(9~11)×0.4
	雄虫	(8~11)×(0.4~0.5)	(7~9)×0.3
体形特点		前端与后端均向背面弯曲,体略呈"C"形	前端向背面仰曲,后端向腹面弯曲,体略呈"⌠"形
口囊腹面前缘		有两对钩齿	一对板齿
交合伞撑开时		略呈圆形	略呈扁圆形
背辐肋		远端分两支,每支再分3小支	基部分两支,每支再分两小支
交合刺		有两刺,呈长鬃状,末端分开	两刺合并成一,末端呈倒钩状
雌虫的尾刺		有	无

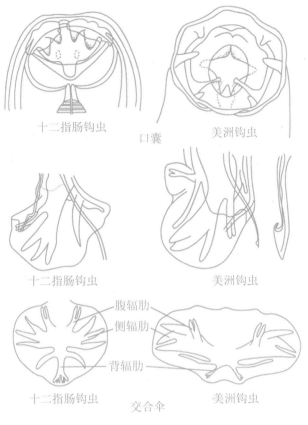

十二指肠钩虫　　口囊　　美洲钩虫

十二指肠钩虫　　　　美洲钩虫

腹辐肋

侧辐肋

背辐肋

十二指肠钩虫　　交合伞　　美洲钩虫

图2-3　两种钩虫成虫口囊、交合伞位置

　　虫卵呈椭圆形,大小为(56～76) μm×(36～40) μm,卵壳薄而无色透明,从新鲜粪便中查见的钩虫卵,卵内卵细胞为4～8个,若患者便秘或粪便放置过久,虫卵内卵细胞可分裂为多细胞期。卵内卵细胞无论分裂到何种状态,其卵壳与细胞间总是可见明显空隙。十二指肠钩虫卵与美洲钩虫卵的形态不易区别(图2-4)。

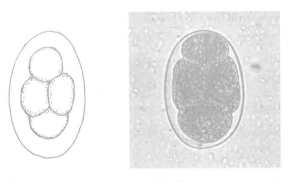

图2-4　钩虫卵

　　钩虫幼虫简称钩蚴,分杆状蚴(rhabditiform larvae)和丝状蚴(filariform larvae),透明无色,前钝后尖,口腔细长,口与咽管连接处腔壁背面和腹面各有1个角质矛状结构,称为口矛或咽管矛。杆状蚴有口孔,第1期杆状蚴大小为(0.23～0.4) mm×0.017 mm,第2期杆状

蚴大小约为 0.4 mm×0.029 mm。丝状蚴口腔封闭,咽管细长,约为虫体的 1/5,大小为
(0.5~0.7) mm×0.026 mm,体表覆盖有鞘膜。丝状蚴具有感染能力,故又称感染期蚴,侵
入人体皮肤时,鞘膜被脱落。

二、生活史

十二指肠钩虫与美洲钩虫的生活史基本相同,成虫寄生于人体小肠上端,用口囊内钩
齿或板齿咬附于肠黏膜上,以人体血液为食,在吸血的同时分泌抗凝素,阻止血液凝固。偶
以淋巴液、肠黏膜为食,成熟交配后雌虫产卵随粪便排出体外(图2-5)。

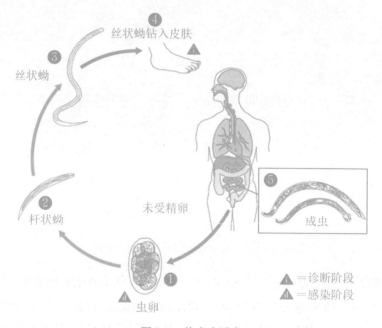

图2-5 钩虫生活史

虫卵随人粪排出体外后,在温暖(25~30 ℃)、潮湿、荫蔽、含氧充足的疏松土壤中,卵内
细胞不断分裂,2小时后即孵出第一期杆状蚴,2 d内第1次蜕皮,发育为第二期杆状蚴,杆
状蚴以土壤中细菌、有机物为食。经5~6 d发育,咽管变长,进行第2次蜕皮,口腔封闭,停
止摄食发育为丝状蚴即感染期蚴虫。绝大多数感染期幼虫生活在1~2 cm深的表层土壤
内,十分活跃,具有聚集性、向温性、向湿性和向上性的活动特点。幼虫可借助覆盖体表水
膜的表面张力,沿植物茎或草枝向上爬行,最高可达22 cm。感染期幼虫与人体皮肤接触,
受到体温刺激后,表现出活跃的穿刺运动,借助机械性穿刺和酶的作用,从毛囊、汗腺口或
破损皮肤等薄嫩处主动钻入人体,时间为30~60 min。感染期幼虫钻入人体皮肤后24 h内
停留在局部,其后进入血管或淋巴管,随血流经右心至肺,穿过肺微血管进入肺泡;然后沿
小支气管、支气管移行至咽;再随吞咽下行经食道到达小肠定居。幼虫在人体内发育过程
中,经2次蜕皮成为成虫。自幼虫钻入皮肤到成虫交配产卵,一般需5~7周。成虫借口囊
内口齿咬附于肠黏膜,以血液、组织液、肠黏膜为食。自丝状蚴经皮肤侵入人体到虫体发育成
熟开始产卵,一般需5~7周。十二指肠钩虫平均每条雌虫每日产卵1万~3万个,美洲钩虫每

条雌虫每日产卵0.5万~1万个。成虫寿命,十二指肠钩虫可活7年,美洲钩虫可活15年。

幼虫进入人体内后的发育速度可有差异。据报道,十二指肠钩虫在人体内有迁延移行(persisting migrant)现象。

人感染钩虫主要通过皮肤接触含有钩蚴的"疫土"而感染。钩虫除经皮肤感染外,也可被人吞食,少数未被胃酸杀死的幼虫可直接在肠腔内发育为成虫。而自口腔和食管黏膜侵入血管的幼虫,仍循上述途径移行,再到达小肠发育为成虫。另外,孕妇感染钩虫后,其幼虫可通过胎盘侵入胎儿。这些特殊感染方式多见于十二指肠钩虫。此外,因猪、兔、小牛、小羊等动物可作为十二指肠钩虫的转续宿主,故人若生食这些含有钩虫幼虫的肉类时,亦有受感染的可能。

三、致病

钩虫的幼虫和成虫对人体均有致病作用,但以成虫致病为主。两种钩虫的致病机理相似,十二指肠钩蚴引起皮炎者较多,成虫导致贫血程度较重,并且是引起婴儿钩虫病的主要虫种。人体感染钩虫后是否出现临床症状,除与感染数量有关外,也与人体健康状况、营养条件及免疫力有着密切的关系。

(一)幼虫所致疾病

(1)钩蚴性皮炎。人赤手赤足下地,接触土壤,感染期幼虫侵入皮肤后,足趾或手指间皮肤较薄处或足背部及其他部位暴露的皮肤处可出现充血斑点或丘疹,有奇痒,搔破后常有继发感染,俗称"粪毒"或"地痒疹",这些表现常发生在春夏之交,其发生率高达90%,以足部为多见。

(2)呼吸道症状。钩虫幼虫移行至肺部,穿破肺部微血管进入肺泡时,引起局部出血及炎性细胞浸润。患者出现发热、咳嗽、咯血、胸痛等症状,重者可出现咯血、持续干咳和哮喘等症状。患者血中嗜酸性粒细胞增多。胸部X线检查显示肺部浸润性阴影,随着幼虫移行离开肺部,症状持续1~2周后消失。若人体大量感染丝状蚴,有可能引起暴发性钩蚴性哮喘。

(二)成虫所致疾病

主要是成虫寄生于人体小肠咬附于肠黏膜,以血液为食的吸血活动,致使人体长期慢性失血,铁和蛋白质不断耗损而导致产生低色素小细胞型贫血,这是对人体造成的主要损害。

1. 贫血发生机制

钩虫以钩齿或板齿及口囊咬附宿主肠壁,以血液和肠黏膜为食,吸入的血液很快从消化道排出,造成人体血液丢失。应用放射性同位素^{51}Cr标记红细胞,测得一条美洲钩虫每日吸血量为0.02~0.10 mL,十二指肠钩虫每日吸血量为其5~6倍。长期寄生造成患者慢性失血,铁和蛋白质的消耗,使得血红蛋白合成速度比细胞新生速度慢,红细胞体积变小、着色变浅,故呈低色素小细胞型贫血。患者表现为皮肤蜡黄、黏膜苍白,部分患者出现面部及全身水肿,尤以下肢为甚。钩虫寄生引起患者慢性失血有3个方面的原因:① 虫体的吸血及血液迅速经其消化道排出造成宿主失血;② 钩虫吸血时,同时不断分泌抗凝素,致使咬附部位黏膜伤口渗出血液;③ 虫体更换咬啮部位后,原伤口可持续较长时间少量渗血。十二指肠钩虫因虫体较大,排卵量较多等原因,导致患者失血量(每虫每天耗血量为0.14～0.26 mL)较美洲钩虫更多。

2. 消化道症状和异嗜症

成虫以口囊上钩齿或板齿咬附于肠黏膜,并经常更换咬啮部位,造成肠黏膜散在出血和小溃疡,甚至形成片状出血性淤斑,病变可达黏膜下层,甚至肌层,可引起消化道出血,偶可见大出血。患者早期可有上腹部不适及隐痛,随后出现恶心、呕吐、腹泻等症状,钩虫病引起的腹泻呈黏液样或水样便,如有消化道出血,则可见黑便、柏油样便和血便。临床上虽已少见此类严重症状的患者,但应引起高度重视,因为钩虫病所致消化道出血常被误诊为消化道溃疡、痢疾、食管胃底静脉曲张破裂、胃癌和胆石症等疾病。钩虫患者食欲量多增加,少数患者出现喜食生米、生豆、茶叶,甚至泥土、煤渣、破布等异常嗜好,被称为异嗜症(allotriophagy)。异嗜症发生的原因不明,可能与铁耗损有关,给患者服用铁剂后,症状可自行消失。

3. 婴儿钩虫病特征

发病最早为出生后10天,临床表现为急性便血性腹泻,大便呈黑色或柏油样,面色苍白,消化功能紊乱,发热,精神萎靡,肝脾肿大,贫血较严重,血色素低于50 g/L,生长发育迟缓等。婴儿钩虫病发病年龄多在5～12个月,部分于出生后26 d内患新生儿钩虫病,此类患儿粪便中均可查到钩虫卵。婴儿钩虫病预后差,病死率为3.6%～6.0%。

四、诊断

粪便检查钩虫卵或孵化出钩蚴是确诊本病的依据。常用的方法有直接涂片法、饱和盐水浮聚法和钩蚴培养法。饱和盐水浮聚法是诊断钩虫感染最理想的方法。

虫卵计数法可以推算出人体内寄生的成虫数,对了解患者感染度以及流行病学调查和疗效考核有意义。常用的方法有改良加藤法、司氏稀释计数法、洪氏虫卵计数法、小管浮聚计数法等。钩虫的感染度,按每克粪便内虫卵数来划分。少于2000个虫卵为轻度感染,2000～11000个虫卵为中度感染,多于11000个虫卵为重度感染。

在钩虫感染早期,当出现肺部症状时,亦可通过痰液检查到钩蚴。此外,钩虫感染早期或急性期病人,周围血中嗜酸性粒细胞常达15%以上,最高可达86%。大多数钩虫患者均可表现出不同程度贫血。

五、流行

钩虫分布几乎遍及全世界,在热带和亚热带国家分布更为广泛。十二指肠钩虫属于温带型,美洲钩虫属于亚热带及热带型。据估计,全世界有钩虫感染者9亿多人。我国除新疆、青海、内蒙古等地区未见钩虫流行外,其他地区均有流行。以海南省的感染率为最高(33.18%),其次是广西(19.76%),四川(18.01%),重庆(16.49%)和福建(15.90%)。两种钩虫混合感染较为普遍,北方以十二指肠钩虫为主,南方则以美洲钩虫为主。

无症状带虫者和钩虫病人是本病的传染源。本病的流行与自然环境、作物种植、生产方式及生活条件等因素有密切关系。钩虫感染季节各地有所不同,在我国南部,如广东,气候温暖、雨量充足,几乎全年均有钩虫感染机会。其他地区以5~8月份为感染高峰,9月份感染下降。在雨后初晴或晴后初雨之时,赤脚、赤手下地作业时,极易发生钩虫感染。

婴儿钩虫病的感染途径为母亲在种植劳动时,往往将婴儿放在土壤上或将尿布晾在地面上,且未经晾干便使用,即有可能使婴儿受到钩蚴感染。此外,钩虫也可经胎盘感染或经母乳传递感染。有报道,产妇乳汁中可有活动的钩蚴。

六、防治

加强卫生宣传,注意个人防护,教育人们改变耕作方法,耕作时提倡穿鞋下地,尽量减少手和足直接与泥土接触,必要时手和足可涂用防护剂,如1.5%左旋咪唑硼酸酒精或15%噻苯达唑软膏,可有效减少感染机会。

加强粪便管理及无害化处理是切断钩虫传播途径的重要措施,教育儿童不随地大便,不用新鲜粪便施肥,采用粪尿混合贮存,提倡用沼气池、三坑式沉淀密封粪池或堆肥法处理粪便,杀死钩虫卵后再使用。

驱虫治疗常用驱虫药物有:阿苯达唑(400 mg/次,连服3 d)和甲苯达唑(100 mg/次,2次/d,连服3 d)。两种药物并服可提高疗效。贫血严重者需服用铁剂以纠正贫血。

第三节　毛首鞭形线虫

毛首鞭形线虫(*Trichuris trichiura*),简称鞭虫(whipworm),主要寄生于人体回盲部、阑尾、结肠等处引起鞭虫病。鞭虫广泛分布于热带及亚热带地区,我国各地都有分布,常与蛔虫分布相一致。可致肠壁组织慢性炎症反应,严重感染者可导致慢性贫血或直肠脱垂。

一、形态与生活史

成虫外形似马鞭,前3/5纤细,后2/5粗短。口腔极小,咽管细长,咽管外有呈串珠状排列的杆细胞包绕形成杆状体。活体鞭虫呈淡灰色,雄虫长为30~45 mm,尾端向腹面呈螺环状卷曲,有一根交合刺及可伸缩的交合刺鞘。雌虫长为35~50 mm,尾端钝圆,阴门位于粗大部的前端,雌雄成虫的生殖系统均为单管型。虫卵呈纺锤形,棕黄色,大小为(50~54) μm×(22~23) μm,卵壳较厚,虫卵的两端各有一个无色的透明小栓,又称盖塞,卵内含有一个未分裂的卵细胞(图2-6)。

成虫寄生在人体盲肠,重度感染时亦可寄生在结肠、直肠,甚至回肠下段。虫体以纤细的前端钻入肠壁黏膜至黏膜下层组织的方式寄生,以肠内容物、血液和组织液为食。雌虫每日产卵1000~7000个,虫卵随粪便排出体外,在适宜条件下,经3~5周即可发育为感染期卵。人常因误食了含有感染性鞭虫卵的食物和水而感染。在小肠内,卵内幼虫活动加剧,从一端盖塞处逸出,从肠腺隐窝处侵入宿主肠黏膜,经10 d左右,幼虫重新回到肠腔,再移行至盲肠(图2-7)。自虫卵感染至虫体发育成熟,需1~3个月。鞭虫寿命为3~5年。

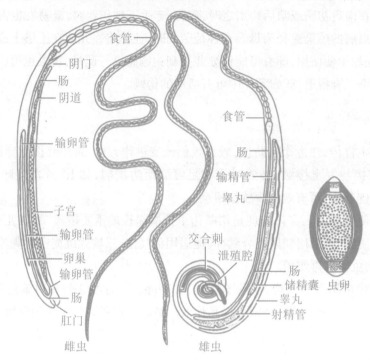

图2-6　鞭虫成虫和虫卵

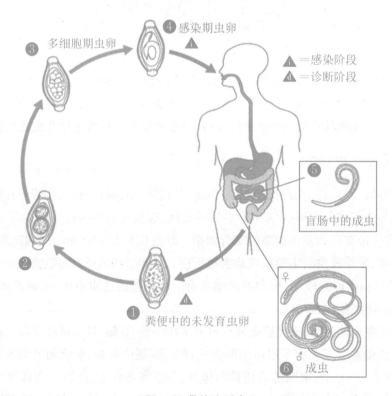

图2-7　鞭虫生活史

二、致病与诊断

虫数较少时的轻度感染可无症状,仅为带虫者,只在粪检时发现有鞭虫感染。感染虫数多时,则因成虫纤细的前端能侵入宿主黏膜下层乃至肌层,可致横结肠、降结肠、直肠和回肠远端肠壁组织充血、水肿,甚至消化功能紊乱或出血等慢性炎症反应;继而可形成肉芽肿病变。因鞭虫吸血及损伤肠黏膜导致渗血,故在重感染时可致慢性失血。重感染者可有下腹部阵发性腹痛、慢性腹泻、大便隐血或带鲜血、消瘦及贫血等表现。儿童重度感染时,可导致直肠脱垂。少数患者亦可见发热、荨麻疹、嗜酸性粒细胞增多、四肢水肿等全身反应。

诊断以粪便中检获鞭虫虫卵即可确诊,常采用粪便生理盐水直接涂片法、改良加藤法、沉淀集卵法或饱和盐水浮聚法查找虫卵。因成虫产卵量少,虫卵小,容易漏检,因此应仔细检查,必要时反复检查,以提高检出率。

三、流行与防治

人是鞭虫的唯一传染源。鞭虫的分布及流行因素与蛔虫相同,多见于热带、亚热带和温带地区的发展中国家,常与蛔虫感染并存,但感染率低于蛔虫。我国鞭虫感染率以海南省最高(66.70%),内蒙古最低(0.20%)。儿童的感染率较成人高,这与儿童卫生习惯较差有关。

预防鞭虫感染方法同蛔虫。但鞭虫病不易彻底根治,驱虫困难,一般驱虫药对鞭虫的疗效逊于对蛔虫的疗效,治疗一般需要2~3个疗程,常用药有阿苯达唑(400 mg/d,连服3 d)和甲苯达唑(100 mg/次,2次/d,连服2 d)。

第四节　蠕形住肠线虫

蠕形住肠线虫(*Enterobius vermicularis*),简称蛲虫(pinworm),主要寄生于人体的盲肠附近,引起蛲虫病。蛲虫感染十分普遍,各种年龄的人均可感染,但以9岁以下的儿童感染最为常见,尤以幼儿园和托儿所学龄前儿童的感染率为最高。蛲虫雌虫具有在夜间爬行到宿主肛门周围处产卵的特性,而引起肛周或会阴部皮肤炎症、搔痒等表现,严重影响着儿童的身心健康。

一、形态与生活史

蛲虫成虫细小,乳白色,体表角皮具横纹,前端的两侧角皮膨形成头翼(cephalic alae),口周具3个小唇瓣。咽管末端膨大呈球形,称咽管球(pharyngeal bulb);雄虫大小为(2~5)mm×(0.1~0.2) mm,尾端向腹面卷曲,生殖系统为单管型,包括睾丸、输精管和射精管,泄殖腔开口于虫体尾端,有交合刺一根。雌虫大小为(8~13) mm×(0.3~0.5) mm,虫体中部较膨大,略呈长纺锤形。尾端直而尖细,尖细部占总体长的1/3;生殖系统为双管型。蛲虫卵呈不对称椭圆形,一侧较平,一侧稍凸,无色透明;卵壳较厚,分层,从内到外为脂层、壳质层和蛋白质膜透明层;大小为(50~60) μm×(20~30) μm;虫卵在虫体排出时,卵内胚胎已发育至蝌蚪期,在外界仅需数小时就可发育成为含幼虫的虫卵(图2-8)。

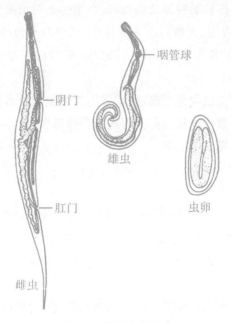

图2-8 蛲虫各期形态

  蛲虫的生活史简单,人是唯一的终宿主。成虫主要寄生在人体盲肠、阑尾、结肠、直肠及回肠下段,游离于肠腔或借助头翼和唇瓣的收缩附着于肠黏膜,以肠内容物为食,偶以组织液或血液为食。重感染时,也可寄生在胃和食道等处。雌、雄虫交配后,雄虫很快死亡。成熟雌虫子宫内充满虫卵后,在肠腔内低氧压的条件下,一般不能产卵或仅产出少量的卵,而是向肠腔下段移行至直肠,当人熟睡,肛门括约肌松弛,雌虫可从肛门爬出,在温度改变和空气刺激下,便开始大量排卵。一条雌虫子宫内含卵5000~17000个。雌虫排卵后大多干枯死亡,少数雌虫也可再进入肛门或侵入阴道、尿道引起异位寄生。

  雌虫产出的虫卵,黏附在肛门周围和会阴部的皮肤上,在温度(34~36 ℃)、相对湿度(90%~100%)及氧气充足的适宜环境条件下,虫卵内的蝌蚪期胚胎经6 h发育,幼虫蜕皮1次发育成为感染期虫卵。此期虫卵可通过各种方式经口进入人体而感染。如雌虫在宿主肛门外产卵活动可引起肛周皮肤瘙痒,当患儿用手抓痒时,虫卵即可污染手指,再经口食入而形成自身感染,此谓之肛门—手—口的感染方式。感染期卵也可散落到衣裤、被褥或玩具、食物上,经吞食或随空气吸入等方式在人群间传染。感染期卵被宿主吞食后在十二指肠孵化,幼虫沿小肠下行,至结肠发育为成虫。虫卵亦可在肛门周围和会阴部皮肤上孵化出幼虫,幼虫经肛门进入肠道,在肠道内发育为成虫,此种感染方式称为逆行感染。自吞入感染期卵至虫体发育成熟需2~6周,一般为4周。雌虫寿命为2~4周。

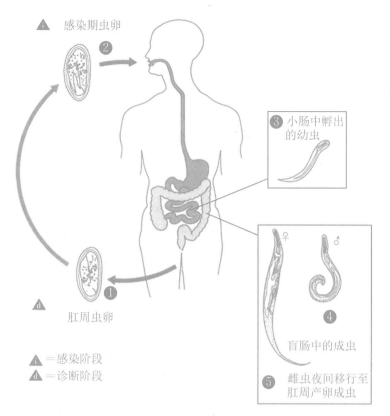

感染期虫卵

② →

③ 小肠中孵出的幼虫

肛周虫卵

♀ ♂

④ 盲肠中的成虫

⑤ 雌虫夜间移行至肛周产卵成虫

⚠ ＝感染阶段
⚠ ＝诊断阶段

图2-9　蛲虫生活史

二、致病与诊断

雌虫在肛门周围和会阴部皮肤上的产卵活动,以及虫卵黏附对皮肤的刺激,引起肛门周围及会阴部皮肤瘙痒,是蛲虫病的主要症状。感染蛲虫病会影响患者的休息和睡眠。临床常见患儿有烦躁不安,夜惊、失眠、夜间磨牙等神经精神症状。由于患者肛周皮肤瘙痒,还可因皮肤被抓破后引起继发感染。蛲虫异位寄生可形成以虫体或虫卵为中心的肉芽肿病变,引起:① 蛲虫性阑尾炎其症状为疼痛部位不定,多呈慢性阑尾炎表现者居多;② 蛲虫性泌尿生殖系统和盆腔炎症为雌虫经阴道逆行入子宫和输卵管,可致阴道炎、子宫颈炎、子宫内膜炎和输卵管脓肿,甚至并发输卵管穿孔等。国内学者在晨间对431名女性儿童采用透明胶纸分别粘拭肛周和尿道口的检查,结果发现蛲虫卵阳性率分别为52.5％和35.3％。此外,蛲虫异位寄生时,可在异位寄生部位形成以虫体或虫卵为中心的肉芽肿病变,导致严重后果。

蛲虫不在人体肠道内产卵,所以粪便检查虫卵的阳性率极低。诊断蛲虫病主要采用透明胶纸法或棉签拭子法,于清晨解便前或洗澡前检查肛周。亦可在患儿睡觉后,查看肛门周围有无爬出的白色线头样小虫,用镊子夹住放入盛有70％酒精的小瓶内送检诊断。

对蛲虫所致生殖泌尿道异位损害的诊断较为困难,一般而言,当儿童出现尿频或遗尿症状时,应考虑到蛲虫感染的可能,若在患儿入睡后观察到肛周和会阴部有蛲虫活动或给予驱虫治疗后3周症状缓解,即可明确诊断。

三、流行与防治

蛲虫的分布遍及全世界,国内感染较为普遍,一般是城市感染高于农村,儿童感染高于成人,尤其是集体生活的幼儿园、小学的儿童感染更为多见,因为蛲虫可在微小的生活环境中完成生活史,感染率高。我国2001~2004年的调查资料显示,12岁以下儿童蛲虫平均感染率为23.61%,12岁以上人群平均感染率为11.95%,福建和江苏两省曾报告幼儿园中儿童蛲虫感染率高达71%以上。

人是蛲虫的唯一宿主。尽管蛲虫生活史简单,成虫寿命较短,对驱虫药物较敏感,由于该虫具有虫卵发育和传播速度快的特点,致使本病存在"易治难防"的现象。蛲虫的主要传播方式有:① 肛门—手—口直接感染:感染期卵对外界抵抗力强,蛲虫卵在患者指甲垢内或皮肤上可活10 d,吸吮手指或用不洁的手取食,均可将虫卵带入口中,使得患者反复受感染。② 间接接触感染和吸入感染:据调查患者衣裤、被褥、室内家具和地面上,均可查见虫卵。虫卵还可随尘埃在空中飞扬,因而通过食入附在污染物上、或吸入尘土中蛲虫卵的感染方式,是造成蛲虫感染具有儿童集体机构聚集性和家庭聚集性的重要原因。③ 逆行感染:少数雌虫在肛门产卵后可逆行至肠道。

防治本病应采用驱虫治疗和预防感染相结合的办法。开展健康教育,讲究公共卫生、个人卫生和家庭卫生,如纠正儿童吸吮手指习惯、勤剪指甲、饭前便后洗手和不穿开裆裤睡觉的习惯;定期烫洗被褥和清洗玩具的预防措施,如用0.5%碘液涂擦5 min以上或用0.05%碘液浸泡玩具1 h以上,即可杀死蛲虫卵,这是防止再感染的关键。驱虫药常用阿苯达唑(100~200 mg/次,隔周1次,连续3次)或甲苯达唑(100 mg/次,1次/d,连服2 d)治疗,治愈率可达95%。联合用药效果更好。

(汤冬生　侯晓蓉)

第五节　粪类圆线虫

粪类圆线虫(*Strongyloides stercoralis*)既是兼性寄生虫,又是机会致病性蠕虫。在寄生世代中,成虫主要寄生于宿主(如人、狗、猫等)小肠内,幼虫可侵入肺、脑、肝、肾等组织器官,引起粪类圆线虫病(strongyloidiasis)。

一、形态与生活史

粪类圆线虫生活史复杂,为兼性寄生,包括自生世代和寄生世代。该虫在寄生世代中,有成虫、虫卵、杆状蚴和丝状蚴4个阶段。寄生世代成虫仅见雌虫,大小为2.2 mm×(0.03~0.074) mm,体表具细横纹,尾尖细,末端略呈锥形,口腔短,咽管细长,生殖器官为双管型。虫卵与钩虫卵相似,但较小,部分卵内含1条胚蚴。杆状蚴头端钝圆,尾部尖细,长为0.2~0.45 mm,咽管为双球型。丝状蚴即感染期幼虫(图2-10),虫体细长,长为0.6~0.7 mm,咽管约为体长的1/2,尾端具微型小叉。粪类圆线虫的丝状蚴与钩虫和东方毛圆线虫的幼虫极为相似,镜检时应注意鉴别(图2-11)。

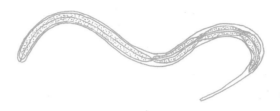

图2-10 粪类圆线虫丝状蚴

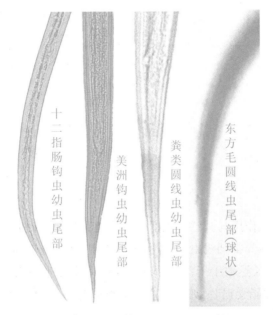

图2-11 十二指肠钩虫、美洲钩虫、东方毛圆线虫和粪类圆线虫丝状蚴形态比较

粪类圆线虫生活史的两种世代既可独立存在,又可交替进行(图2-12)。

（一）自生世代

成虫在潮湿、温暖的土壤中产卵,孵出杆状蚴,经4次蜕皮后直接发育为成虫。本虫自生世代在适宜环境下,可多次进行,在不利环境下其杆状蚴发育为对宿主具有感染性的丝状蚴,经皮肤或黏膜侵入人体,开始寄生世代。

（二）寄生世代

丝状蚴侵入人体皮肤后的移行过程与钩虫相似,但到达消化道后,幼虫需钻入宿主小肠黏膜后,才能发育为成虫。少数幼虫移行至肺部和支气管时亦可发育成熟。雌虫寄生与产卵均在宿主肠黏膜内,虫卵发育很快,数小时后孵出杆状蚴,从肠黏膜内逸出,进入肠腔,随粪便排出体外。自丝状蚴感染人体至杆状蚴排出,至少需要17 d。被排出的杆状蚴,既可经2次蜕皮直接发育为丝状蚴感染人体,也可进行间接发育为自生世代的成虫。当宿主机体免疫力低下或发生便秘时,寄生于肠道中的杆状蚴可迅速发育为具感染性的丝状蚴,这些丝状蚴可在小肠下段或结肠经黏膜侵入血循环,引起体内自身感染(endo-autoinfection)。当排出的丝状蚴附着在肛周时,则可钻入皮肤,导致体外自身感染(exo-autoinfection)。

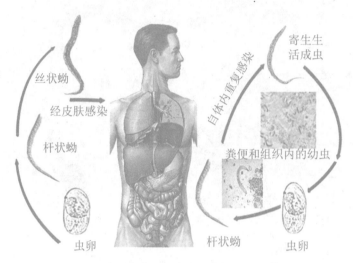

图2-12 粪类圆线虫生活史与各期形态

二、致病

粪类圆线虫的致病作用与其感染程度及人体健康状况,特别是与机体免疫功能状态有密切关系。故当人感染粪类圆线虫后,可有不同表现:在免疫功能正常条件下,一种慢性的自身感染持续存在,可长达数十年,多数人不表现出明显的临床症状,少数人可有间歇性胃肠症状出现;在免疫功能受损时,如长期使用免疫抑制剂、肿瘤的化疗或艾滋病患者,则可出现播散性超度感染(disseminated hyperinfection),患者可因器官严重衰竭而死亡。故此认为粪类圆线虫是一种机会性致病寄生虫。

本病患者的临床表现依据虫体侵犯部位和感染程度不同而有差异,主要有以下几种:

(一)皮肤损害

丝状蚴侵入皮肤,可引起小出血点、丘疹、水肿充血,并伴有刺痛和痒感,甚至可出现移行性线状荨麻疹,可持续数周。如果为自身体外感染所致,病变常可反复出现在肛周、腹股沟、臀部等处皮肤,因幼虫在皮肤内移行较快,故引起的荨麻疹蔓延速度快。荨麻疹出现的部位及快速蔓延的特点,是粪类圆线虫病早期诊断的重要依据。

(二)肺部损害

丝状蚴在肺部移行可引起点状出血和炎性细胞浸润,一般症状轻微,可有刺激性干咳、气促、咯血等。重度感染者可出现咳嗽、多痰、持续性哮喘,呼吸困难,嗜酸性粒细胞增多等症状。当幼虫在支气管内发育为成虫,并在其中寄生繁殖时,则患者病情更重,病程更长,可发生支气管肺炎。肺部弥漫性感染的病例,可出现高热、肺功能衰竭,尸检可见肺内有大量幼虫,肺泡大量出血;胸部X线照片肺部有局限性或弥漫性阴影;痰中可查出幼虫。

(三)肠壁损害

成虫寄生在小肠黏膜内的机械性刺激和毒性作用,会引起组织的炎症反应。轻者表现为以黏膜充血为主的卡他性肠炎;重者可表现为水肿性肠炎或溃疡性肠炎,甚至引起肠壁糜烂,导致肠穿孔。患者可出现上腹部烧灼感、恶心、呕吐、腹痛、间歇性反复腹泻等,并伴有发热、贫血和全身不适等症状以及血中嗜酸性粒细胞增多现象。

(四)自身感染与机会致病

粪类圆线虫感染者,当同时伴有消耗性疾病或免疫功能低下时,虫体可迅速繁殖,丝状蚴可移行到其他器官,如脑、肝、肺、肾及泌尿系统等部位,引起重度自身感染,导致播散性粪类圆线虫病。本病或成为上述患者死亡的重要原因之一。

三、诊断

本病缺乏特征性表现。消耗性疾病患者、免疫缺陷者或免疫功能低下者,又同时有消化道和呼吸系统症状者,应考虑本病的可能。本病诊断主要依据从粪便、痰、尿或脑积液中检获幼虫或培养出丝状蚴为确诊依据。在腹泻患者的粪便中也可检出虫卵。常用直接涂片法和沉淀法,后者检出率可高达98%。由于患者有间歇性排虫现象,故应多次反复进行病原检查。必要时,做胃和十二指肠液引流查病原体,对胃肠粪类圆线虫病诊断的价值大于粪检。有报道,采用患者粪便培养获得的幼虫制成抗原作ELISA检测患者血清中特异性抗体,具有较好的辅助诊断价值。

四、流行与防治

粪类圆线虫多呈散发感染。有些国家人群感染率达30%左右。在我国主要流行于南部地区,1996年调查发现,全国有26个省(市、区)查到粪类圆线虫感染者,全国平均感染率为0.122%,感染率最高是海南省(1.709%)。一些地区,如广西的东南地区,人群感染率可达11%~14%。人的感染主要是与土壤中的丝状蚴接触所致。

本病的流行因素和防治原则与钩虫病相似。除应加强粪便与水源管理以及做好个人防护外,对使用激素类药物和免疫抑制剂的患者,应在用药之前,对粪类圆线虫作常规检查或常规杀虫治疗,以免发生自身感染。此外,对犬、猫也应检查和治疗。治疗粪类圆线虫病的驱虫药物以噻苯哒唑的效果为最好,治愈率达95%以上;阿苯达唑的治愈率可达90%以上;左旋咪唑和甲苯达唑也有一定疗效。

(姚 湧)

第六节　其他人体消化道寄生线虫

一、东方毛圆线虫

东方毛圆线虫(*Trichostrongylus orientali*)是一种消化道寄生虫,主要寄生于草食类如牛、马、驴、骆驼及绵羊等动物的胃和小肠内,偶尔寄生于人体,引起毛圆线虫病。

成虫纤细,无色,近透明,口囊不明显,咽管为体长的1/7~1/6。雄虫长4.3~5.5 mm,尾端交合伞明显,由左右两叶组成,交合刺1对,同型粗短,末端具小钩。雌虫长5.5~6.5 mm,尾端为锥形。杆状蚴壁透明、无体鞘,大小为(200~400) μm×(4.5~14.9) μm,头端钝圆,口腔较短,食管呈双球型,长度为虫体体长的1/4~1/5,尾部尖锐无分叉。丝状蚴无色、纤细、无体鞘,大小为(353~384) μm×(14.3~15.1) μm,尾部有细小分叉,口腔较短,咽管细长,约占虫体体长的2/5。虫卵长卵圆形,一侧常较另一侧稍隆起,无色,近透明,大小为(80~100) μm×(40~47) μm,比钩虫卵略长,壳薄,卵膜与卵壳间空隙在两端较明显(图2-13)。从新鲜粪便中收集的虫卵,内含10~20个卵细胞。

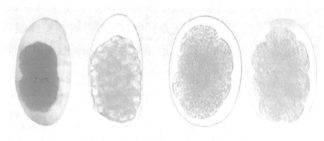

东方毛圆线虫卵　　　　　　　钩虫卵

图2-13　东方毛圆线虫卵与钩虫卵形态比较

本虫生活史有成虫、虫卵和幼虫等阶段。成虫寄生于宿主消化道,虫卵随粪便排出后,在温暖潮湿的土壤中发育,幼虫孵出并蜕皮发育成感染期幼虫,即丝状蚴。人因生食或饮用含有丝状蚴的蔬菜、生水而感染。丝状蚴在宿主小肠内钻入肠黏膜,数日后返回肠腔并发育为成虫。

东方毛圆线虫引起的腹痛症状较钩虫感染更为明显,且常与钩虫感染混合发生,故不易对其所致症状与钩虫病区分。

本病诊断依据为在粪便中查见虫卵或幼虫。粪检方法常用饱和盐水浮集法,镜检观察虫卵时,应注意与钩虫卵相鉴别。可用钩蚴培养法检查丝状蚴,对培养出的幼虫,应注意与钩虫的丝状蚴相鉴别。

东方毛圆线虫主要分布在农村,似有一定的地区性。我国已有18个省(市、自治区)有东方毛圆线虫感染的报道。

本病防治原则与钩虫相同。

二、艾氏小杆线虫

艾氏小杆线虫(*Rhabditella axei*)是一种营自生生活的线虫,常出现于污水及腐败的植物中,偶尔见于人体,寄生于消化系统或泌尿系统,引起小杆线虫病(Rhabditelliasis)。截至2019年,我国共发现165例小杆线虫病患者。

成虫为圆柱形,白色或乳白色,半透明,体表光滑。雄虫长为1.18~2.3 mm。雌虫长为1.38~1.83 mm。口缘有6个大小相等的唇瓣。口近似圆球形,食管呈棒状,具有前后2个食管球。尾部细长,末端尖细如针状。雄虫体末端具2根交合刺。虫卵基本形态与钩虫卵相似,大小为(49.0~59.8) μm×(28.6~31.2) μm,内含1个卵细胞。

艾氏小杆线虫生活史过程包括成虫、卵和杆状蚴三个阶段。成虫在外界环境中交配、产卵,卵内孵化出杆状蚴,后发育至营自生生活的成虫,成虫常生活在腐败的有机物内,也常出现于污水中。研究证明,各期虫体对人工肠液(pH为8.4)有较高耐受性;在人工胃液(pH为1.4)内虫卵可存活24 h;虫体在正常人尿中存活能力较差,但在患肾炎、肾病或乳糜尿病人的尿中能生长发育。

人感染本虫的途径可能是幼虫经口进入消化道或经泌尿生殖系统上行感染,因误饮污水而经口感染,或因游泳、捕鱼等生产与生活活动而接触污水使幼虫有机会侵入人体。

艾氏小杆线虫侵入消化系统常引起腹痛、腹泻与便秘交替出现等症状。虫体侵入泌尿系统可引起发热、腰痛、血尿、尿频或尿痛等泌尿系统症状,当肾实质受累时亦可出现下肢、阴囊、阴茎、下腹部水肿,以及乳糜尿、低比重尿、尿液镜检有红、白细胞和管型等肾实质受损的症状和体征。

本病在日本、墨西哥、以色列、伊朗等国家均有发生。我国已公开报道的人体感染者分布于江苏、云南、湖南、贵州、海南、湖北、广东、河南、新疆、西藏、浙江、上海、天津、江西、陕西、福建和山东等17个省(市、自治区)。本虫曾在兔、狗、猴、鼠等动物粪便中检获。

诊断本病依据从患者尿液沉淀物中或从粪便中镜检出虫体或虫卵。治疗药物可用甲苯达唑、阿苯达唑、左旋咪唑等。日常应注意个人卫生,避免饮用或接触污水及腐败的植物是预防本病发生的关键。

三、棘颚口线虫

棘颚口线虫(*Gnathostoma spinigerum*)是犬、猫的常见寄生虫,也寄生于虎、狮、豹等野生动物,偶可寄生于人体,引起颚口线虫病(gnathostomiasis)。

(一)形态与生活史

成虫寄生于终宿主胃壁中。虫体粗大,圆柱形,两端略向腹面弯,色微红。雄虫长11~25 mm,雌虫长18~27 mm。虫体前端略膨大成球形,上有4~11圈尖锐的倒钩,口周围有2个明显而肥厚的唇。虫体前半部和尾部端体表被有角质体棘,体棘的形状和数目是分类的

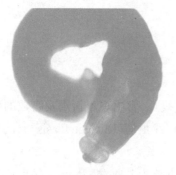

图2-14　颚口线虫的幼虫(引自DPDx)

依据之一。雄虫末端膨大成假交合伞,有4对有柄乳突;交合刺1对,不等长。雌虫阴门位于体中部偏后(图2-14)。

虫卵椭圆形,无色,近透明,一端有一透明的帽状凸起。虫卵大小为(60~79) mm×(35~42) mm,内含1~2个细胞。

棘颚口线虫的终宿主主要为犬和猫。虫卵从成虫寄生于胃壁形成的瘤块中破溃而出,随宿主粪便排出体外,进入水中,在27~31 ℃水中经5 d发育为第一期幼虫,再经2 d后蜕皮发育为第二期幼虫。第二期幼虫侵入第一中间宿主剑水蚤,在其体腔内经7~10 d发育为第三期幼虫。含第三期幼虫的剑水蚤被第二中间宿主淡水鱼类吞食后,幼虫经肠壁移行至肌肉或肝脏,约一个月后形成第三期后期幼虫,外有囊壁包裹。终宿主犬、猫吞食感染的鱼类后,第三期后期幼虫在胃中脱囊,幼虫穿过肠壁,经肝脏移行至肌肉或组织中,最后到达胃壁发育为成虫。感染后约100 d,并可在宿主粪便中查见虫卵。在动物胃壁的瘤块中可有一个或数个虫体。

有些动物,如蟹、蝲蛄、蛙、蛇、龟、鱼、鸟、鸡、鼠及猪等,吞食了感染本虫幼虫的鱼后,幼虫不能继续发育,仍停留在第三期后期幼虫状态,成为本虫的转续宿主。当终宿主吞食了上述动物后,幼虫继续发育为成虫。

（二）致病

人是本虫的非适宜宿主,除个别病例外,所见的虫体多为第三期后期幼虫或未完全性成熟的早期成虫。寄生后所引起的病变主要是由于虫体在移行时对全身各处,特别是皮肤、皮下组织及肌肉造成损害。病灶局部有大量嗜酸性粒细胞、浆细胞及中性粒细胞浸润,也可停留在某一寄生部位形成以脓肿为中心的结节型损害,常见于胸、咽、面、腹、手及眼前房等处。虫体也可移行于皮肤的表皮和真皮之间,引起匐行疹或皮下游走性包块,局部皮肤发红或有水肿,疼痛多不明显,可有痒感。幼虫也可在消化、呼吸、泌尿、神经等系统内移行,临床表现因累及的器官不同而异。曾有报道在尿及痰中发现活虫,亦有进入脊髓和脑而引起嗜酸性粒细胞性脑脊髓炎的报告。

（三）诊断

自可疑病变组织中检获虫体是最可靠的诊断方法。无明显体表损害的可疑患者,可用免疫学试验作辅助诊断。

（四）流行与防治

本虫是人兽共患寄生虫病的重要病原体之一,在我国广泛分布。据报道江苏湖区猫的感染率高达40%。人体病例见于中国、日本、泰国、柬埔寨、越南、马来西亚、印度尼西亚、菲律宾、印度、孟加拉、巴基斯坦等国家与地区,以日本和泰国的病例为多。

人体感染主要是由于生食或半生食含有感染期幼虫的鱼类所致,生食含有第三期后期幼虫的猪及鸡等转续宿主肉类亦可感染。

预防主要是加强饮食卫生,不食生的鱼、肉。治疗主要采取外科手术切除病变部位,摘除虫体。阿苯达唑、伊维菌素等药对治疗该病有一定疗效。

（周书林）

第七节　猪巨吻棘头虫

猪巨吻棘头虫(*Macracanthorhynchus hirudinaceus*)是一种大型蠕虫,成虫主要寄生于猪的小肠内,偶尔寄生于人体,引起人体棘头虫病(*acanthocephaliasis*)。此病属人兽共患寄生虫病。

一、形态与生活史

成虫呈乳白色或淡红色,虫体体前部稍粗大,向后逐渐变细,体表有明显的横皱纹。活体时背腹略扁,固定后为圆柱形。虫体由吻突、颈部和躯干三部分组成。吻突呈类球形,位于虫体前端,可伸缩,其上有5~6排尖锐透明的吻钩,每排6个,交错排列。颈部短,与吻鞘相连,吻突可伸缩入吻鞘内。消化器官缺如,通过体壁吸收营养。雄虫较小,大小为(5~10) cm×(0.3~0.5) cm,尾端有一钟形交合伞;雌虫较大,大小为(20~65) cm×(0.4~1.0) cm,尾端钝圆(图2-15)。虫卵呈椭圆形,棕褐色,大小为(67~110) μm×(40~65) μm,卵壳厚,由三层构成,内、外层薄而透明,中层厚,一端闭合不全,呈透明状,易破裂。成熟卵内含1个具有小钩的棘头蚴。感染性棘头体:乳白色,芝麻状,大小为(2.4~3.9) mm×(1.6~2.0) mm×(0.24~0.34) mm,体表有一层白色结缔组织包绕。

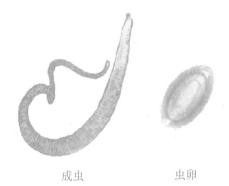

成虫　　　　　　　虫卵

图2-15　猪巨吻棘头虫

猪巨吻棘头虫生活史阶段包括虫卵、棘头蚴、棘头体、感染性棘头体和成虫。其主要终宿主是猪和野猪,偶尔寄生于人、犬、猫体内。中间宿主为鞘翅目昆虫,包括多种甲壳虫、天牛和金龟子。成虫寄生在终宿主小肠内,虫卵随粪便排出,虫卵抵抗力强,在土壤中可存活数月至数年。当虫卵被甲壳虫等的幼虫吞食后，棘头蚴逸出，经肠壁进入甲壳虫等血腔，经3~5个月发育为感染性棘头体。感染性棘头体在甲壳虫等的整个变态过程（幼虫、蛹、成虫）中可存活2~3年。当猪等动物吞食含感染性棘头体的甲壳虫等后，在其小肠经1~3个月发育为成虫。

人误食含感染性棘头体的甲壳虫等也可以感染，但人不是棘头虫的适宜宿主，所以它在人体内极少能发育成熟、产卵。

二、致病与诊断

猪巨吻棘头虫多寄生于人回肠的中、下段，一般为1~3条，多则可达21条。虫体以吻钩固着于肠黏膜，使肠黏膜出血、坏死，同时在虫体分泌的毒素的作用下，形成溃疡。随着结缔组织增生，形成棘头虫结节。结节突向浆膜面，可与大网膜或附近的肠管粘连形成包块。虫体常常更换附着部位，使肠壁多处受累，可累及肠壁深层，甚至穿破肠壁造成肠穿孔，导致局限性腹膜炎及腹腔脓肿，亦可因肠粘连出现肠梗阻。患者在感染早期无明显症状，常于感染后1~3个月发病，有消化不良、食欲不振、乏力、消瘦、腹泻和黑便等症状。患者亦可出现恶心、呕吐、失眠、夜惊等症状和嗜酸性粒细胞增多。本病对人体的主要危害是引起外科并发症，国内报道半数以上病例发生肠穿孔。

诊断本病首先根据流行病学史，询问患者有无食甲壳虫的病史及临床表现。可用诊断性驱虫。因人不是本虫的适宜宿主，故在患者粪便内极少能查出虫卵。免疫学诊断，如用虫卵抗原作皮试，对诊断本病有一定价值。

三、流行与防治

猪巨吻棘头虫病在国外仅有数例报道，目前国内共报道300余例，分布于辽宁、山东、河南、河北、吉林、安徽、海南、四川、内蒙古、海南和西藏等16个省（市、自治区）。辽宁和山东部分地区呈地方性流行。猪是本病的主要传染源，人体感染与饮食习惯有关，如流行区儿童喜吃生或烧、炒天牛的成虫和幼虫，患者以儿童和青少年为主，且男孩多于女孩。鞘翅目昆虫可作为本虫的中间宿主，其中以曲牙锯天牛、大牙锯天牛和棕色金龟子的感染率最高。

人感染棘头虫主要与生食或半生食甲壳虫的习惯有关。在流行区，人们习惯将捕获的天牛或某些金龟子用沸水烫后，去翅烹炒食用，因食入未熟的含棘头体的甲壳虫而感染。儿童常喜烤着吃，甚至生吃天牛和金龟子，故患者以学龄儿童和青少年为多。

预防本病首先要加强宣传教育，教育儿童不要捕食甲虫。加强对猪饲养的管理，提倡圈养，对猪粪进行无害化处理。若出现并发症者，应及时手术治疗。目前尚无理想的驱虫药物，阿苯达唑和甲苯达唑对此有一定疗效。

第八节　布氏姜片吸虫

布氏姜片吸虫(*Fasciolopsis buski*)简称姜片虫,是寄生在人、猪小肠内的大型吸虫,可致姜片虫病。该虫是人类较早认识的寄生虫之一。早在1600多年前东晋时期的范东阳就记述了该寄生虫。临床上确诊的第1个病例是在广州发现的(Kerr,1873)。

一、形态与生活史

成虫为长椭圆形,新鲜时呈肉红色,肥厚,固定后颜色变灰白色,质地变硬,形如姜片。虫体背腹扁平,前窄后宽,大小为(20~75) mm×(8~20) mm×(0.5~3) mm,体表有体棘,是寄生于人体中最大的吸虫。口吸盘位于虫体前端,直径约为0.5 mm,腹吸盘靠近口吸盘后方,肌肉发达,呈漏斗状,较口吸盘大4~5倍,肉眼可见。咽和食管短,肠支在腹吸盘前分为两支,呈波浪状弯曲,向后延至虫体末端;睾丸两个,呈珊瑚状分支,前后排列于虫体的后半部。卵巢分支状,位于子宫与睾丸之间。充满虫卵的子宫盘曲在卵巢和腹吸盘之间。无受精囊。卵黄腺发达,分布于虫体的两侧。生殖孔位于腹吸盘的前缘。虫卵呈椭圆形,淡黄色,大小为(130~140) μm×(80~85) μm,是人体中最大的蠕虫卵,卵壳薄,卵盖小而不明显,卵内含1个卵细胞和20~40个卵黄细胞(图2-16)。

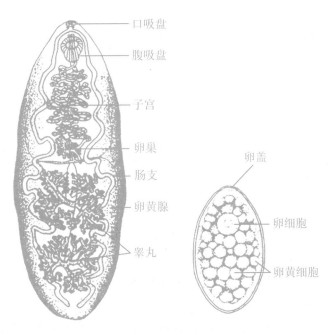

图2-16　布氏姜片吸虫成虫和虫卵

姜片虫的终宿主是人,猪为其主要保虫宿主。成虫寄生在人或猪的小肠上段,以同体或异体受精产卵。感染严重时可扩展到胃和结肠。中间宿主为扁卷螺，以水红菱、荸荠、茭白等水生植物为传播媒介。寄生的虫体数目通常有数条至数十条不等，多时可达数千条。成虫在人体内的寿命一般认为1~3年，在猪体内的寿命约为1年。虫卵随终宿主粪便排出，落入水中，在适宜温度（26~32 ℃）条件下经3~7周孵出毛蚴。毛蚴侵入扁卷螺的淋巴间隙，经胞蚴、母雷蚴、子雷蚴阶段的无性增殖而形成许多尾蚴。尾蚴从螺体逸出，在水生植物如水红菱、荸荠、茭白等及其他物体的表面形成囊蚴。尾蚴亦可直接在水面成囊。人或猪生食带有囊蚴的水生植物后，在消化液和胆汁的作用下囊壁破裂，后尾蚴孵出，经1~3个月发育为成虫（图2-17）。也有实验观察到尾蚴感染猪后可直接发育为成虫。成虫每天可产卵15000~25000个。据观察，成虫在人体最长可存活4~5年。

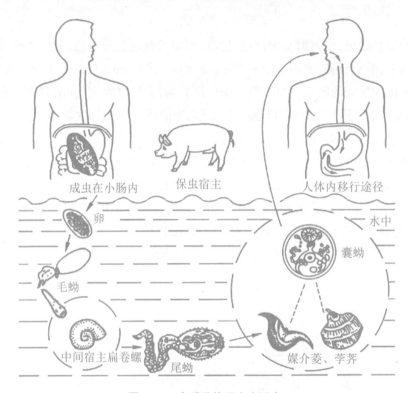

图2-17　布氏姜片吸虫生活史

二、致病与诊断

成虫的致病作用，包括夺取营养物质、机械性损伤和虫体代谢产物被吸收后引起的超敏反应。

姜片虫虫体大，吸盘肌肉发达，特别是腹吸盘吸附力强，被吸附的肠黏膜及其附近组织可发生炎症、出血、水肿、坏死、脱落，甚至形成溃疡。病变部位中性粒细胞、淋巴细胞和嗜酸性粒细胞浸润，黏膜上皮细胞分泌黏液增加。虫体数量多时还可覆盖肠壁，妨碍肠黏膜的消化与吸收功能，甚至引起肠梗阻。其代谢产物、分泌物可引起宿主变态反应。一般轻度感染者常无症状，或表现为食欲差，偶有上腹部间歇性疼痛，粪便性状正常。中度感染者以消化道症状为多见,常有间歇性腹泻、腹痛、恶心呕吐等症状,腹痛多位于上腹部或右季肋下部,少数在脐部,多发生于早晨空腹或饭后。腹泻每天数次,粪量较多,有腥臭,或腹泻与便秘交替出现,肠蠕动亢进,肠鸣音增强,大便中常含有不消化食物,隐血试验偶呈阳性。儿童患者可出现夜间磨牙、睡眠不安等症状。重度感染者,上述症状加重。严重感染的儿童可有消瘦、贫血、水肿、腹水、智力减退、发育障碍等症状。反复感染的病例,少数可因衰竭、虚脱而致死。

检获粪便中的虫卵或虫体是确诊姜片虫感染的主要依据。诊断方法主要有:

(1)病原学检查。因姜片虫卵大,容易识别,用直接涂片法检查3张涂片,即可查出绝大多数患者,但轻度感染的病例往往会出现漏检情况。应用粪便浓集法一次连续查3张厚涂片或用水洗沉淀法可显著提高检出率。定量透明厚涂片法(即改良加藤氏法)的检出效果与沉淀法相仿,既可定性检查,又可进行虫卵记数,以便了解感染度。部分病人有自然排虫或偶尔呕出虫体现象,经鉴定虫体也可以确诊。姜片虫卵与肝片形吸虫卵和棘口吸虫卵的形态相似,应注意鉴别。

(2)免疫学诊断。免疫学方法对早期感染或大面积普查有较好的辅助诊断价值。常用的方法有ELISA和IFA等。

二、流行与防治

(一)分布

姜片虫病是人、猪共患的寄生虫病,主要分布在亚洲的温带和亚热带的一些国家。在我国,本病主要分布在浙江、福建、广东、广西、云南、贵州、四川、湖南、湖北、江西、安徽、江苏、上海、山东、河北、陕西和台湾等省(市、自治区),人群平均感染率在1‰左右。人群的感染率与猪的感染率呈一定的相关性,随着我国养猪业的发展,在流行区由过去的青饲料改为复合饲料后,姜片虫病的流行以点状暴发为特点,特别在菱角、荸荠等水生食用植物种植区,该特点更为明显。

(二)流行因素

(1)传染源。病人、带虫者和猪是本病的传染源,家猪是主要的保虫宿主,也有关于野猪、犬及猕猴自然感染的报道。

(2)中间宿主和传播媒介。可以作为姜片虫中间宿主的扁卷螺种类多达13种。很多水生植物也可作为姜片虫的传播媒介,如水红菱、荸荠、茭白、水浮莲及浮萍等。用新鲜的人和猪粪便向藕田或茭白湖施肥,导致虫卵有机会入水发育,若塘内有其中间宿主及传播媒介存在,容易引起姜片虫病的流行和传播。

(3)生食水生植物的习惯。一些不良习惯,如生食菱角、荸荠、茭白或用牙啃去这些未洗净的水生食物皮,是导致人体感染姜片虫的主要方式;用新鲜水生植物作猪饲料,是猪感染姜片虫的主要方式。近年来福建等地调查证实,饮用含有囊蚴的生水也是感染姜片虫的一种重要方式,应引起重视。

（三）防治

应加强卫生宣传教育，改变流行区人们生食菱角、荸荠等水生植物的习惯，如吃前充分洗干净，用沸水浸烫并去皮后再吃，以及不饮生水是防治姜片虫病的关键。勿用被囊蚴污染的生青饲料喂猪。加强粪便管理，防止人、猪粪便通过各种途径污染水体。在流行区开展人和猪的姜片虫病普查普治工作，吡喹酮是首选驱虫药，槟榔煎剂也有显著疗效。

（汤冬生　侯晓蓉）

第九节　异形吸虫

异形吸虫（*Heterophyids*）是指属于异形科（Heterophyidae）的一类小型吸虫。我国常见的异形吸虫有10多种，其中有人体感染报告的有10种，即异形异形吸虫（*Heterophyes heterophyes*）、横川后殖吸虫（*Metagonimus yokogawai*）、钩棘单睾吸虫（*Haplorchis pumilio*）、多棘单睾吸虫（*Haplorchis yokogawai*）、台湾棘带吸虫（*Centrocestus formosanus*）、哥氏原角囊吸虫（*Procerovum calderoni*）、扇棘单睾吸虫（*Haplorchis taichui*）、施氏原角囊吸虫（*Procerovum sisoni*）、镰刀星隙吸虫（*Stellantchasmus falcatus*）以及东方次睾吸虫（*Metorchis orientalis*）。其成虫主要寄生于鸟类和哺乳类动物的小肠，偶尔也可寄生于人体，引起异形吸虫病（heterophydiasis）。

一、形态与生活史

虫体微小，体长为0.3~0.5 mm，大者可达2~3 mm。体表具有鳞棘。除口、腹吸盘外，很多种类还有生殖吸盘。前咽明显，食管细长，肠支长短不一。睾丸1~2个，一般不分支。卵巢在睾丸之前紧接卵模，贮精囊和受精囊明显（图2-18）。虫卵小，各种异形吸虫卵形态相似，呈芝麻粒状，大小为(28~30) μm×(15~18) μm，棕黄色，有明显的卵盖、但肩峰不明显。除台湾棘带吸虫的卵壳表面有格子状花纹外，其他异形吸虫卵形态与华支睾吸虫卵相似，难以鉴别。

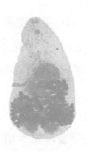 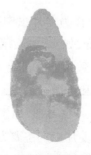 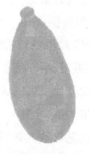

异形吸虫　　　　横川后殖吸虫　　　　台湾棘带吸虫

图2-18　异形吸虫成虫

异形吸虫生活史与华支睾吸虫相似,成虫寄生在鸟类与哺乳动物的肠道。虫卵随终宿主粪便进入水中,被第一中间宿主淡水螺类吞食,毛蚴在螺体孵出,经胞蚴、雷蚴、尾蚴的发育繁殖后,尾蚴从螺体逸出,侵入第二中间宿主淡水鱼或蛙体内,发育为囊蚴。终宿主因误食生的或半生的含囊蚴的淡水鱼或蛙而被感染,囊蚴在肠道内脱囊而出,在小肠发育为成虫。

二、致病与诊断

成虫主要寄生在终宿主小肠,可引起肠炎,但一般症状很轻,重度感染者可出现消瘦和消化道症状。成虫也可钻入肠壁,其虫卵可随血液到达肠外的其他组织器官,如心,脑、脊髓、肝、脾、肺等处,引起急性或慢性病变。若虫卵沉积在脑、脊髓,可引起血栓形成、脑组织退化等病变,甚至因血管破裂而致死;虫卵沉积在心脏,可导致心力衰竭。

常规的病原学检查方法是粪便涂片查虫卵,但因各种异形吸虫虫卵形态相似,而且与华支睾吸虫卵形态难以鉴别,所以主要以成虫鉴定虫种。由于异形吸虫多寄生于十二指肠以下的肠道,而华支睾吸虫寄生于肝胆管内,故如从粪便中查出虫卵而自十二指肠引流液中未查出虫卵时,应考虑异形吸虫感染的可能。此外,还需注意鉴别虫卵与灵芝孢子。

三、流行与防治

异形吸虫分布广泛,在日本、朝鲜、菲律宾、印度尼西亚、埃及、西班牙等国都有流行。我国广东、广西、海南、福建、湖南、湖北、江西、安徽、浙江、上海、山东、新疆、台湾等省(市、自治区)均有报道。注意饮食卫生,不要吃未煮熟的淡水鱼肉和蛙肉是预防异形吸虫感染的关键。治疗可选用吡喹酮。

第十节 棘 口 吸 虫

棘口吸虫(Echinostome)属于棘口科(Echinostomatidae)的一类中、小型吸虫,种类繁多,全世界已报告600多种,主要见于鸟类、禽类,其次是哺乳类、爬行类,少数寄生于鱼类。也可寄生于人类引起棘口吸虫病(echinostomiasis)。寄生于人体的棘口吸虫主要分布于东南亚地区,我国已报告有13种,即日本棘隙吸虫(Echinochasmus japonicus)、藐小棘隙吸虫(Echinochasmus liliputanus)、抱茎棘隙吸虫(Echinochasmus perfoliatus)、九佛棘隙吸虫(Echinochasmus jiufoensis)、福建棘隙吸虫(Echinochasmus fujianensis)、曲领棘隙吸虫(Echinoparyphium recurvatum)、卷棘口吸虫(Echinostoma revolutum)、宫川棘口吸虫(Echinostoma miyagawai)、接睾棘口吸虫(Echinostoma paraulum)、马来棘口吸虫(Echinostoma malayanum)、圆圃棘口吸虫(Echinostoma hortense)、埃及棘口吸虫(Echinostoma haematobium)和台湾棘带吸虫(Centrocestus formasanus)。

一、形态与生活史

成虫呈长形,有体棘。虫体大小差异较大,且依宿主的不同而不同。口吸盘位于体前端亚腹面,具头冠或环口圈,头冠或环口圈之上有1～2圈头棘。腹吸盘发达,位于体前部或中部的腹面。睾丸2个,一般前后排列于虫体后半部。卵巢位于睾丸之前(图2-19)。虫卵大,外观似姜片虫卵,椭圆形,淡黄色或金黄色,壳薄,有卵盖。

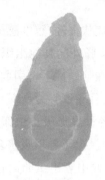 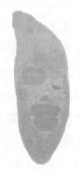

日本棘隙吸虫　　　　　　　　藐小棘隙吸虫

图2-19　棘口吸虫成虫

棘口吸虫的生活史包括成虫、虫卵、毛蚴、胞蚴、雷蚴、尾蚴、囊蚴、童虫8个阶段。棘口吸虫成虫多寄生于小肠上段,偶尔也可侵入胆管。第一中间宿主为淡水螺类,毛蚴侵入螺体后经胞蚴和2代雷蚴发育成尾蚴。尾蚴逸出后侵入第二中间宿主淡水鱼、蛙或蝌蚪体内形成囊蚴,也可不逸出在原来的螺体内形成囊蚴,或侵入其他螺体内形成囊蚴,亦可附在水生植物上结囊。人或动物因食入生的或半生的含囊蚴的淡水鱼、蛙或蝌蚪,或螺或水生植物等而被感染。

二、致病与诊断

成虫多寄生于小肠上段,以头部插入黏膜,通过其体棘、头棘和吸盘等造成肠黏膜机械性损伤,引起肠壁卡他性炎症和浅表黏膜上皮脱落、充血以及炎细胞浸润。轻度感染者常无明显症状,或者仅出现腹痛、腹泻或其他胃肠道症状,严重感染者可有厌食、下肢水肿、消瘦、贫血、发育不良等症状,甚至死亡。

实验室诊断常用粪便检查方法检查虫卵,如直接涂片法、水洗沉淀法等,但由于多种棘口吸虫的卵在形态上都很相似,因此不易区分,若能获得成虫,则有助于鉴定虫种。

三、流行与防治

棘口吸虫病是人兽共患病,在我国动物体内很常见,对雏禽的危害较为严重,家禽感染的主要原因是采食浮萍或水草饲料。人体棘口吸虫病主要见于亚洲东部和东南亚,其中日本、朝鲜和我国报道的病例较多,多数是散发病例。我国广东、广西、福建、海南、江西、安徽、江苏、湖南、湖北、云南、新疆、北京、辽宁、台湾等地超过有600例的人体自然感染病例报道,其中有多起儿童感染致死病例。日本棘隙吸虫在福建和广东局部地区有流行;有报道,藐小棘隙吸虫在安徽局部地区的人群感染率高达13.71%;圆圃棘口吸虫感染在东北发现的病例较多。

人多因食入含囊蚴的鱼、蛙及螺类而感染,我国有较多采用偏方(吞食活泥鳅或食用未煮熟的泥鳅)致病而感染的病例,因此改变不良的饮食习惯是预防本病的关键。治疗药物可用吡喹酮或硫双二氯酚。

第十一节　带　绦　虫

一、链状带绦虫

链状带绦虫(*Taenia solium*),又称猪带绦虫、猪肉绦虫(pork tapeworm)或有钩绦虫(armed tapeworm),属于多节亚纲的圆叶目、带科、带属,是我国人体主要的寄生绦虫。成虫寄生于人体小肠内,可引起猪带绦虫病(taeniasis solium);幼虫即猪囊尾蚴(cysticercus cellulosae,又称猪囊虫)可寄生于人体皮下、肌肉、脑、眼、心等器官组织内,引起猪囊尾蚴病(*Taenia solium* cysticercosis)或囊尾蚴病(cysticercosis),俗称囊虫病,产生的危害远较成虫严重。

猪带绦虫与牛带绦虫在我国古代医学文献中被称为寸白虫或白虫。早在217年,《金贵要略》中即有关于"白虫"的记载。610年,巢元方在《诸病源候论》中,将猪带绦虫的形态描述为"长一寸而色白,形小方扁,连绵成串如带状,长丈余",因炙食肉类而感染。在治疗方面,我国最早的药书中有关于驱白虫的用药记录,有些草药甚至沿用至今。

(一) 形态与生活史

成虫虫体为乳白色,背腹扁平,长带状,分节,长2~4 m,前窄后宽,节片较薄而略透明。虫体分为头节、颈节和链体三部分。头节近似球形,细小,直径为0.6~1 mm,顶部中央隆起形成顶突,其周围有25~50个小钩,交错排列成内外两圈,位于内圈的钩较大;顶突四周4个杯状吸盘,以顶突为中心成等距离排列。颈节纤细,长5~10 mm,宽约0.5 mm,为头节直径的一半,不分节。链体较长,由700~1000个节片构成。幼节呈扁长方形,其内部的生殖器官尚未发育成熟。成节呈正方形,内含成熟的雌、雄生殖器官各1套。每个成节侧面均有1个生殖孔,不规则地分布于链体两侧。雄性生殖系统位于节片背面,含圆形、滤泡状的睾丸150~200个;输精管向一侧横向延伸,经阴茎囊开口于节片侧面的生殖孔,略突出。雌性生殖系统分布于节片的腹面,卵巢位于节片后1/3处的中央,分3叶,包括左、右叶和中央小叶,左右两叶较大,中央叶较小,位于子宫和阴道之间;子宫呈长袋状,纵行于节片中央,没有通向体外的开口;卵黄腺位于卵巢后方,呈团块状;阴道在输精管后方进入生殖腔。孕节呈竖长方形,较宽大,位于链体末端,仅有充满虫卵的子宫,几乎占满整个节片,其余生殖器官已退化消失。子宫向两侧发出7～13个分支,每个分支末端再分支,呈树枝状,排列不规则。每个孕节内约含4万个虫卵(图2-20)。

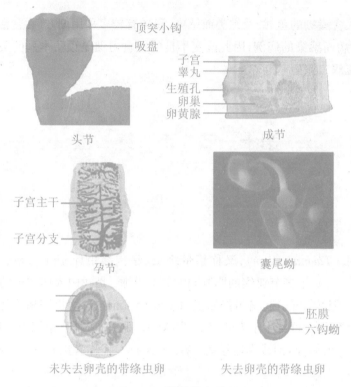

图2-20　猪带绦虫形态

虫卵近圆形或卵圆形,卵壳较薄,无色透明,易破碎。粪便内的虫卵大多已脱掉卵壳,由胚膜包裹而形成不完整虫卵(incomplete egg),直径为31～43 μm。胚膜较厚,棕黄色,光镜下观察有放射状条纹。内含球形具3对小钩的幼虫,称六钩蚴(onchosphere)(图2-20)。

幼虫称囊尾蚴,俗称猪囊虫(bladder worm)。椭圆形,囊泡状,乳白色半透明。囊壁较薄,囊内充满囊液,内有一米粒大的白点,为凹入囊内的囊虫头节,其形态结构与成虫头节相似(图2-20)。囊尾蚴的大小、形态可因寄生部位、寄生时间长短以及营养条件等差异而不同,在疏松组织中多呈圆形,直径为5～8 mm;在肌肉中略长;在脑底部的可长达2～5 cm,并可分支或呈葡萄样,称葡萄状囊尾蚴(cysticercus racemosus)。

猪带绦虫的生活史属营寄生,发育过程中需要2个宿主。成虫和幼虫均可寄生于人体,成虫寄生在人体小肠,人是最主要的终宿主;幼虫寄生于人体多种组织,人亦可作为中间宿主。幼虫寄生于家猪和野猪各组织,猪是其中间宿主(图2-21)。Cadigan(1967)曾以猪囊尾蚴感染白手长臂猿和大狒狒获得成功,通过实验证明猪带绦虫成虫也可寄生于其他动物体内。

成虫寄生在人体小肠上段,以头节上的吸盘和小钩固着于肠壁,体表密布的微毛亦可增强固着作用。虫体后端的孕节发育成熟后,单节或5～6节一起自链体脱落,在肠道内随粪便排出。脱离虫体的孕节仍具有活动力,节片在受到挤压的作用下破裂并释放出虫卵,污染周围环境。当猪食入虫卵或孕节,虫卵进入十二指肠,在消化液作用下,24~72 h后,胚膜破裂,其中的六钩蚴逸出。借助小钩和分泌物的作用于1~2 d内钻入肠壁,经血液或淋巴循环到达猪的全身各组织。感染60~70 d后,多数猪囊尾蚴发育成熟。含囊尾蚴的猪肉俗称"米猪肉""豆猪肉"或"米糁肉"。囊尾蚴在猪体内主要寄生于运动较多的肌肉,以股内侧肌最常见,其次为深腰肌、肩胛肌、咬肌、腹内斜肌、膈肌、心肌、舌肌等。此外,亦可寄生于脑、眼等部位。猪囊尾蚴在猪体内可存活数年。如猪未被宰杀,最终囊尾蚴则会钙化死亡。

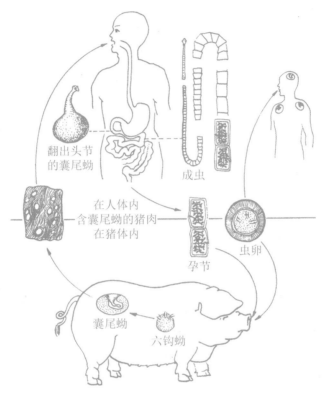

图2-21　猪带绦虫生活史

人因食入含活囊尾蚴的生肉或半生猪肉而感染。囊尾蚴进入小肠,在消化液的作用下,翻出头节,借助吸盘和小钩吸附于小肠壁,经2~3个月发育为成虫。成虫在人体内寿命可长达25年以上。

人若误食入猪带绦虫卵或含有虫卵的孕节,虫卵亦可在人体内发育为囊尾蚴,其在人体内的发育过程与在猪体内发育过程一致。但囊尾蚴在人体内不能继续发育为成虫,故从流行病学角度无传播意义。人体感染虫卵的方式分有3种:① 自体内重复感染,即患者体内已有绦虫成虫寄生,在剧烈恶心、呕吐时,脱落的孕节可因肠道的逆蠕动而反流至胃内,六钩蚴经消化液作用从卵内孵出,并最终进入人体各组织内发育为囊尾蚴。此种方式感染量大,危害最严重。② 自体外重复感染,即患者体内有绦虫成虫寄生,因误食自身排出的虫卵而引起感染。③ 异体感染,即食入被其他患者排出的虫卵而受感染。据报道,约

55.6%猪囊尾蚴病患者同时伴有肠道猪带绦虫病,16%～25%猪带绦虫病人合并猪囊尾蚴病。

（二）致病

猪带绦虫成虫寄生于人体可引起猪带绦虫病,猪囊尾蚴寄生于人体可引起猪囊尾蚴病。

成虫寄生于人的十二指肠的上1/3处,头节上具有吸盘、顶突和小钩,并且体壁表面分布有大量微毛,可机械性损伤肠黏膜,引起消化吸收功能障碍;损伤的黏膜可继发感染,引起肠炎;偶可穿过肠壁致肠穿孔诱发腹膜炎。虫体在人体肠道内可吸收大量营养物质,引起营养不良。虫体排放的代谢产物可刺激肠壁感受器,反射性地引起肠道功能紊乱和出现某些神经系统症状。

在人体组织内寄生的猪囊尾蚴是致病的主要阶段,其危害远大于成虫。囊尾蚴可通过机械性作用破坏局部组织、压迫周围组织、阻塞管腔等引起占位性病变;囊液渗出物及虫体死亡崩解产物等毒素作用,可造成局部炎症细胞浸润、诱发急性或慢性炎症反应。

人体有绦虫成虫寄生则可引起猪带绦虫病。寄生于人体小肠内的成虫通常为1条,严重感染者也可有多条虫体寄生,国内曾报道,最严重的感染者体内有多达19条成虫寄生。多数感染者无明显症状,部分患者表现为腹部不适、消化不良、腹胀、腹泻以及消瘦等症状,偶可致阑尾炎、肠梗阻或肠穿孔等,也有患者出现头痛、头晕和失眠等神经系统症状。

人体有囊尾蚴寄生则可引起猪囊尾蚴病(俗称囊虫病)。危害程度取决于囊尾蚴的数量、寄生部位和寄生时间。人体内寄生囊尾蚴数量可由1个至数千个。在人体内寄生部位广泛,常见的部位依次为皮下组织、肌肉、脑、眼、心、舌、口、肝、肺、腹膜、骨等。根据寄生部位的不同,临床上常将猪囊尾蚴病分为三类:

1. 皮下及肌肉囊尾蚴病

囊尾蚴寄生于皮下、黏膜或肌肉内,形成直径为0.5～1.5 cm的圆形或椭圆形皮下结节(subcutaneous nodule)。结节数量可由1个至数百乃至上千个,多分布于头部和躯干部,四肢较少见。皮下可触及硬度近似软骨的结节,与周围组织无粘连,无压痛,可移动。结节常多发性分批出现,可自行消失。轻度感染者可无症状;重度感染时,患者可感觉肌肉酸痛、乏力、发胀、麻木和呈现假性肌肥大等症状。

2. 脑囊尾蚴病

临床症状复杂多样,主要与囊尾蚴在脑内的寄生部位、感染数量及宿主的免疫反应的不同而异。轻者可终身无症状,重者甚至猝死。脑囊尾蚴病大多病程较长,一般数年甚至10年。临床症状复杂,癫痫发作、颅内压增高和精神症状是脑囊尾蚴病三大主要症状。

癫痫发作最常见,以反复癫痫发作为主要特征。发作强度和持续时间不等,初始发作持续时间短,随着发作次数增多,发作持续时间逐渐延长,强度逐渐增强,严重者可导致失语和瘫痪。发作时可出现一过性意识丧失。发作可以是大发作、小发作、精神运动性发作、局限性发作。大发作的发作频率较低,发作间歇期多超过3个月,部分患者甚至间隔若干年发作一次。同一患者可有两种以上的发作形式,不同形式间可相互转换,发作形式的多样性和易转换性为本病的特征之一。

当囊尾蚴寄生于患者脑实质、蛛网膜下腔或脑室时,均可导致颅内压增高。患者会出现头痛、呕吐、视力障碍、视盘水肿等症状。颅内压增高的原因有:脑实质内囊尾蚴导致脑容积增加,脑室内囊尾蚴引起脑脊液循环梗阻;颅底的囊尾蚴致蛛网膜粘连,并妨碍脑脊液循环;脑膜脑炎使脑脊液的分泌量增加;脑内变态反应引起脑水肿。

囊尾蚴寄生于患者中枢神经系统可引起不同程度的精神障碍。患者可表现为抑郁、神经衰弱、精神分裂、失语、类狂躁和痴呆等症状。部分患者经常被误诊为精神病。

囊尾蚴寄生于小脑查引起共济失调,表现为步态蹒跚、眩晕、恶心、呕吐等。

3. 眼囊尾蚴病

囊尾蚴可寄生于眼的任何部位,但大多位于眼球深部,如玻璃体和视网膜下。此外,也可寄生于结膜、眼前房、眼眶、眼睑等部位,通常仅累及单侧眼。轻度感染者表现为视力障碍和虫体漂移感,眼底检查可见蠕动的虫体。患者通常能忍受蠕动虫体所引起的刺激,但当囊尾蚴死亡后,虫体分解产物可导致眼退行性变,引起玻璃体混浊、视网膜炎、脉络膜炎,甚至视网膜剥离、视神经萎缩、并发白内障、青光眼,最终导致失明。

(三)诊断

询问患者食用猪肉的方式及粪便排节片史,有助于猪带绦虫病的诊断。确诊依据主要依靠孕节片检查,可鉴定虫种。若能获得新鲜孕节片,可采用双玻片压片法观察子宫分支数;若孕节片已干硬,则应先用生理盐水浸泡后,再压片观察子宫分支数。也可在患者粪便中查找虫卵,常用直接涂片法、改良加藤厚涂片法、沉淀法等,采用透明胶带肛门拭子法可以提高检出率。应对可疑患者,可连续检查粪便数天。采用试验性驱虫法,既可确诊,又可达到治疗的目的。

猪囊尾蚴病的诊断方法因临床分型而异。

1. 病原学诊断

① 皮下肌肉型囊尾蚴病:可手术摘除皮下或浅表肌肉内的结节,进行活组织检查,以明确诊断。应注意与皮肤脂肪瘤鉴别。② 眼型囊尾蚴病:可进行眼底镜检查,观察到活囊尾蚴可确定诊断。③ 脑型囊尾蚴病:可采用CT、MRI等影像学检查,并结合临床症状及流行病学史,对临床诊断有重要价值。

2. 免疫学诊断

免疫学试验具有重要的辅助诊断价值,尤其适用于临床症状不明显的脑型囊尾蚴病患者。目前在临床上,常用的检测抗体的免疫学方法有间接红细胞凝集试验(IHA)、酶联免疫吸附试验(ELISA)、斑点酶联免疫吸附试验(Dot-ELISA)等;检测抗原的免疫学方法有单克隆抗体酶联免疫吸附试验(McAb-ELISA)和反向间接血凝试验(RIHA)等。这些方法在检测血清和脑脊液中的循环抗体时,快速、简便、特异、敏感,具有较好的应用价值。应用单克隆抗体检测囊尾蚴循环抗原,有助于确定活动感染和考核疗效。

3. 分子生物学诊断

DNA检测包括DNA探针、PCR或PCR结合限制酶切片段多态性分析。

（四）流行

猪带绦虫病和囊尾蚴病呈世界性分布，除因信仰伊斯兰教而禁食猪肉的国家和民族外，世界各地均有散在病例，多分布于发展中国家，如中非、南非、中美洲和南亚地区。我国人体寄生虫分布调查结果显示，本病分布于我国的27个省（市、自治区），其中以东北、华北、中原、西北、西南地区感染率最高，呈区域性流行。患者以青壮年居多，感染率男性高于女性。

本病的流行及传播与居民不良的饮食和卫生习惯，以及猪的饲养和管理不善有关。传染源为猪带绦虫病患者和带虫者。

1. 猪的感染

猪的感染主要由于养猪方式不当及人粪便管理不善，造成猪容易食入含猪带绦虫卵或孕节的粪便，从而感染猪囊尾蚴。仔猪散养仍是部分流行区的主要养猪方式，并且当地居民有随地排便的不良行为，活动自由的猪随时随地可能觅食到人的粪便；或猪圈与人厕相通（连茅圈），使猪能直接食入人的粪便。

2. 人体感染

猪带绦虫病的流行与居民的食用猪肉的方法不当有关。个别地区或民族（如广西、云南等少数民族地区）有生食或半生食猪肉的习惯。白族喜食的"生皮"、傣族喜食的"剁生"、哈尼族喜食的"噢嚅"，均采用生猪肉制作。而云南地区的"过桥米线"、西南地区的"生片火锅"、福建地区的"沙茶面""拌面条"等，都是将生猪肉片放入热汤中稍烫后，再蘸佐料或拌米粉、面条食用。我国多数地区的居民无生食猪肉的习惯，但由于烹调方法不当，如炒肉片、煮肉或煮水饺时，肉块过大、肉片过厚或肉馅过大、搅拌不充分导致温度不均、蒸煮时间不足等，使囊尾蚴未被杀死而造成感染。此外，有些居民在肉类加工过程中，生、熟食品的刀具和菜板混用，使熟食被污染，从而导致感染。猪囊尾蚴病的流行是由于误食猪带绦虫卵所致。食入未清洗干净的蔬菜、饮生水或饭前便后不洗手等不良的卫生习惯，均易将猪带绦虫卵食入而感染猪囊尾蚴病。

（五）防治

预防猪带绦虫病和猪囊尾蚴病的关键是采取"驱、管、检、教"综合防治措施。

1. 驱虫或杀虫

治疗猪带绦虫病患者是控制人或猪感染囊尾蚴病的关键措施。对猪带绦虫病的治疗常用中药南瓜子、槟榔合剂驱虫，疗效较好。服用方法：清晨空腹服南瓜子仁60～80 g，1 h后服槟榔煎剂（60～80 g槟榔片煎至100～200 mL），30 min后再服20～30 g硫酸导泻，达到驱虫目的。其他药物如氯硝柳胺（niclosamide）（灭绦灵）、甲苯达唑（mebendazole）、吡喹酮（praziquantel）、阿苯达唑（albendazole）等均有驱虫效果。吡喹酮、阿苯达唑可致囊尾蚴变性和死亡，是目前治疗囊尾蚴病的首选药物。皮下型囊尾蚴病以手术摘除囊尾蚴为主。眼型囊尾蚴病以尽早手术摘除虫体为有效的治疗方法。脑型囊尾蚴病例必须住院治疗，并应慎重处理由死亡虫体所诱发的脑水肿、急性颅内高压等症状。

2. 加强粪便管理和对猪的饲养管理

修建和使用符合卫生要求的厕所；不随地便溺；粪便必须经无害化处理后方可用作肥料。规范养猪方法，建圈养猪；猪圈与人厕分离。

3. 加强肉类检疫严格执行卫生检疫制度

对生猪屠宰做到定点屠宰、有宰必检、集中检疫，加强农贸市场所销售的肉类检疫，发现含囊尾蚴的猪肉必须销毁。

4. 加强卫生健康教育提高防护意识

大力宣传本病的危害性，根除不良的饮食和卫生习惯。不食生的或未熟透的猪肉，切生食和熟食的刀和砧板应分开，饭前便后应洗手。

二、肥胖带绦虫

肥胖带绦虫（*Taenia saginata*），又称牛带绦虫、牛肉绦虫或无钩绦虫。我国古代曾将它和形态很相似的猪带绦虫统称为寸白虫或白虫。610年，巢元方在《诸病源候论》中，将其列为九虫之一，其形态被描述为"长一寸而色白，形小扁"；感染方式为"以桑枝贯牛肉而炙食""多食牛肉则生寸白"；并将感染者的主要症状描述为"寸白自出不止"。与猪带绦虫同属于带科、带属。两者形态和生活史有较多相似。

（一）形态与生活史

成虫呈乳白色至淡肉红色，扁长如带状，前端较细，向后逐渐扁阔，长4～8 m，最长可达25 m。虫体由1000～2000个节片组成。成节内有睾丸300～400个，也有报道为794（657～973）个。牛带绦虫与猪带绦虫虫卵形态极其相似，在光学显微镜下难以区分。牛带绦虫与猪带绦虫形态相似（图2-22），两者在大小和结构上的主要差异见表2-2。

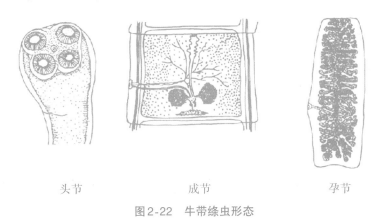

头节　　　　　　　成节　　　　　　　孕节

图2-22　牛带绦虫形态

人是牛带绦虫唯一终宿主。成虫寄生于人体小肠上段，虫体借助头节及体表微毛固着于宿主肠壁。孕节通常单节自链体脱落，也可2～3节，甚至20～30节相连自链体脱落。脱落的节片具有较强的活动力，可随宿主粪便排出或主动自肛门逸出。每一孕节内含8万～10万个虫卵。孕节在经肛门排出时常被挤压破裂，虫卵可分布于肛周皮肤。孕节也可排出到外界环境中，蠕动时节片破裂，虫卵散出并污染环境。虫卵或孕节被中间宿主牛吞食后,进入其小肠内,六钩蚴从虫卵内孵出,钻入宿主肠壁,经血循环至周身各处,尤其多分布于活动频繁的肌肉,如股、肩、心、舌和颈部等处,经60~70 d发育为牛囊尾蚴（*Cysticercusbovis*）。除牛以外,山羊、羚羊、鹿、美洲驼、角马、野猪等也可被牛囊尾蚴感染。牛囊尾蚴一般不寄生于人体。

表2-2　猪带绦虫与牛带绦虫的形态区别

区别点	猪带绦虫	牛带绦虫
体长	2~4 m	4~8 m
节片	700~1000节,较薄,略透明	1000~2000节,肥厚,不透明
头节	近似球形,直径为0.6~1 mm,有4个吸盘以及顶突和2圈小钩(25~50个)	近似方形,直径为1.5~2.0 mm,仅有4个吸盘,无顶突及小钩
成节	卵巢分3叶(包括左、右叶及中央小叶),睾丸有150~200个	卵巢仅分左、右2叶,睾丸有300~400个
孕节	每侧子宫分支数目7~13支,分支排列不整齐	每侧子宫分支数目15~30支,分支排列整齐
囊尾蚴	头节有顶突及小钩	头节无顶突或小钩

人生食或半生食含囊尾蚴的牛肉,其中活囊尾蚴在人体小肠中胆汁的刺激下,头节翻出并吸附于宿主肠黏膜,经2~3个月发育为成虫。成虫寿命为20~30年,甚至可超过60年。其生活史与猪带绦虫的生活史相似,不同的是牛带绦虫的囊尾蚴通常不会在人体内寄生。

（二）致病

牛带绦虫成虫对人体的致病作用主要包括掠夺营养、机械性损害以及毒性和抗原性作用等方面。虫体通过皮层吸收宿主肠道中大量营养物质,可引起内源性维生素缺乏和贫血等症状;成虫头节上的吸盘对宿主肠壁的吸附和压迫作用以及体表微毛对小肠黏膜的机械性损伤作用,可引起肠道轻度或亚急性炎症反应,导致宿主消化吸收功能紊乱;成虫所释放的代谢物及死亡虫体裂解物等可引起胃肠道的分泌与功能失调和诱发变态反应。

迄今为止,全世界仅有数例人体牛囊尾蚴感染的记录,并显示人体对牛囊尾蚴具有先天性免疫力。人体内寄生的牛带绦虫通常为1条,而在流行区人体感染虫体的数量平均为2~8条。据国内报道人体内寄生绦虫数最多可达31条。临床表现差异很大,从完全没有症状到表现出严重症状,甚至造成死亡的情况皆有。

多数牛带绦虫感染者通常临床症状不明显,部分患者出现消化系统和神经系统症状,与猪带绦虫病类似。最明显的症状是孕节自动从宿主肛门逸出,可引起肛门瘙痒症。严重的临床表现为食欲减退亢进;腹部不适,饥饿痛,多发生于晨间,进食后缓解;孕节在肠内下移受到回盲瓣阻挡,因活动加强而引起回盲部剧痛。另外,牛带绦虫可导致阑尾炎和肠梗阻等并发症。

（三）诊断

询问病史，如食用牛肉方式和粪便中排节片史对于确诊牛带绦虫感染至关重要，偶然也有节片自病人口中呕出。患者常携带孕节前来就诊。若节片已干硬，先用生理盐水浸软后再观察，通过观察孕节内子宫分支数目可与猪带绦虫进行区别。

因牛带绦虫孕节通常可主动逸出肛门，虫卵多散布在肛周皮肤处，故采用肛门拭子法检出虫卵的机会较多。也可采用驱虫法粪便淘洗检出孕节或头节以判定虫种和考核疗效。

（四）流行

牛带绦虫呈世界性分布。在常吃牛肉，尤其有生食或半生食牛肉习惯的地区容易流行，在一般地区为散在流行。埃塞俄比亚、中东地区和俄罗斯属高流行区，我国为中度流行区，多数省（市、自治区）为散在感染，仅少数地区感染率较高。我国约有20多个省（市、自治区）存在地方性流行，如新疆、西藏、内蒙古、云南、宁夏、四川省藏族地区、广西壮族自治区苗族地区、贵州省苗族和侗族地区、台湾雅美族和泰雅族等地区，其中西藏地区牛带绦虫的感染率位居首位。通常男性感染者多于女性，以青壮年居多。

牛带绦虫病患者与带虫者是传染源，人粪便污染牧场和居民食用牛肉的习惯或方法是引起牛带绦虫病地方性流行的主要因素，调查显示女性牛带绦虫的感染率较男性高。流行因素主要是：

1. 人粪便污染牧场

流行区居民经常在野外或牧场排便，牧场和水源则被含牛带绦虫孕节或虫卵的粪便所污染。牛带绦虫卵在外界环境中至少可存活8周，仍具有感染力。牛在吃牧草时，容易食入虫卵或孕节而受到感染。在我国广西和贵州省侗族居住地，牛圈常建在人居住的房屋楼下，即人畜共居同一座楼。这种情况下，人的粪便可直接从楼上排入牛圈，使牛更容易受到感染。

2. 不良的食用牛肉

习惯流行区居民有食用生牛肉的习惯。如藏族居民喜食风干牛肉，贵州苗族和侗族居民喜食"红肉""腌肉"，广西苗族居民喜食"酸牛肉"等，他们食用牛肉的方法相似，都是在生牛肉中加入佐料即食。这类食牛肉的方法易食入活牛囊尾蚴而导致人群感染。非流行地区无生食牛肉习惯，偶尔因食入未煮熟牛肉或混用生食、熟食的刀和砧板而引起散发病例。

（五）防治

防治牛带绦虫病的主要措施包括以查治病人及带虫者、粪便管理、肉类食品检疫和健康教育。在流行区应普查普治患者和带虫者，以消除传染源，驱虫方法同猪带绦虫；保持牧场清洁，禁止随地便溺，防止牛吞食粪便中的虫卵或孕节而受到感染；建立、健全和严格执行肉类食品的检疫制度，严禁出售含囊尾蚴牛肉；加强卫生宣传教育，改进烹调方法和不良食肉习惯，不食用生的或未熟的牛肉。

第十二节 膜壳绦虫

　　膜壳绦虫隶属于膜壳科(Hymenolepididae)。该科绦虫的成虫主要特征有：虫体为小型或中等大小；头节具有可伸缩的顶突，其上有8～30个小钩，有的虫种缺如；成节内有雌、雄生殖器各一套，睾丸较大，呈球形，多为3个；孕节内含有横置的囊状子宫；各节生殖孔均位于同侧。

　　膜壳绦虫主要是动物寄生虫，有些虫种也可寄生于人体，属于人兽共患寄生虫。目前发现可寄生于人体的膜壳绦虫有4种：微小膜壳绦虫(*Hymenolepis nana*)、缩小膜壳绦虫(*Hymenolepis diminuta*)、克氏假裸头绦虫(*Pseudanoplocephala crawfordi*)和矛形刃带绦虫(*Drepanidotaenia lanceolata*)。除矛形刃带绦虫仅在德国有一例病例外，其余3种在我国均有人体寄生的病例报道。

一、微小膜壳绦虫

　　微小膜壳绦虫又称为短膜壳绦虫(dwarf tapeworm)，隶属于膜壳科(Hymenolepidae)、膜壳属(Hymenolepis)。成虫寄生于鼠类和人体的小肠中，是一种人兽共患寄生虫，引起膜壳绦虫病(hymenolepiasis)。

（一）形态与生活史

　　成虫为小型绦虫，体长为5～80 mm，宽为0.5～1 mm，链体有100～200个节片，最多可达1000节，平均长度为20 mm。头节呈球形，直径为0.13～0.4 mm，具有4个吸盘和1个可自由伸缩的顶突。顶突上有20～30个小钩，排成一圈。颈部长而纤细，幼节短小，孕节最大。所有节片均宽大于长，由前向后逐渐增大。各节片生殖孔都位于虫体同侧，开口于侧缘中部。成节有3个较大的圆球形或卵圆形睾丸，横向排列在节片中部，一个靠近生殖孔侧，另两个位于生殖孔的对侧；贮精囊较发达，卵巢呈分叶状，位于节片中央，卵黄腺呈球形，位于卵巢后方的腹面，子宫呈袋状。孕节大小为(0.15～0.30) mm×(0.8～1.0) mm，子宫充满虫卵，占据整个节片。圆形或近似圆形，大小为(48～60) μm×(36～48) μm，略小于受精蛔虫卵。无色透明。卵壳很薄，其内有较厚的胚膜，两端稍凸起，并由此处各发出4～8根丝状物，弯曲地延伸在卵壳和胚膜之间，胚膜内含有一个六钩蚴，钩似矛形(图2-23)。

　　微小膜壳绦虫完成的生活史，可以无中间宿主，也可以通过中间宿主，因此其生活史既有土源性线虫蠕虫的特点，又有生物源性蠕虫的特点。成虫寄生在鼠类或人的小肠中，脱落的孕节或虫卵随宿主粪便排出体外。虫卵或孕节被鼠或人吞食，虫卵在小肠内经消化液作用孵出六钩蚴。六钩蚴钻入肠绒毛，约经4 d发育为似囊尾蚴(cysticercoid)，6 d后似囊尾蚴又返回肠腔，以头节上的吸盘和小钩固着在肠壁上，逐渐发育为成虫。从吞食虫卵到发育为成虫产卵需2～4周。成虫寿命为4～6周(图2-24)。

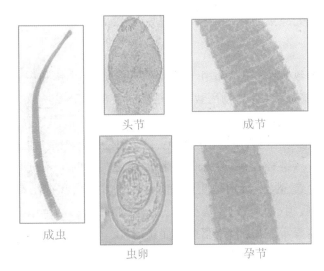

图2-23　微小膜壳绦虫形态

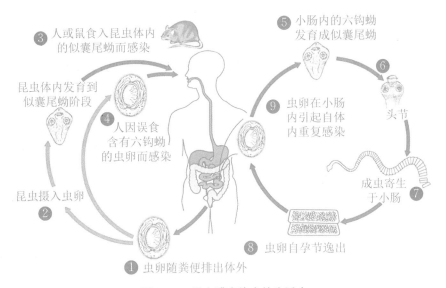

图2-24　微小膜壳绦虫的生活史

此外,当孕节在宿主肠中被消化而释出虫卵时,亦可孵出六钩蚴,然后钻入肠绒毛发育成似囊尾蚴,再回到肠腔发育为成虫。因此,微小膜壳绦虫可以在同一宿主肠道内完成其整个生活史,并不断繁殖,造成自体内重复感染(autoinfection)。这种感染方式所引起的寄生成虫数量众多。国内曾报道一患者连续驱虫3次,共驱出完整成虫37982条。微小膜壳绦虫是唯一能够在同一宿主体内完成整个生活史的绦虫。

微小膜壳绦虫也可经某些节肢动物中间宿主传播,实验证明多种蚤类幼虫、面粉甲虫和赤拟谷盗等可作为微小膜壳绦虫的中间宿主。当这些昆虫吞食虫卵后,六钩蚴在昆虫血腔内发育为似囊尾蚴,鼠和人因食入这些带有似囊尾蚴的昆虫而感染。似囊尾蚴在小肠内翻出头节,吸附于肠壁上,发育为成虫。

成虫除寄生于鼠和人体外,还可感染其他啮齿动物,如旱獭、松鼠等;另外,曾有报道在犬粪便中发现微小膜壳绦虫卵。

（二）致病

微小膜壳绦虫的致病作用主要是由于成虫的吸盘、顶突小钩和体表微毛对宿主肠壁的机械性损伤以及虫体的毒性分泌物所致。在虫体附着部位出现肠绒毛水肿、出血、毛细血管充血、淋巴管扩张，并有淋巴细胞和中性粒细胞浸润，导致肠黏膜发生坏死，有的可形成溃疡；六钩蚴和似囊尾蚴的侵入或穿出肠绒毛，也会对肠壁组织造成损伤，引发炎症。该病的潜伏期约为14 d。感染轻者，一般无明显症状，常在粪检时查到虫卵而证实感染。感染严重者多为自体内重复感染，特别是儿童患者可出现胃肠道和神经系统症状，如恶心、呕吐、食欲不振、腹痛、腹泻、消瘦，以及头痛、头晕、烦躁和失眠，甚至惊厥等。少数患者还可出现皮肤瘙痒和荨麻疹等过敏症状，驱虫后症状消失。除寄生于肠道外，微小膜壳绦虫还可侵犯其他组织，曾有报道在一妇女胸部的肿块中检获微小膜壳绦虫成虫。当机体免疫力低下时，微小膜壳绦虫可在体内异常增殖，使病情复杂化，甚至可导致死亡。

（三）诊断

从患者粪便中检查到虫卵或孕节可以确诊。采用改良加藤厚涂片法或饱和盐水浮聚法均可提高虫卵检出率。用改良加藤厚涂片法要控制好透明时间，透明过度易漏检。

（四）流行

微小膜壳绦虫呈世界性分布，人群感染率为0.3%～50%。在热带和温带地区较多见。截至2014年，在我国22个省、市、自治区查到本虫感染者1237例，其中新疆最多，有684例。各年龄组均有被感染者，10岁以下儿童感染率较高。

由于微小膜壳绦虫生活史可以不需中间宿主，虫卵自孕节散出后便具有感染性，故由虫卵直接感染人体。因此，该虫的流行主要与个人卫生习惯有关，尤其是儿童的不良卫生习惯，更容易获得感染。

微小膜壳绦虫卵在抽水马桶和尿液中可分别存活8.5 h和7.5 h，而在干燥环境中的活力较弱，不久即会失去感染力。因此，人的感染主要是通过接触粪便或污染的厕所、便盆再经手到口而进入人体。偶然误食带有似囊尾蚴的中间宿主昆虫是感染的另一原因。另外，免疫功能低下或免疫缺陷会造成自体内重复感染。

（五）防治

彻底治疗患者，需消灭鼠类，消除传染源。驱虫治疗可用吡喹酮15～25 mg，一次顿服，治愈率达90%～98%；也可使用阿苯达唑、槟榔-南瓜子等。此外，还应加强宣传教育，养成良好的个人卫生习惯，饭前便后洗手；搞好环境卫生，防止粪便污染水源、食物，是预防该虫感染的有效措施。

二、缩小膜壳绦虫

缩小膜壳绦虫（*Hymenolepis diminuta*），又称长膜壳绦虫，隶属膜壳科、膜壳属，是鼠类常见的寄生虫，偶可寄生于人体，引起缩小膜壳绦虫病。

（一）形态与生活史

缩小膜壳绦虫与微小膜壳绦虫形态基本相同（图2-25），但虫体较大。两者区别见表2-3。

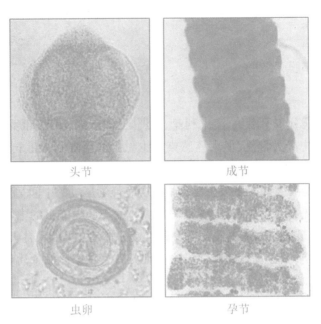

头节　　　　　　　　　　成节

虫卵　　　　　　　　　　孕节

图2-25　缩小膜壳绦虫

表2-3　微小膜壳绦虫与缩小膜壳绦虫的鉴别

区别点	微小膜壳绦虫	缩小膜壳绦虫
大小	小型绦虫(5~80) mm×(0.5~1) mm	中形绦虫(200~600) mm×(3.5~4.0) mm
链体	100~200节	800~1000节
头节	顶突可自由伸缩,有20~30个小钩	顶突不能伸出,无小钩
孕节	子宫袋状	子宫囊状
虫卵	较小,大小为(48~60) μm×(36~48) μm,圆形或近圆形,无色透明,卵壳较薄,胚膜两端有4~8根丝状物	较大,大小为(60~70) μm×(72~86) μm,椭圆形,橘黄色或黄褐色,卵壳较厚,胚膜两端无丝状物,卵壳与胚膜间有透明胶状物
生活史	可无中间宿主	需要中间宿主

缩小膜壳绦虫的生活史与微小膜壳绦虫相似,但其发育必须经过中间宿主。中间宿主包括蚤类、甲虫、蟑螂、倍足类和鳞翅目昆虫等20余种,以赤拟谷盗（*Tribolium ferrugineum*）、黄粉虫（*Tenebrio molitor*）、谷蛾（*Tinia granella*）、具带病蚤（*Nosopsyllus fasciatus*）和印鼠客蚤（*Xenopsylla cheopis*）多见。成虫寄生在鼠类和人的小肠中,脱落的孕节和虫卵随粪便排出体外。虫卵被中间宿主吞食,在其小肠中孵出六钩蚴,六钩蚴穿过肠壁至血腔内,经7~10 d发育为似囊尾蚴,鼠类或人吞食了带有似囊尾蚴的昆虫后,似囊尾蚴在小肠中经12~13 d发育为成虫。

（二）致病

缩小膜壳绦虫对人体的危害较微小膜壳绦虫轻。人体寄生的虫体数量多为1～5条，亦有多达几十条者。患者一般无症状或仅有轻微的胃肠道和神经症状，如头晕、头痛、失眠、夜间磨牙、恶心、腹胀和腹痛等。严重者可出现眩晕、精神痴呆或恶病质。

（三）诊断

诊断方法同微小膜壳绦虫。

（四）流行

缩小膜壳绦虫病分布于南美、澳大利亚、欧洲、亚洲东部、印度、俄罗斯、加拿大、美国和南非等地。在鼠类中极为常见，但人体感染较少见。截至2014年我国大陆人体病例报道为381例，多数为散发的儿童病例。

人体感染主要是因误食了混杂在粮食中的含有似囊尾蚴的中间宿主昆虫而受染，儿童因不良卫生习惯则更易误食昆虫，故感染率较高。缩小膜壳绦虫的中间宿主种类较多，分布广泛，特别是它的最适中间宿主大黄粉虫和谷蛾等都是常见的粮食害虫，常生活在仓库、商店和家庭的粮食中，且喜食鼠的粪便。这些地方有多种家鼠栖息活动，故易造成鼠类的高度感染，亦可造成人体感染。

（五）防治

防治原则与微小膜壳绦虫相同，在预防措施上更应注意消灭仓库害虫和灭鼠等。

第十三节　其他消化道寄生绦虫

一、阔节裂头绦虫

阔节裂头绦虫（*Diphyllobothrium latum*），又称阔节绦虫（broad tapeworm）或鱼绦虫（fish tapeworm），属于假叶目、裂头科、裂头属。成虫主要寄生于犬科动物，也可寄生于人体小肠，引起阔节裂头绦虫病（diphyllobothriasis）。

（一）形态与生活史

成虫外形和结构与曼氏迭宫绦虫相似。长为3～10 m，由3000～4000个节片组成。头节细小，呈匙形，大小为(2～3) mm×(0.7～1.0) mm，背、腹侧各有一条深凹的吸槽，具有固着于宿主的肠壁及移动功能。颈部细长(5～10 mm)。成节呈宽扁的矩形，睾丸750～800个，分布于体背部两侧，雄性生殖孔和阴道外口共同开口于生殖腔。子宫位于节片中央，盘曲呈玫瑰花状，开口于生殖腔之后的子宫孔。孕节长2～4 mm，宽10～12 mm，末端孕节长宽相近，结构与成节基本相同。虫卵两端较钝圆，近卵圆形，大小为(55～76) μm×(41～

56）μm，呈浅灰褐色，卵壳较厚，一端有明显的卵盖，另一端有一小棘。卵内含1个卵细胞及10余个卵黄细胞，虫卵排出时，卵内的胚胎已开始发育。裂头蚴长带形，乳白色，长为2~20 mm，宽为2~3 mm。头节与成虫相同，有2条吸槽（图2-26）。

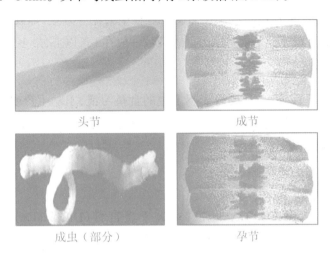

头节　　　　　　　　成节

成虫（部分）　　　　孕节

图2-26　阔节裂头绦虫形态与生活史

阔节裂头绦虫的主要终宿主是人，第二中间宿主是鱼类。成虫寄生于人及犬、猫、熊、狐、猪等动物的小肠内。虫卵随宿主粪便排出，进入水中，经7~15 d发育，孵出钩球蚴。钩球蚴被剑水蚤吞食，在其体内发育为原尾蚴。受感染的剑水蚤被小鱼或幼鱼吞食，原尾蚴在鱼体内发育为裂头蚴。终宿主食入带有裂头蚴的鱼，裂头蚴在其小肠内经5~6周发育为成虫。成虫在终宿主体内可活10~15年。

（二）致病

成虫在人体肠道内寄生不引起特殊病理变化，大多数感染者无明显临床症状，为无症状带虫者；有些患者可出现乏力、恶心、呕吐、饥饿、嗜盐、腹泻或便秘、四肢麻木等较轻微症状。当虫体扭结成团时，可导致胆道、肠道阻塞，甚至出现肠穿孔或形成肠-膀胱瘘管等。有个别阔节裂头蚴在人肺部及腹膜外寄生的报道。

阔节裂头绦虫病患者可并发巨幼红细胞性贫血（约占2%），可能系虫体大量吸收维生素B_{12}，加上食物中维生素B_{12}的供给不足，导致维生素B_{12}缺乏，影响造血功能所致。患者常出现头痛、头晕、消瘦、贫血、全身衰弱、腹泻等症状，部分患者可有感觉异常、运动失调、深部感觉缺失等神经紊乱现象，严重者甚至失去工作能力。一旦进行驱虫治疗后，贫血情况即很快好转。

（三）诊断

实验诊断依据从患者粪便中检获虫卵或孕节。

（四）流行

阔节裂头绦虫主要分布在欧洲、美洲和亚洲的亚寒带和温带地区，加拿大北部的爱斯基摩人群感染率最高（83%），其次是俄罗斯和芬兰（20%~25%）。迄今，全球报道的病例数已逾千例，我国仅在黑龙江和台湾地区有10多例报道。

人体感染是误食了生的或半生的含裂头蚴的鱼所致，如吃生鱼、生鱼片，或食用少量盐腌、烟熏的鱼肉、鱼卵、果汁浸鱼以及在烹制鱼过程中尝味等方式，都极易受感染。流行地区人和动物粪污染河湖等也是重要原因。感染数一般在1条以上，最多达201条。

（五）防治

防治的关键在于宣传教育，要改变不卫生的食鱼习惯，不吃生鱼或半生的鱼；加强对犬、猫等动物的管理，避免粪便污染河湖水。驱虫方法同其他绦虫。对并发恶性贫血者还应补充维生素B$_{12}$和叶酸予以治疗。

二、犬复孔绦虫

犬复孔绦虫（*Dipylidium caninum*），隶属于囊宫科（Dilepididae）复（殖）孔绦虫属（Dipylidium），是犬和猫体内常见寄生虫，偶可感染人体，引起犬复孔绦虫病（dipylidiasis）。

（一）形态与生活史

成虫为小型绦虫，大小为（10~50）cm×（0.3~0.4）cm，节片约200个。头节近似菱形，有4个吸盘和1个棒状且可伸缩的顶突，其上约有60个玫瑰刺状的小钩，常排成4圈。颈部细而短。小钩数和圈数可因虫龄和顶突受损伤程度不同而有较大差异。近颈部的幼节较小，外形短而宽，往后节片渐大并接近方形，成节和孕节均为长方形，长度均大于宽度。每个节片具有雌雄生殖器官各两套，每侧各有一个生殖孔，对称分布于节近中部的片两侧。成节有睾丸100~200个，由其发出的输出管、输精管通入左右两个储精囊，开口于生殖腔；卵巢2个，位于两侧生殖腔后内侧，靠近排泄管，每个卵巢后方各有一个呈分叶状的卵黄腺。孕节子宫呈网状，内含若干个储卵囊，每个储卵囊内含虫卵2~40个。虫卵呈圆球形，直径为35~50 μm，具两层薄的卵壳，内含一个六钩蚴，六钩蚴与卵壳间有蛋白体微细颗粒；虫卵包在灰色的卵囊内，卵囊大小为（170~260）μm×（45~58）μm，每个卵囊内含2~40个虫卵（图2-27）。

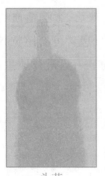  

头节　　　　　　　储卵囊　　　　　　　成节

图2-27　犬复孔绦虫形态

成虫寄生于犬、猫的小肠内,其孕节可单节或数节相连从链体脱落,常自动逸出宿主肛门或随粪便排出,并沿地面蠕动。节片破裂后虫卵散出,被中间宿主蚤类的幼虫食入,在其肠内孵出六钩蚴,六钩蚴钻入肠壁,进入血腔发育。感染后30 d,当蚤幼虫经蛹羽化为成虫时,其中体内的六钩蚴也发育成似囊尾蚴。当终宿主犬、猫舔毛时吞食到病蚤,似囊尾蚴进入终宿主体内,在其小肠内释出,经2~3周发育为成虫。人体感染常因与猫、犬接触时误食病蚤引起。犬栉首蚤、猫栉首蚤和致痒蚤是重要的中间宿主。

（二）致病

本病患者多为儿童,临床表现主要与人体感染的虫数有关。一般无明显症状,严重者,尤其是儿童,会有食欲不振、消化不良、夜间磨牙、腹部不适等症状,间或有腹痛、腹泻,甚至因有孕节自动从肛门逸出引起肛门瘙痒和烦躁不安等症状。个别病例可有轻度贫血、嗜酸性粒细胞增高等表现。

（三）诊断

主要依靠粪便检查发现虫卵或孕节而确诊,也可根据孕节由肛门主动爬出的特点做出诊断。

（四）流行

本病广泛分布于全世界各地。犬和猫的感染率较高,狐和狼等也可感染。人体感染较少见,全球至今报道已有数百例,患者多为6个月~3.5岁的婴幼儿。我国至今有26例报告,除2例为成人外,其余均为婴幼儿,分布于辽宁、北京、河北、山西、山东、河南、安徽、上海、四川、湖南、福建、广东、广西、台湾等省(市、自治区)。感染本病可能与儿童跟犬、猫接触机会较多有关。

（五）防治

防治原则同膜壳绦虫。家庭饲养犬、猫时应注意定期给动物灭蚤和驱虫,保持宠物生活环境卫生,减少蚤滋生;要注意保护婴幼儿和加强卫生习惯的教育。

三、西里伯瑞列绦虫

西里伯瑞列绦虫(*Raillietina celehensis*),隶属于戴维科(Davaineidae)瑞列绦虫属(*Raillietina*),主要寄生于哺乳动物和鸟类,共有200多种,分布广泛。目前,我国仅有1例人体感染瑞列属绦虫的病例,其成虫寄生于人体小肠,引起西里伯瑞列绦虫病(raillietiniasis)。

（一）形态与生活史

成虫大小约为32 cm×0.2 cm,有185个节片。头节钝圆,横径为0.46 mm,有4个吸盘,其上缀有小刺。顶突常缩在顶部中央的浅窝内,其上有两排约72个长短相间的斧形小钩。成节略呈方形,睾丸48~67个,略呈椭圆形,分散在两侧排泄管的中间部分,生殖孔处睾丸数较少,输精管长而弯曲,阴茎囊呈瓜瓢状;卵巢分两叶,呈蝶翅状,位于节片中央,三角形卵黄腺位于卵巢后方。生殖孔开口在虫体同侧,开口于节片侧缘的前1/4处。孕节呈长椭圆形,两端略向内缩小,孕节内充满圆形或椭圆形的储卵囊,有300~400个,每个储卵囊中含虫卵1~4个,多数只有2个。虫卵呈橄榄形,约45 μm×27 μm,具有内外两层薄的壳,内含圆形的六钩蚴,大小约20 μm。

成虫主要寄生于鼠类的肠道,脱落的孕节随宿主粪便排出体外,被蚂蚁蚕食,六钩蚴在其体内孵出,经22~38 d发育,形成似囊尾蚴。鼠类因吞食带似囊尾蚴的蚂蚁受到感染。人体也可因误食蚂蚁而感染。心结蚁属(*Cardiocondyla*)蚂蚁为其中间宿主和传播媒介(图2-28)。

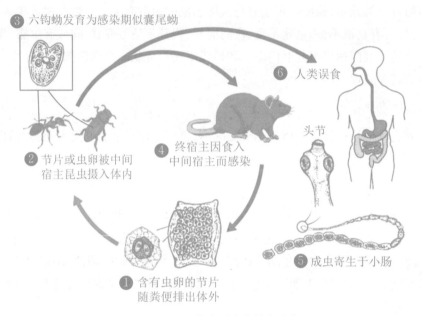

③ 六钩蚴发育为感染期似囊尾蚴

⑥ 人类误食

② 节片或虫卵被中间宿主昆虫摄入体内

④ 终宿主因食入中间宿主而感染

头节

① 含有虫卵的节片随粪便排出体外

⑤ 成虫寄生于小肠

图2-28　西里伯瑞列绦虫的生活史

（二）致病

本虫致病力较弱,患者一般表现为腹痛、腹胀、腹泻、肛门瘙痒、夜间磨牙、流涎以及食欲不振、消瘦等症状,有的可出现贫血、白细胞增多现象。多数患者大便中常有白色、能伸缩活动的米粒大小的孕节排出。

（三）诊断

粪检虫卵和孕节即可确诊。

（四）流行与防治

本虫广泛分布于热带和亚热带。人体感染分布在越南、缅甸、泰国、日本、非洲以及澳大利亚等国家或地区,约有50例。在厄瓜多尔,西里伯瑞列绦虫呈地方性流行。截至2014年,我国关于本病的发病报道主要见于南方地区,如台湾、福建、广东、广西、浙江和江苏等省份,共发现82例,感染者多为1~7岁幼儿。心结蚁属蚂蚁在热带地区很普遍,在我国南方沿海省份常见,它们常在厨房或居室内营巢,与家鼠接触机会较多。幼儿常在地面玩耍,容易误食蚂蚁而受感染。主要终宿主有黑家鼠、褐家鼠、小板齿鼠和梅氏西里伯鼠等。

防治措施同膜壳绦虫。

(陈兴智)

第十四节　溶组织内阿米巴

溶组织内阿米巴(*Entamoeba histolytica*),简称痢疾阿米巴,为阿米巴病的病原体,主要寄生于结肠,引起阿米巴痢疾(amoebic dysentery),也可引起各种肠外阿米巴病(extraintestinal amoebiasis)。估计全球约有5000万溶组织内阿米巴的感染者,其中50%分布在世界不发达地区,每年约有10万人死于阿米巴病。在阿米巴感染者体内,存在两个阿米巴的不同种类,即溶组织内阿米巴和迪斯帕内阿米巴(*Entamoeba dispar*),虽然两者的形态和生活史相似,但酶谱型明显不同,基因组存在差异,致病性也不同。其中溶组织内阿米巴可引起阿米巴病,而迪斯帕内阿米巴为非致病性的共生种类,迪斯帕内阿米巴感染的人数约4.5亿人。

一、形态与生活史

溶组织内阿米巴生活史中有滋养体和包囊两个阶段。

(一)滋养体

滋养体(trophozoite)为虫体活动期,形态多变而不规则,虫体运动时常伸出一伪足,做定向运动。溶组织内阿米巴滋养体对宿主组织具有侵袭性,并可吞噬红细胞。从有症状患者组织中分离出的滋养体,大小为20~40 μm,有的可达50 μm,可见明显的外质和内质,内质中常含有吞噬的红细胞,有时可见白细胞和细菌;生活在肠腔、非腹泻粪便中的滋养体,大小为10~30 μm,不含红细胞。经铁苏木素染色后,可见滋养体有一个圆形的泡状核,直径为4~7 μm,纤薄的核膜内缘有一单层、大小均匀、排列整齐的核周染色质粒;核仁位于核中央,其与核膜间呈现网状的核纤维(图2-29)。

(二)包囊

肠腔内的滋养体随宿主肠内容物下移过程中,经历囊前期的虫体分泌一厚而坚硬、透明的囊壁包绕虫体周围,成为单核的圆球形或类圆形的包囊(cyst),包囊核可进行二分裂增殖,未成熟包囊为1~2个核。经铁苏木素染色后,可见呈棒状、两端钝圆的拟染色体(chromatoid body),其为特殊的营养储存结构,具有虫种鉴别的意义。此外,在染色过程中可见被溶解为空泡的糖原泡,其核的结构与滋养体的核相似。成熟包囊为4个核,此时糖原泡和拟染色体被消耗、多消失不见,称为感染期包囊。包囊的直径为10~20 μm,平均直径为12 μm(图2-29)。

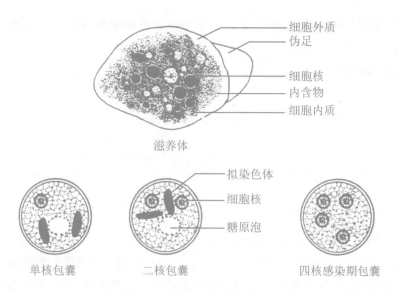

图2-29 溶组织内阿米巴滋养体和包囊

溶组织内阿米巴生活史简单,包括包囊和滋养体两个阶段。随宿主粪便排出的四核包囊污染食物或饮水,经口感染新宿主,在胃和小肠上段,由于囊壁的抗酸能力,包囊不起变化。当移行到回肠末端或结肠,在肠内中性或碱性环境中,囊内虫体活跃,并在肠内酶的作用下,囊壁变薄,虫体脱囊而出为4个核的滋养体。四核滋养体即可摄食,并很快分裂成为4个单核的滋养体,再迅速分裂为8个滋养体,在结肠上段摄食细菌并以二分裂法不断增殖。寄生于肠壁的滋养体可以宿主的组织细胞为食,以二分裂法不断增殖。当滋养体移行到横结肠后,由于肠内环境变化,如水分被吸收、营养物减少、粪便开始成形等,滋养体停止活动、团缩形成圆形的前包囊,并由外质分泌物形成囊壁而成为一核包囊,经二次分裂形成四核包囊,随宿主粪便排出体外。但当宿主有腹泻或排稀软便时,滋养体以原形随宿主粪便排出(图2-30)。

二、致病

(一)致病机制

溶组织内阿米巴滋养体通过对宿主细胞的黏附、溶细胞和蛋白水解酶的作用,以及对宿主抗体的抗性等发挥致病作用。

溶组织内阿米巴滋养体的表面蛋白以260 kD半乳糖/乙酰氨基半乳糖凝集素介导黏附到宿主的靶细胞上,通过Ca^{2+}结合蛋白和Ca^{2+}依赖的蛋白激酶等作用,以及滋养体含有的一种离子载体样蛋白插入靶细胞膜中,以单体低聚方式形成一种离子通道,使靶细胞内游离的钙浓度明显升高而溶解细胞。同时,滋养体黏附到靶细胞后,产生一系列蛋白水解酶,包括胶原酶、中和蛋白酶等分解细胞外基质;糖苷酶和神经氨酸酶可降解结肠粘蛋白,使靶细胞表面的糖蛋白膜受损。这些因素均可造成肠阿米巴病腹泻和血便等症状以及肠外阿米巴病的脓肿。

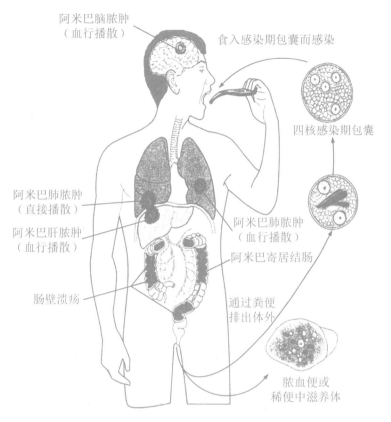

图2-30　溶组织内阿米巴生活史

　　溶组织内阿米巴滋养体分泌的半胱氨酸蛋白酶为虫体最丰富的蛋白酶,其不但可溶解宿主组织,并对宿主分泌的IgA和IgG都具降解作用,以防止这些抗体结合到滋养体上,也能降解补体C3为C3a,以抵抗补体介导的抗炎作用。另外,其所分泌的黏附凝集素也可抑制补体C8和C9的集合,这些既可能是虫体的一种免疫逃避的方式,又是虫体的主要致病机制。另外,肠内菌群可影响滋养体的毒力。例如,某些革兰阴性菌可以增强滋养体的毒力,滋养体可利用附着虫体表面的细菌甘露糖结合凝集素以增强其对宿主细胞的溶解作用等。

　　一般在宿主健康的情况下,阿米巴在肠腔中对宿主的损害可能较轻,当宿主因饮酒、食物中毒、营养不良或饮食不节等原因造成肠蠕动失常而不通畅时,可诱发滋养体的侵袭,尤其是虫体在回盲瓣的滞留,可加剧其侵袭程度。滋养体对肠道的损害,是从局部肠黏膜损伤和黏膜下小脓肿,继而发展为黏膜下层液化坏死灶,形成口小底大的烧瓶样溃疡。溃疡多见于回盲部及乙状结肠,病灶自数毫米至10 mm,严重溃疡可达肌层,邻近溃疡融合致使大片黏膜脱落。如果溃疡穿破肌层至浆膜,亦可穿破肠壁,造成局限性腹腔脓肿或弥漫性腹膜炎。在肠黏膜下层或肌层的滋养体一旦进入血流,经门静脉血流进入肝脏,或直接扩散,会引起继发性阿米巴肝脓肿。肠壁溃疡病灶内的滋养体也可经血流或直接经横膈向胸腔穿破入肺而致肺脓肿;侵入纵隔、心包,甚至脑、脾等部位均可引起局部脓肿。腹腔局部

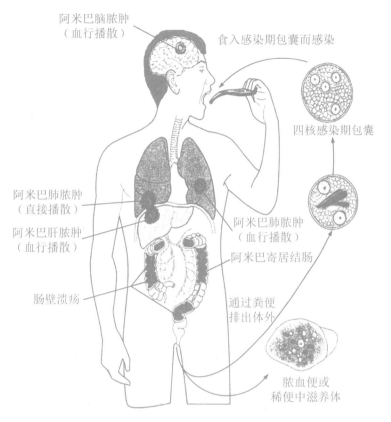（图中文字）
阿米巴脑脓肿
（血行播散）
食入感染期包囊而感染
四核感染期包囊
阿米巴肺脓肿
（直接播散）
阿米巴肝脓肿
（血行播散）
阿米巴肺脓肿
（血行播散）
阿米巴寄居结肠
肠壁溃疡
通过粪便
排出体外
脓血便或
稀便中滋养体

脓肿近邻体表,脓肿也可穿孔侵袭皮肤而发生阿米巴皮肤溃疡;如累及生殖器官,则可引起阿米巴性阴道炎或前列腺炎等。

（二）临床表现

溶组织内阿米巴感染后,潜伏期一般约2周,短者仅2 d。可表现起病突然或隐匿,呈暴发性或迁延性,临床上分肠阿米巴病和肠外阿米巴病。

1. 无症状感染者

仅在粪检时可查见包囊。溶组织内阿米巴感染者中只有极少数为无症状者,已有报道认为这些无症状的包囊携带者一般在年内会出现结肠炎症状。实际上,无症状包囊携带者中有90%为迪斯帕内阿米巴的感染。

2. 肠阿米巴病(intestinal amoebiasis)

溶组织内阿米巴感染者多见此种类型。轻者可表现腹部不适、慢性或间歇性水样泻。急性直肠结肠炎者,表现腹部不适、局限性腹痛、大便稀薄,有时腹泻,大便略带脓血,呈痢疾样,常称阿米巴痢疾;如病变继续发展,大便次数增加至每天10～15次以上,粪便含脓血黏液,呈果酱状,腥臭明显,伴里急后重,腹痛加剧,并有胀气,回盲部、横结肠及左下腹均可有压痛。急性直肠结肠炎者如不彻底治疗可转为慢性直肠结肠炎,症状持续存在或间歇发作,反复加剧。由于慢性非痢疾样结肠炎,表现为间歇性腹泻,黏液便、伴轻度腹痛、腹胀、体重下降,很容易与其他炎性肠道疾病混淆。有些患者在病理表现上显示肠黏膜对阿米巴刺激的增生性反应,肠黏膜组织肉芽肿伴慢性炎症和纤维化,形成局部阿米巴肿,容易与其他肿瘤相混淆,需注意鉴别诊断。

3. 肠外阿米巴病(extraintestinal amoebiasis)

以阿米巴肝脓肿为多见(图2-31),约占肠阿米巴病患者的10%。阿米巴性肝脓肿多由肠道阿米巴病所继发,多见于年轻患者,以累及肝右叶居多。急性期起病急剧,右上腹或肝区疼痛明显,有时向右肩放射,并有畏寒、发热;慢性期起病多隐匿,可有畏寒、低热、腹泻、食欲不振、体重下降、营养不良性水肿、贫血及肝区钝痛。约10%的阿米巴肝脓肿患者有近期腹泻或痢疾史;约50%患者可在粪便中查获虫体或结肠镜检查中见有病灶;肝穿刺的脓液呈酱褐色,脓肿壁坏死组织中可查见滋养体,这些均有助于阿米巴肝脓肿的诊断。部分肝脓肿可破裂入胸腔、腹腔,甚至穿入心包、穿破腹壁,也可经血行播散到脑,引起阿米巴性脑脓肿。阿米巴性肺脓肿常与普通化脓性肺脓肿的临床表现基本相似,但多发于右下叶,继发于肝脓肿,也可由肠阿米巴病经血行播散所致,表现为畏寒、发热、胸痛、咳嗽、咳巧克力色脓痰或血性脓痰。阿米巴性脑脓肿常为中枢皮质单一脓肿,部分患者可发展成为脑膜脑炎,而且大部分合并有肝脓肿,临床表现有头痛、头昏、恶心、呕吐、精神异常等。阿米巴性皮肤溃疡一般是由局部病灶播散所致,直肠病灶播散到会阴,也可由会阴再散布到阴茎、阴道,甚至子宫等。

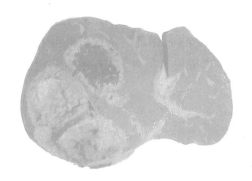

图2-31　阿米巴肝脓肿

三、诊断

肠阿米巴病可根据临床表现，结合病原诊断，一旦粪检中检获包囊或滋养体，即可确诊。

（一）病原诊断

常用的主要是粪便检查、人工培养法、结肠镜活组织检查或刮拭物涂片。粪便检查方法常用的是生理盐水涂片法和碘液染色法。

1. 生理盐水涂片法

生理盐水涂片法适用于急性直肠结肠炎患者的脓血便或黏液便检查活动的滋养体。气温低时采集的标本应注意保温，以保持滋养体的活力便于镜检。典型的阿米巴痢疾粪便为酱红色黏液性，有腥臭味。镜检时可见黏液含有很多黏集成团的红细胞和较多的白细胞，有时可见棱形的夏科-雷登晶体和活动的滋养体。

肠外阿米巴病的脓肿穿刺液亦可作涂片镜检，由于滋养体多在脓肿壁上，穿刺时应靠近脓腔壁部，穿刺液多为"巧克力酱"色脓状液，取脓肿壁坏死组织作涂片。注意镜下滋养体与宿主组织细胞的区别：① 滋养体大于宿主细胞；② 胞核与胞质大小比例小于宿主细胞；③ 滋养体为泡状核，核仁居中，可见核周染色质粒；④ 滋养体胞质中含有吞噬的红细胞和组织碎片。

2. 碘液染色法

对慢性病人的软便或带虫者的成形粪便以检查包囊为主，用生理盐水涂片后，再用碘液染色，可观察到包囊，这也便于与肠道中共栖的结肠内阿米巴包囊鉴别。结肠内阿米巴包囊直径为 $10\sim30\ \mu m$，核 $1\sim8$ 个，成熟包囊的核有 8 个及以上，铁苏木素染色后可见拟染色体呈碎片状或草束状，核膜内缘的核周染色质粒大小不均匀，核仁常偏位（图2-32）。

3. 浓集法

可用汞碘醛离心沉淀法或醛醚沉淀法，提高包囊的检出率。汞碘醛离心沉淀法，可查包囊和滋养体，检出率达 $84\%\sim92\%$，具有一定的保存标本作用，在一年内原虫形态基本不改变仍可使用。醛醚沉淀法操作后，需再用卢戈氏碘液染色，镜检查包囊。

其他病原检查方法有：① 人工培养法适宜于标本虫体量少时应用，不宜作常规检查;② 活组织检查借助于内窥镜直接观察溃疡病灶,并从溃疡边缘取组织做生理盐水涂片或切片,检出率高;③ 肝组织穿刺,怀疑阿米巴肝脓肿时,可做肝穿刺,应从脓腔壁部抽取脓液,注意脓液性状,涂片镜检。另外,也有报道从精液中查出溶组织内阿米巴滋养体。

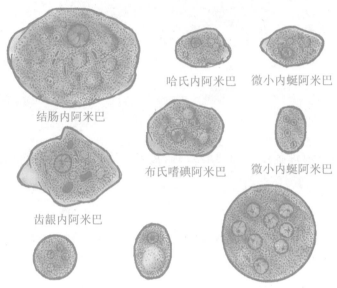

哈氏内阿米巴　　　微小内蜒阿米巴

结肠内阿米巴

布氏嗜碘阿米巴　　　微小内蜒阿米巴

齿龈内阿米巴

哈氏内阿米巴包囊　　布氏嗜碘阿米巴包囊　　结肠内阿米巴包囊

图 2-32　肠道内非致病性阿米巴滋养体和包囊

（二）免疫诊断

最常用的是检测特异性抗体,但抗体在患者痊愈后仍可持续较长时间,因此常用于流行病学调查。而酶联免疫吸附试验(ELISA)抗体滴度在患病后几个月内即可转阴,一旦抗体转阴,提示有急性感染存在的可能。间接荧光抗体试验(IFA)在溶组织内阿米巴感染的诊断上有一定意义,因为一般在痊愈后半年至一年内,其抗体滴度可明显下降或转阴。阿米巴肝脓肿者中血清抗体阳性率可达95％以上,但是,有时无症状的溶组织内阿米巴感染者,其血清抗体也可为阳性。因此,免疫诊断只能作为临床辅助诊断。已有报道认为,可采用重组抗原检测抗体,其敏感性和特异性均在90％以上。

（三）核酸诊断

采用PCR技术诊断溶组织内阿米巴感染,是近年发展较快而且较为有效、敏感和特异的方法。选择具有高丰度的基因序列设计引物,对标本物中溶组织内阿米巴DNA进行扩增,扩增产物进行电泳分析,予以鉴别。目前认为,可根据编码溶组织内阿米巴 29 kD/30 kD 富半胱氨酸抗原的基因,设计出具有良好特异性和敏感性的引物,用于溶组织内阿米巴感染的分子诊断技术。2018年,Guevara、Shirley 等人基于粪便聚合酶链反应(PCR)的分子方法(该方法具有高灵敏度和特异性),建立了粪便材料中阿米巴病的诊断方法。

（四）其他检查

X线检查对肠外型阿米巴病诊断有重要参考价值。超声波、放射性核素扫描、CT和MRI对肝脓肿、肺脓肿或脓胸都有诊断价值。

对于肠道内溶组织内阿米巴和迪斯帕内阿米巴的鉴别方法，目前主要是采用同工酶分析、ELISA和PCR技术。以溶组织内阿米巴260 kD乙酰氨基半乳糖凝集素作为靶抗原，用单克隆抗体对血和粪便样本进行检测，其敏感染性和特异性可达到88%和99%。WHO专门委员会建议：① 显微镜下检获含四核包囊应鉴定为溶组织内阿米巴/迪斯帕内阿米巴；② 粪中检获含红细胞的滋养体，应高度怀疑为溶组织内阿米巴感染；③ 血清学检查为高滴度阳性结果，应高度怀疑是溶组织内阿米巴感染；④ 阿米巴病仅由溶组织内阿米巴引起。

四、流行与防治

阿米巴病呈世界性分布，全球高发地区在墨西哥、南美洲的西部、南亚、非洲西部和东南部，少数不发达国家的感染率约达50%，美国为1%～4%。据我国第三次人体重点寄生虫病现状调查报告显示，溶组织内阿米巴/迪斯帕内阿米巴的加权感染率仅为0.06%，西藏地区感染率最高。该病的流行与社会经济状况低下、人口密集、公共卫生条件简陋、不良的个人卫生习惯等因素有关。研究发现，溶组织内阿米巴与肠道菌群组成及多样性密切相关，肠道菌群失调也被认为是感染溶组织内阿米巴的危险因素之一。阿米巴病的传染源主要是慢性病人及无症状的包囊携带者，这些随粪便排出的包囊在外界环境中具较强的生存力，在潮湿低温环境中可存活12 d以上，在水中可活9～12 d，但对干燥、高温和化学药品的抵抗力不强，也可无损伤地通过蝇或蟑螂的消化道。阿米巴滋养体在外界环境很快死亡，故急性期病人当其粪便中仅排出滋养体时，不会起传染源作用。传播方式主要是人与人之间通过粪-口途径，有报告认为，本病在同性恋人群中感染率较高；在发达、欠发达国家同性性行为HIV感染人群中，阿米巴原虫感染是肠道较易感染原虫之一。居民区水源被污染常可造成该地区本病暴发性流行和高感染率；其次是手指、食物或用具被污染；蝇及蟑螂等昆虫也能起到一定的传播作用。

查治病人和无症状的包囊携带者应控制传染源，首选药物为甲硝唑（灭滴灵），400～800 mg/次，3次/d，连服5～10 d，在治疗剂量范围内的不良反应，多数病人可以耐受且自限。其他抗肠腔阿米巴的药物有二氯尼特、巴龙霉素和双碘喹啉。作用于组织的抗阿米巴药物有：① 对肠壁内阿米巴作用的药物有四环素和红霉素；② 仅作用于肝脏的药物有氯喹，作用于所有组织的药物为甲硝唑、替硝唑和去氢依米丁。加强粪便管理，保护水源为切断阿米巴病传播的主要环节。注意个人卫生和饮食卫生，做到饭前、便后洗手，消灭蝇和蟑螂，搞好环境卫生，均是保护易感人群的重要措施。

第十五节　蓝氏贾第鞭毛虫

蓝氏贾第鞭毛虫(*Giardia lamblia*)，简称贾第虫，主要寄生于人和某些哺乳动物的小肠，引起贾第虫病(giardiasis)，可表现为腹泻、营养不良等症状，为人体常见的肠道寄生虫，被列为世界上危害人类健康的10种主要寄生虫之一。1681年由雷文霍克所发现并描绘下来。

一、形态与生活史

贾第虫生活史中有滋养体和包囊两个阶段(图2-33)。

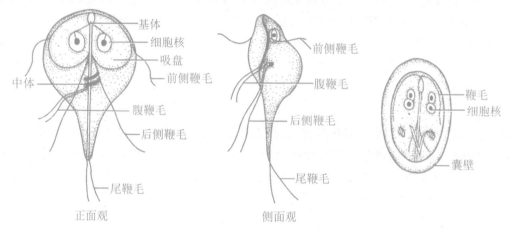

图2-33　蓝氏贾第鞭毛虫滋养体和包囊

(一)滋养体

滋养体正面观呈倒梨形，两侧对称，前端钝圆，后端稍尖，大小为(9~21) μm×(5~15) μm。侧面观背面隆起，腹面扁平。腹面前半部凹陷形成一个分左右2叶的吸盘状陷窝，借此吸附在宿主肠黏膜上。经苏木素染色后可见每叶陷窝的底部为卵圆形的泡状核。虫体有轴柱1对，纵贯虫体中部，不伸出体外，在轴柱中部可见2个半月形的中央小体(median body)。轴柱前端、两核之间有8个基体(basal body)，形成基体复合器，为4对鞭毛的发源处。4对鞭毛按其位置分别为前侧鞭毛、后侧鞭毛、腹侧鞭毛和尾鞭毛，虫体以鞭毛摆动不断翻滚运动。

(二)包囊

包囊为椭圆形，大小为(8~14) μm×(7~10) μm，囊壁较厚，囊壁与虫体之间有明显的空隙，未成熟包囊有2个核，成熟包囊具4个核，多偏于一端。囊内还可见鞭毛、丝状物、中央小体和轴柱等。

滋养体寄生于人体的十二指肠,其次为空肠,有时也可寄生于胆道。虫体借助吸盘状陷窝附于肠壁,纵二分裂繁殖。落入肠腔的滋养体随肠内容物进入回肠下段或结肠内形成包囊,囊内核可再进行分裂,形成4个核的成熟包囊,可随粪便排出体外。成熟的包囊通过污染的食物和饮水,经口感染人体,在十二指肠处虫体破囊逸出,分裂为2个滋养体,于小肠内不断繁殖。大量的滋养体吸附在小肠黏膜上,造成对肠壁的刺激和肠功能紊乱,肠蠕动亢进,虫体随粪便大量排出,据估计一次腹泻粪便中可排出9亿个包囊,滋养体也可随腹泻者的粪便排出体外。

二、致病与诊断

不同虫株以及相同虫株表达不同表面抗原的克隆之间的致病力是不同的。由于大量虫体的覆盖和吸盘对小肠黏膜表面的机械性损伤,以及原虫分泌物和代谢产物对肠黏膜微绒毛的化学性损伤,破坏了肠黏膜的吸收功能,使得维生素 B_{12} 吸收减少;虫体寄生数量多时,与宿主竞争营养,可造成宿主营养不良;以及细菌的协同作用等都是贾第虫致病的主要原因。

有研究表明,肠道菌群影响宿主对贾第虫的易感性以及感染程度。贾第虫可直接破坏宿主肠道微环境稳态、激活肠道菌群潜伏的毒力基因、破坏微生物组成的生物膜、促进生物膜中病原体释放,导致肠道菌群改变,进而影响感染状态及免疫病理变化。

宿主的免疫状态也是疾病发生的重要因素。免疫功能正常者感染后,在一定时间内疾病可自然缓解或消失,可表现为仅排包囊而无临床症状,无临床症状者称带虫者;而免疫功能低下者对贾第虫较易感,常可表现慢性腹泻和吸收不良等临床症状。已有研究表明,胃肠道分泌的IgA缺乏的人群对贾第虫易感,在贾第虫患者和模型动物体的肠道内,均出现乳糖酶和木糖酶的缺乏,其原因不完全清楚。二糖酶缺乏可能是导致宿主腹泻的原因之一,动物实验已表明,在二糖酶水平降低时,滋养体可直接损伤小鼠的肠黏膜细胞,造成小肠微绒毛变短,甚至扁平。因此,二糖酶水平降低是小肠黏膜病变加重的直接原因,也是造成腹泻的重要因素。

典型病人表现为以腹泻为主的吸收不良综合征,腹泻呈水样性,量多、恶臭、无脓血、含较多脂肪颗粒,以及胃肠胀气、呃逆和上中腹部痉挛性疼痛等急性期症状。这时要注意与急性肠阿米巴病、细菌性痢疾、食物中毒、急性病毒性肠炎和毒性大肠杆菌引起的腹泻进行鉴别。儿童患者由于腹泻,引起贫血及营养不良,故导致生长滞缓。急性期若不及时治疗,可转为亚急性期,表现为间歇性排粥样恶臭软便,伴腹胀、痉挛性腹痛、恶心、厌食等消化道症状。一旦发展为慢性期,会反复发作,表现为周期性稀便、恶臭,病程可达数年。艾滋病等免疫功能低下者,容易产生慢性腹泻和吸收不良等临床症状,故贾第虫也是机会致病性原虫。

当滋养体寄生于胆囊、胆道时,会引起胆囊炎、胆管炎。目前对此观点已有不同看法,认为这是在十二指肠液或胆汁液引流过程中,虫体从肠壁脱落入引流液,而误认为是虫体寄生于胆道。实际上,滋养体可能并不寄生于胆囊或胆道。

对贾第虫感染除根据临床症状外,确诊依据是通过病原检查在粪便、小肠液或小肠活体组织检测到病原体。实验诊断方法有:

（一）病原检查

首选的是粪便检查,通常在成形粪便内能查到包囊,仅在病人腹泻粪便中发现滋养体。对多次粪检阴性而又疑为贾第虫感染者,可采用其他病原检查方法。

1. 粪便检查

对急性期腹泻者,取病人新鲜粪便用生理盐水直接涂片后,镜检查找活滋养体。对亚急性或慢性患者的成形的粪便,用生理盐水涂片后,再用碘液染色法查找包囊。由于包囊形成有间歇性,因此,以隔日进行粪检并连续 3 次为宜。当粪便中包囊数量较少时,为提高检出率,可采用硫酸锌浮聚法或醛醚沉淀法。

2. 十二指肠液或胆汁检查

粪检多次阴性的临床可疑者,可采用引流十二指肠液或胆汁直接涂片的方法,或离心后取沉淀物检查活动的滋养体,可以提高检出率。用此法检查时,病人依从性差,取材不便。

3. 肠检胶囊法

其检查效果近似于引流液检查,但与后者相比操作方便,病人能够接受。具体方法是:禁食后,嘱患者吞下一个装有尼龙线的胶囊,尼龙线的另一头留在口外。3~4 h 后,缓拉出尼龙线,取线上的黏附物镜检,查获滋养体即可确诊。

4. 小肠活组织检查

利用纤维内窥镜在小肠 Treitz 韧带附近取黏膜活组织,先作压片镜检;再行固定、切片,用姬氏染色后镜检,虫体染成紫色,肠上皮细胞呈粉红色,两者容易鉴别。此方法准确而可靠,但病人一般不易接受,而且费用较高,不宜轻易使用。

（二）免疫学诊断

免疫学检查有较高的敏感性和特异性,常用的有酶联免疫吸附试验(ELISA)和间接荧光抗体试验(IFA)等方法。ELISA 阳性率较高,一般只作为临床辅助诊断,更适宜的是用于流行病学调查。IFA 的阳性率较 ELISA 高,与十二指肠引流液检查的符合率可达100%,但一般只适用于个例的诊断,不能替代病原检查。

（三）分子生物学诊断

用标记的贾第虫滋养体基因组 DNA 或重组克隆的 DNA 片段制成的 DNA 探针,对粪便样本中贾第虫的检测具有较高的敏感性和特异性,但目前此法还不能替代常规的病原检查广泛应用于临床。

三、流行与防治

贾第虫呈世界性分布,在发达国家和发展中国家均有流行,尤其多见于环境卫生条件差和医疗水平低的地区。在美国,贾第虫是除了细菌以外最常导致腹泻疾病的一个原因,贾第虫在美国的感染率为1‰~6‰,免疫缺陷人群的检出率更高,某些地区高达20%。在同性恋者中也有贾第虫病的流行。在发展中国家,特别是10岁以下儿童的感染率可达20%~50%。据全国第三次人体重点寄生虫病现状调查报告显示,蓝氏贾第鞭毛虫的加权感染率为0.60%,且以西藏地区感染率最高。

粪便内含有包囊的带虫者和患者为主要传染源。人体通过吞食包囊污染的食物或饮水而感染,特别以水源污染而引起贾第虫病流行,在旅游者中更为多见,故有"旅游者腹泻"之称。蝇和蟑螂食入包囊,也可成为机械性传播媒介。一般人群对贾第虫均易感,在男性同性恋者、胃切除病人、胃酸缺乏者、免疫球蛋白缺陷病人和儿童更容易受感染。已证明水獭、河狸和犬等动物可作为贾第虫的保虫宿主,在流行病学上有一定意义。避免贾第虫感染的常用方法有不饮生水,或是在水里加微量的碘。宠物可接种贾第虫疫苗。

治疗药物有甲硝唑,成人剂量为200 mg/次,3次/d,连服7~10 d;儿童剂量为15 mg/(kg·d),分3次服,连服5~10 d,疗效可达80%~90%。该药物有金属味、恶心、头晕、头痛、嗜睡等不良反应,服药期间若同时饮酒可出现神经症状,故服药期间和停药后24 h内应禁酒。孕妇和哺乳者禁用。也可用甲硝酰咪唑,成人2 g顿服;儿童60 mg/kg顿服。另外,呋喃唑酮(痢特灵)、阿苯达唑、吡喹酮均有一定疗效。

加强粪便和水源管理,注意饮食卫生和养成良好的个人卫生习惯,均能有效防止贾第虫病的传播。

第十六节　结肠小袋纤毛虫

结肠小袋纤毛虫(*Balantidium coli*)寄生于人体结肠内,可侵犯宿主肠壁组织,引起结肠小袋纤毛虫痢疾(balantidial dysentery)。1857年,Malmsten在瑞典两个具有痢疾症状的患者粪便中分离出此原虫。该病主要流行于热带和亚热带;在我国,不少地区已有该病例报道。

一、形态与生活史

(一)形态

形态分滋养体和包囊两个阶段(图2-34)。

1.滋养体

滋养体呈椭圆形,是寄生人体原虫中最大的虫种,大小为(30~150) μm×(25~120) μm,虫体透明或呈浅灰绿色,体表布满斜行排列的纤毛,以快速旋转方式运动。虫体前端有一凹陷漏斗状的胞咽,颗粒食物借助胞口纤毛的运动进入虫体,形成食物泡后散布在胞质内,消化后的食物残渣经虫体后端一不明显的胞肛排出体外。虫体中、后部各有一个伸缩泡

（contractile vacuole），具有调节渗透压的作用。中部有一肾形大核，紧挨其中内凹处有一球形小核。滋养体有大小两种类型，大型为（90～120）μm×（60～80）μm，最长可达200 μm；小型为（42～60）μm×（30～40）μm。接合生殖仅发生在大小两型之间。

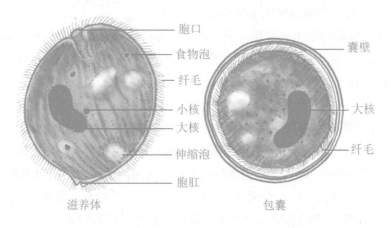

图2-34　结肠小袋纤毛虫滋养体和包囊

2. 包囊

包囊呈圆形或椭圆形，直径为40～60 μm，淡黄或淡绿色，囊壁厚而透明、分内外两层，囊内有大、小核和伸缩泡等结构。

（二）生活史

包囊污染的食物和饮水经口感染宿主后，在小肠内经消化液的作用脱囊、滋养体逸出，虫体移行到结肠寄生，以淀粉颗粒、细菌和肠壁细胞等为食。虫体以横二分裂法增殖，有时亦行接合生殖，即两个虫体以胞口连接，交换部分核质后分开，再行二分裂法繁殖。有时滋养体也可侵犯肠壁组织。滋养体随肠内容物移行到结肠下段，虫体变圆，并分泌成囊物质，形成包囊，包囊随粪便排出体外。如排出的为滋养体，也可在外界适宜条件下形成包囊。包囊在外界无囊内增殖现象。包囊是感染期。

二、致病与诊断

滋养体寄生于结肠，借纤毛机械运动和分泌透明质酸酶共同作用，侵入肠壁组织，其所引起的肠道病理变化与溶组织内阿米巴相似，引起黏膜炎症、组织破坏、溃疡形成。继发细菌感染时，加重病变程度。溃疡为口较大，颈较粗短，有些重症病例可出现大面积结肠黏膜的破坏或脱落，有时可达肌层，严重的可引起肠穿孔。已有报道在肝、肺或泌尿生殖道等器官中有结肠小袋纤毛虫，甚至在鼻炎患者的鼻分泌物中可查见结肠小袋纤毛虫滋养体，认为是滋养体偶经淋巴通道侵袭肠外组织引起的异位寄生。

人体感染结肠小袋纤毛虫后，一般常无症状。急性型常表现为痢疾样，以腹痛、腹泻为主，有里急后重现象，每天大便3～15次不等，为黏液性便，有时伴脓血，局部有压痛，病程短，有一定自限性。慢性型以反复腹泻发作为主，大便多呈糊状或水样，少量黏液，无脓血，每天大便次数为3～5次。

用生理盐水直接涂片检查粪便中的滋养体和包囊,由于虫体较大,一般不易漏检。若虫体鉴别有困难时,可用苏木素染色。对现症病人主要从粪检中查滋养体,由于滋养体排出呈间歇性,并在外界容易死亡,所以检查时粪便要新鲜,并要反复送检,以提高检出率。对多次粪检阴性疑有该虫感染,必要时可采用乙状结肠镜检查或纤维结肠镜检,取活组织做病理检查,或用阿米巴培养基进行培养后镜检。美国疾控中心推荐三色染色法,操作在一个试管中即可完成,省时省力,粪便沉渣染成淡绿色或浅红色,滋养体细胞质染成绿色,细胞核呈深绿色。

三、流行与防治

结肠小袋纤毛虫虽呈世界性分布,但多散发。我国10多个省(市、自治区)有散在病例报告。据全国第三次人体重点寄生虫病现状调查报告显示,结肠小袋纤毛虫的加权感染率为0.10%,且以西藏地区感染率最高。猪、猫、鼠为保虫宿主,尤其是猪的感染率可达20%~100%,可能是重要的传染源。包囊抵抗力较强,粪—口为主要传播途径。免疫力正常的人群对其有抵抗力,但是对免疫力低下患者(营养不良、慢性病患者等),危害巨大。

使用甲硝唑治疗效果较好,成人400~600 mg/次,3次/d,连服5~7 d,慢性型病人可延长至2周。加强粪、水管理,注意个人卫生,加强卫生宣传教育,搞好猪场卫生,都能有效阻止结肠小袋纤毛虫传播。

第十七节 隐 孢 子 虫

隐孢子虫(*Cryptosporidium spp.*)为一种人畜共患的寄生虫,广泛寄生于牛、羊、马、猪等哺乳动物,以及鸟类和爬行类动物,亦可寄生于人体消化道,引起隐孢子虫病(cryptosporidiasis)。寄生于人体的虫种主要是微小隐孢子虫(*C. parvum*),为机会致病的细胞内寄生原虫,引起患者严重腹痛及腹泻,甚至死亡。隐孢子虫病于1976年由Nime和Meisel首先报道后,随着对隐孢子虫的认识和检测技术的提高,发现的病例也不断增多;国内于1987年出现首次报道,全国许多省(市、自治区)开展调查后,也陆续有病例报道。

一、形态与生活史

隐孢子虫完成其生活史不需要转换宿主。生活史包括无性的裂体增殖、有性的配子生殖和孢子生殖三个阶段,分滋养体(trophozoite)、裂殖体(schizont)、配子体(gametocyte)、合子(zygote)及卵囊(oocyst)五个生活史阶段。各阶段均寄生于宿主胃肠黏膜的细胞中。卵囊呈圆形或椭圆形,直径为4~6 μm。成熟卵囊内含4个子孢子(sporozoite)和一团残留体(residual body),为隐孢子虫的感染阶段。姬氏染色后,胞质呈蓝色,可见数个致密的红色颗粒;用改良抗酸染色后,在被染成蓝绿色背景的标本中,卵囊呈现玫瑰红色,圆形,有较厚的

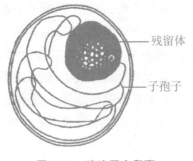

残留体

子孢子

图2-35　隐孢子虫卵囊

囊壁(图2-35)。粪便中未经染色的卵囊是很难识别的。

人吞食含有卵囊的粪便污染的饮用水或食物会被感染隐孢子虫病。卵囊经消化液的作用释放出4个子孢子,子孢子黏附并侵入肠道上皮细胞逐渐发育为滋养体,经裂体增殖产生裂殖子,裂殖子可黏附于其他肠上皮细胞继续发育。经多次无性增殖后,有部分类型裂殖体释放的裂殖子分别发育为雌雄配子体,经有性生殖结合成合子,继而发育为卵囊。卵囊有薄壁(约20%)和厚壁(约80%)之分。薄壁卵囊在宿主肠内,囊内的子孢子可逸出直接侵入肠上皮细胞,再行裂体增殖,造成宿主自身体内重复感染;厚壁卵囊在肠上皮细胞或肠腔内经孢子化形成子孢子,发育为含有4个子孢子的成熟卵囊,卵囊随宿主粪便排出体外,并对人和其他动物宿主具有感染性。

二、致病与诊断

隐孢子虫主要寄生于小肠细胞的刷状缘、由宿主细胞形成的纳虫泡内,在虫体生长发育过程中,使肠上皮细胞广泛受损,肠绒毛萎缩、变短、变粗,甚至融合和脱落,影响消化和吸收而发生腹泻。严重者病变部位可扩散到整个消化道、肺、扁桃腺、胰腺和胆囊等,严重的程度主要取决于宿主免疫功能和营养状况。免疫功能正常者感染隐孢子虫后,常表现为自限性腹泻,粪便呈水样,量大,伴有腹痛、恶心、厌食、发热和全身不适等症状。发病1～2周后症状逐渐减轻或消退,一般病程不会超过1个月,但粪便内卵囊的排出仍可持续数周。在营养不良者、恶性肿瘤或HIV/AIDS患者感染后,虫体在其体内迅速繁殖,引起严重腹痛、腹泻,每日排便次数高达数十次,粪便量可达5～10 L/d,并可形成顽固性腹泻,继而导致营养吸收障碍。患者严重腹泻可似霍乱样水便,由此造成严重脱水,电解质紊乱和营养不良,最终因全身衰竭而死亡。

有研究显示,肠道中一些产吲哚的细菌或者吲哚可影响隐孢子虫感染力,隐孢子虫感染状态由肠道中吲哚量、隐孢子虫卵囊数量及机体免疫水平共同决定。此外,肠道菌群可影响隐孢子病治疗、在肠道内定植及其耐药性。

对于年幼、年老体弱和免疫功能受损的水样性腹泻患者,经抗生素治疗无效,应考虑有隐孢子虫感染的可能。

患者送检的粪便多数为水样便,待其自然沉淀后取底部粪便直接涂成厚片,空气干燥后,用金胺-酚染色或改良抗酸染色后镜检。改良抗酸染色法能更清晰地显示卵囊结构,提高检出率和准确性。免疫诊断方法有荧光标记单克隆抗体法和ELISA,已有市售的试剂盒,特异性和敏感性均较高。

三、流行与防治

隐孢子虫为世界性分布。近年来,在英美等国均有隐孢子虫腹泻爆发流行的报道。随着时间的推移,每年报告的隐孢子虫病爆发总数平均增加约13%。发达国家中,有腹泻症状的HIV感染者隐孢子虫的感染率高达至16%。欠发达国家中,HIV/AIDS合并隐孢子虫的感染率高达43.6%。截至1998年初,我国共查了44789人,发现感染者938人,分布在19个省(市、自治区)。另外,在14个省(市、自治区)20977名腹泻儿童中平均感染率为2.14%。有些地区的感染率高达15.21%。一般来说,成人的感染率高于儿童。人和动物都可作为传染源,但人体的感染是以人与人之间粪—口途径为主要传播方式,人的感染也可能来源于家养动物。

隐孢子虫病被确定为世界上常见的六种腹泻病之一。隐孢子虫是AIDS患者合并肠道原虫感染中常见的机会性感染病原体之一,是导致其长期腹泻、脱水、消瘦甚至死亡的主要原因。

该病为人兽共患寄生虫病,属于水源性疾病(water-borne disease)。在预防上应防止病人和家畜的粪便污染食物和饮水,注意个人卫生,保护免疫功能缺陷或低下的人群。阻止病人游泳或在腹泻患病期间照顾儿童,与动物接触后应立即洗手。通过定期分析系统收集的流行病学和分子特征数据,提高对隐孢子虫传播的认识,从而优化预防和控制措施。到目前为止,仍无治疗隐孢子虫病的特效药物,螺旋霉素有一定的控制感染、减轻腹泻、缓解病情的效果。国内常用大蒜素也有一定的治疗效果。

(赵 丹 汪学农)

第十八节 其他消化道寄生原虫

一、人芽囊原虫

人芽囊原虫(*Blastocystis hominis*)广泛分布于世界各地,国内对该虫的研究起步较晚,但我国同样存在该虫的感染。在广州、福州和南京地区对腹泻患者人芽囊原虫感染的调查,其检出率为5.99%~15.90%,正常人群的检出率为4.50%。长期以来,人芽囊原虫被认为是一种对人体无害的肠道酵母菌,但现已认为该虫是寄生于高等灵长类动物和人体肠道的具有致病性的原虫,也可能是一种机会性致病原虫,所以逐步受到重视。

(一)形态与生活史

该虫形态结构复杂,大小差异也较大,直径为4~63 μm,多数为6~15 μm。体外培养的人芽囊原虫有空泡型、颗粒型、阿米巴型和复分裂型四种类型,在粪便中常见为空泡型。碘液染色后镜下所见的空泡型虫体呈圆形,直径为4~15 μm,中央可见一透亮的大空泡,有时可见空泡较小或呈网状结构,外围有一环形胞质(图2-36)。核为1~4个不等,呈月牙状或块状。颗粒型虫体内充满颗粒状物质,主要为代谢颗粒、脂肪颗粒和生殖颗粒。阿米巴型虫体形似溶组织内阿米巴滋养体,形状多变,有时在伪足伸缩过程中可见虫体极缓慢的移动,体内有许多明显的小颗粒状物质。复分裂型虫体具增殖现象,一个虫体可分裂成3个或更多。

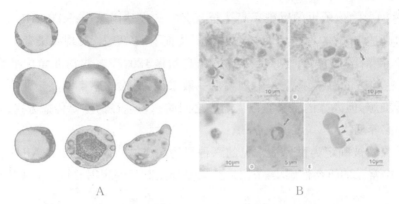

$$A \qquad\qquad\qquad\qquad B$$

图2-36　人粪便中人芽囊原虫各种形态(A:模式图;B:涂片染色)

人芽囊原虫为专性厌氧性原虫,生活史尚不完全清楚,有些研究认为其生活史为空泡型-阿米巴型-空泡型。空泡型也可转变为颗粒型和复分裂型。阿米巴型为致病型虫体。在体外培养中观察到虫体的生殖方式有:空泡型虫体中心出现颗粒而转变为颗粒型虫体,虫体中的生殖颗粒发育成子细胞;二分裂;内二芽增殖和裂体增殖。

人芽囊原虫主要寄生于人和其他灵长类动物回盲部,也广泛寄生于猪、狗、猫、小鼠、大鼠、家兔、豚鼠、蛙、蛇和家禽等多种动物消化道内。

（二）致病与诊断

人芽囊原虫的致病机制尚不清楚,一般认为其致病力较弱,对实验动物的感染多数未见明显的病理变化,少数动物显示有虫体侵入肠黏膜上皮。研究已表明,人体感染后可无症状,带虫者可高达44.12%。免疫功能正常的有症状患者多数具自限性,其病程多在1~3 d。临床表现轻重程度与感染的虫荷有一定关系,感染重时80%以上患者出现消化道及全身症状,如腹泻、腹痛、腹胀、厌食、嗳气、恶心、呕吐,甚至出现发烧、寒战等,有时症状可持续或反复出现,持续时间可达数日、数月,甚至几年,间歇时间为数日或数月。慢性迁延性病程多于急性病程。人芽囊原虫的致病性与人体的免疫功能降低有关,因此该虫是机会致病性原虫。已发现56%的感染者伴有免疫功能低下,如HIV/AIDS患者容易感染人芽囊原虫,而且症状严重,治疗困难。对该虫的基因组研究发现,其脉冲场凝胶电泳分子核型有7种以上,但其分子核型与症状之间的关系并不明显。

病原检查主要是从粪便中检获虫体,常用方法有粪便直接涂片法、浓集法、碘液染色法、固定染色法(姬氏或瑞氏染色法)或培养法。碘液染色后可见虫体具有较大的中央空泡和环状胞质,表膜较薄。要注意与溶组织内阿米巴、哈门氏内阿米巴、微小内蜒阿米巴的包囊和隐孢子虫卵囊,以及真菌相鉴别。血清学方法对人芽囊原虫感染的诊断无意义。

（三）流行与防治

人芽囊原虫呈世界性分布,为人体消化道内常见的原虫,在发达国家和发展中国家感染率均较高。2000年,美国48个州和地区的腹泻者中本病感染率为23%,加拿大为13.0%,瑞典为4.7%。在德国,腹泻的旅行者中检出率为14.7%,而HIV/AIDS患者粪便检出率为38%。美国男性同性恋者的检出率在50%以上。我国人群的感染率一般在10%以下,根据

1988~1992年全国人体寄生虫分布调查显示,本病平均感染率为1.28%,其中有8个省、市、自治区的感染率在1%以上。四川省的感染率最高为8.01%,其次是福建省感染率为4.85%。在全国某些城市调查中发现感染率均高于8%,如西安、广州和福州人的芽囊原虫的检出率分别为11.25%、16.02%和8.50%。特别是在腹泻患者中,本病阳性率可达18.54%。

人芽囊原虫病的传染源为粪便中排出人芽囊原虫的病人、带虫者或保虫宿主。其传播与粪便管理不当,虫体通过污染水源、食物及用具有关;人与猪、禽类密切接触也可能是感染人芽囊原虫的主要原因之一;蟑螂和苍蝇有可能是重要的传播媒介。人群普遍对人芽囊原虫易感,并与性别、年龄和种族无关。

要加强卫生宣传教育,注意个人卫生和饮食卫生,做好粪便无害化处理,保护水源,消灭蟑螂和苍蝇,对从事饮食行业人员的定期检查并及时治疗等,都是预防人芽囊原虫感染的有效措施。免疫功能正常和轻微症状者无需治疗,当虫体寄生量较多或出现严重症状者,可用甲硝唑、甲氟喹或碘化喹宁等治疗,对甲硝唑有抗性的虫株也可用复方新诺明等药物。

二、贝氏等孢球虫

贝氏等孢球虫(*Isospora belli*)寄生于人体肠道内。此外,纳塔尔等孢球虫(*I. natalensis*)也可感染人体。

(一)形态与生活史

在宿主的粪便中可见有卵囊,呈椭圆形或纺锤形,大小为(20~33) μm×(10~19) μm(图2-37)。成熟卵囊含有2个孢子囊,孢子囊为椭圆形,大小为(9~11) μm×(7~12) μm,内含4个腊肠形的子孢子和1个残留体;未成熟卵囊内只含有一团原生质或1个圆形细胞。纳塔尔等孢球虫卵囊稍大,其形态特点与贝氏等孢球虫相似。

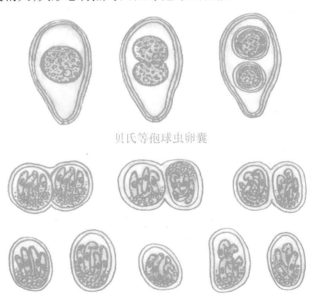

贝氏等孢球虫卵囊

人等孢球虫孢子囊(卵囊壁已失去)

图2-37　贝氏等孢球虫卵囊发育各期

当宿主食入被成熟的卵囊污染的食物或水源后,在小肠囊内子孢子逸出并侵入肠上皮细胞发育为滋养体,以裂体增殖后,成熟的裂殖体释出裂殖子,又侵入附近的肠上皮细胞继续进行裂体增殖或形成雌、雄配子体。经减数分裂后形成的雌、雄配子结合成合子,并进一步发育为卵囊,卵囊落入肠腔随粪便排出体外。

（二）致病与诊断

贝氏等孢球虫感染后常无明显症状,严重感染时可出现胃肠道不适或慢性腹泻、腹痛、厌食、倦怠等症状;有时可引起发热、持续性或脂肪性腹泻等急性感染症状;甚至可引起死亡。在患者处于恢复期时仍可持续排出卵囊。

本病的病原诊断可采用粪检,由于卵囊较小,无色透明,采用直接涂片或浓集法容易漏检。应用抗酸染色法可使卵囊壁轮廓呈现清晰、囊内孢子囊为红色。必要时可采用肠检胶囊法或十二指肠活组织检查诊断本病。

（三）流行与防治

人体感染贝氏等孢球虫的报道已趋增多。在美国的艾滋病人中,该病的发病率为15%,我国也陆续有病例报道。由于该虫除寄生于人体外,也广泛寄生于哺乳类、鸟类和爬行类动物肠道内,容易造成对环境的污染。因此,防治本病要以注意饮食卫生为主;常用治疗药物为乙胺嘧啶和磺胺嘧啶,复方新诺明对免疫抑制患者的慢性感染有治疗效果。

三、齿龈内阿米巴

齿龈内阿米巴(*Entamoeba gingivalis*)为人口腔齿龈部共栖原虫。

（一）形态与生活史

齿龈内阿米巴生活史中仅有滋养体而无包囊期。滋养体直径为10~30 μm,活体时可见运动活泼,伪足明显,内外质分明;食物泡内含有细菌和白细胞、偶有红细胞;胞质中常含有一个细胞核,核仁居中而明显,核膜内缘含有大小均匀、排列整齐的核周染色质粒(图2-38)。齿龈内阿米巴滋养体经口腔直接接触或飞沫在人与人之间传播。

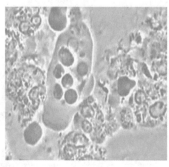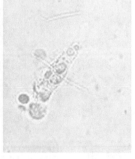

图2-38　齿龈内阿米巴

（二）致病与诊断

一般认为该虫为非致病性,虫体也不会侵入组织,但在牙周病、牙周炎等口腔疾患者中感染率较高,尤其在细菌性齿龈病灶的组织中虫体量较多。在HIV/AIDS患者中,齿龈内阿米巴的感染率也较高,但与免疫缺陷程度无关。诊断本病的主要依据是查获该虫体,可取牙垢或化脓性齿龈病灶的脓液生理盐水直接涂片,亦可做染色检查。

（三）流行与防治

齿龈内阿米巴呈世界性分布,在正常人群和口腔疾病患者中均可检获该虫体,但后者的感染率较高。在我国本病的平均感染率为47.25%,其中健康人群的感染率为38.88%。本病在口腔卫生不良者和口腔疾患者中齿龈内阿米巴感染率较高,而且除人外,在多种哺乳动物如狗、猫等口腔齿龈部也有该虫体感染。因此,保持良好的口腔卫生,防止与狗、猫等宠物的亲昵,是防治该虫感染的有效措施。常用的药物为甲硝唑。

四、人毛滴虫

人毛滴虫(*Trichomonas hominis*)寄生于人体盲肠和结肠,多见于回盲部。

（一）形态与生活史

人毛滴虫生活史仅有滋养体,无包囊期。滋养体呈椭圆或梨形,形似阴道毛滴虫,大小为7.7 μm×5.5 μm。有3~5根前鞭毛和1根后鞭毛,后鞭毛与波动膜外缘相连,并向后伸出为游离的鞭毛。波动膜与虫体等长,波动膜内侧一弯曲、薄杆状的肋与虫体相连。虫体借助于波动膜的运动起旋转作用,前鞭毛的摆动起推进作用。位于虫体的前端、近前鞭毛的起始部位有一细胞核,核内有一细小的核仁和分布不匀的染色质。一根纤细的轴柱前后纵贯虫体,并向后伸出体外。胞质内含有食物泡和细菌(图2-39)。滋养体随污染的食物和饮水进入人体,在肠腔内以二分裂法繁殖。随粪便排到外界的滋养体有较强的抵抗力,并对人体具有感染能力。

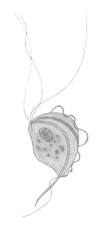

图2-39　人毛滴虫

（二）致病与诊断

人毛滴虫感染后一般并不引起临床症状,至今也无证据表明该虫对人体具有致病作用。有些研究认为该虫可引起腹泻,尤其对婴儿和免疫功能低下者可引起滴虫性肠炎等。但也有的研究认为腹泻并非该虫所致,系腹泻与本虫感染相伴。可采用粪便生理盐水直接涂片法或培养法进行病原诊断。直接涂片中可见滋养体快速运动、摆动的波动膜和鞭毛。为提高检出率,待检粪便应新鲜、保温。当虫体量少诊断有困难时,可使用Bocek和Drobhla二氏培养基或溶组织内阿米巴培养基作人工培养。

（三）流行与防治

人毛滴虫呈世界性分布,各地感染率不等。估计我国的感染人数为25万~49万。该虫主要通过粪—口途径进行传播,也可经蝇类机械性传播。加强粪便和饮水的管理、消灭苍蝇可有效防制人毛滴虫的传播。常用治疗药物为甲硝唑,中药雷丸也有良好效果。

（姚 湧）

第十九节　消化道寄生虫的病原检查

寻找病原体是确诊寄生虫感染的主要手段。消化道寄生虫的病原检查主要是根据寄生虫可随粪便排出体外,如蠕虫的虫卵、幼虫、成虫或节片,原虫的滋养体、包囊、卵囊或孢子囊,以及某些节肢动物;有些虫体,如雌性蛲虫可在肛周产卵,牛带绦虫孕节片在主动从肛门逸出过程中被挤破、虫卵可散落在肛周,因而可从肛周检获虫卵或虫体。有20多种肠道原虫、50多种蠕虫卵或幼虫以及节片,可以通过粪便检查发现,因此,采用粪便检查或肛门周围检查寄生虫是对消化道寄生虫检查的主要手段。要取得粪便检查的准确结果,必须注意以下几点:① 粪便要新鲜,尤其是做原虫滋养体观察,要求在粪便排出后半小时进行,做其他检查也应争取在当天对标本进行处理,或暂时保存在4～10 ℃条件下待查,要防止日晒与冰冻;② 粪便标本要不受污染,不能混有尿液、污水、泥土和药物,不要从粪坑或野外地面上采集粪样;③ 容器外最好贴有标签,注明受检者姓名和受检目的等;④ 受检粪量一般为5～10 g(大拇指末节大小),若要求作粪便自然沉淀或血吸虫毛蚴孵化,受检粪量一般不少于30 g,检查蠕虫成虫或绦虫节片则留检1 d内全部粪量;⑤ 要观察粪便的性状和颜色,如有黏液或脓液,应选取这部分检查;否则,宜在标本的不同部位取材。

要严格按照粪检程序进行操作,特别是镜检时要熟悉各病原体形态特点并遵顺序观察的原则,以免漏检。人体常见寄生虫卵的形态特征及鉴别见附表1。

消化道寄生虫的检查常用方法有以下几种:

一、粪便直接涂片法

粪便直接涂片法(direct smear method)适用于检查蠕虫卵、原虫的包囊和滋养体。该法的优点是简便、快速;但由于取材较少或粪便中含虫卵或原虫数量少时容易造成漏检,若连续涂片3张,可提高检出率。生理盐水直接涂片法适用于检查原虫的滋养体和多种蠕虫卵。碘液直接涂片法适用于检查原虫的包囊。

(一)检查蠕虫卵

取清洁的载玻片1张,在中央滴生理盐水1滴,用竹签或牙签挑取火柴头大小的粪便样本一小块,在水滴中涂抹均匀,镜检。涂片的厚薄以透过粪膜约略能辨认书刊的字迹为宜,太厚光线不易透过,太薄则粪量太少,两者都会造成漏检。一般在低倍镜下检查,如发现可疑虫卵转用高倍镜观察时,需加盖玻片,以免污染镜头。镜检时光线要适当,过强的亮度会影响观察效果。应注意虫卵与粪便中的异物区别,可依据虫卵的形状、大小、颜色、卵壳(包括卵盖等)和内含物等特征加以鉴别。由于雌性蛔虫产卵量较大,该法特别适用于检查蛔虫卵,涂片1张的检出率约为85%,涂片3张的检出率可达90%～95%。

（二）检查原虫

可根据原虫不同的排离阶段，采用不同的方法。通常用生理盐水作直接涂片法检查活动的滋养体，用卢戈氏碘液作染色涂片法可检查包囊。

1. 活滋养体检查

方法同检查蠕虫卵，但涂片要薄而均匀。要求粪便新鲜，不能混入尿液和其他污染物。若为检查溶组织内阿米巴，对其黏液血便标本，要取黏液部分。在气温较低时，要注意保温，必要时可用保温台保持温度，或先将载玻片和生理盐水略加温，为使滋养体保持活动状态，便于观察。

2. 包囊碘液染色检查

以碘液代替生理盐水滴加于载玻片上，挑取米粒大小的粪便置于碘液中，调匀涂片，加盖玻片。若需同时检查滋养体，可在玻片的另一侧滴一滴生理盐水，同上法涂抹粪便标本，再加盖玻片。这样可使一侧查活滋养体，而加碘液的另一侧查包囊。在碘液涂片中，包囊的胞浆被染成黄色或浅褐色，而胞核染成深褐色，糖原泡为棕红色，囊壁、核仁和拟染色体均不着色。在内阿米巴包囊中可见到浅黄色的核周染色质颗粒和核仁。在被碘染色的鞭毛虫包囊中可见到细丝。用本法时，粪便样本的收集需注意以下几点：首先要求容器干净，粪样新鲜，并立即进行检查；其次是应选取黏液或血液部分涂片。根据经验一次粪检只能检出2/3或1/2的有滋养体的患者，只有进行多次检查，才能获得可靠的结果。检查生理盐水标本要使用10倍目镜与10倍和40倍的物镜。检查碘溶液标本使用40倍的物镜。由于包囊是无色的，故要降低光量，使用聚光镜光阑，或降低聚光镜以加强对比度。

卢戈氏碘液配方：碘化钾4 g，溶于100 mL蒸馏水中，再加入碘2 g，溶解后贮于棕色瓶中即可使用。

二、厚涂片透明法

目前常用的是加藤法，用于检查蠕虫卵。为了作虫卵计数以进行定量调查，WHO推荐使用改良加藤法（modified Kato's thick smear），又称Kato-Katz厚涂片法。

改良加藤法适用于检查蠕虫卵。此方法是1954年日本加藤首先提出的，即用在甘油透明液中浸泡过的亲水玻璃纸替代盖玻片。该法一次检查粪便量是直接涂片法的20倍以上。由于检出率比直接涂片法高，而且简便、省时、花费又小，故特别适用于群体检查。

用大小约4 cm×4 cm的100目/英寸的尼龙网覆盖在粪便标本上，用塑料刮片在网上刮取粪便约50 mg，置于载玻片上，用浸透甘油-孔雀绿溶液的玻璃纸片覆于粪便上，以胶塞或一块载玻片轻压使粪便展开约20 mm×25 mm大小模块。置于30～36 ℃温箱中约30 min，或25 ℃温箱中约1 h，待粪膜稍干并透明即可镜检。

此方法要注意掌握粪膜的合适厚度和透明时间，若粪膜过厚，透明时间短，虫卵难以发现；若透明时间过长，虫卵则变形，也不易辨认。特别是检查钩虫卵时，透明时间一般不要超过30 min。若温度低、湿度大，涂片放置时间要适当延长。南方温度高的地区或西北气候干燥地区涂片放置时间要缩短，甚至涂片制好后，立即就可镜检。

玻璃纸制备:将玻璃纸剪成大小约22 mm×30 mm的小片,浸于甘油-孔雀绿溶液(含纯甘油100 mL,水100 mL和3％孔雀绿1 mL)中,浸泡24 h以上,直至玻璃纸呈现绿色。

改良加藤法适用于各种粪便内蠕虫卵的检查及计数,可测定人体内蠕虫的感染度(虫荷,worm burden),也可判断药物驱虫效果。此法系在厚涂片透明法的基础上,定量刮取粪便,并检出粪内全部虫卵予以计数。此法为世界卫生组织推荐的一种粪检方法,是在原来的加藤厚涂片法的基础上增加了定量模板。定量板规格进行了多次改进,目前市面上试剂盒为圆台形孔定量板,大小40 mm×30 mm×1 mm的聚苯乙烯上的中央孔改为圆台形,其长径为4 mm,短径为3 mm,容积为38.75 mm³,容纳粪便重量为41.67 mg。操作时应将直径小的圆孔面视为正面,朝上放置于玻片上,用手指压住定量板的两端,自筛网上刮取的粪便填满模孔,刮去多余的粪便;小心垂直向上移去定量板,使粪样留在载玻片上;取一张浸透甘油-孔雀绿溶液的玻璃纸(5 cm×2.5 cm),抖掉多余的浸泡液,盖在粪样上,用另一块较厚的玻片覆于玻璃纸上垂直均匀用力压制,使粪便均匀地展开至玻片边缘;置于25 ℃温箱1 h后即可镜检,顺序观察并记录粪样中的全部虫卵数。将虫卵数乘以24,再乘以粪便性状系数(成形便系数为1,半成形便系数为1.5,软湿便系数为2,粥样便系数为3,水泻便系数为4),即为每克粪便虫卵数(eggs per gram,EPG)。根据排便量和常见蠕虫的每条雌虫每天的排卵数可计算出虫荷(表2-4),判断感染度(表2-5)。

表2-4　常见蠕虫每条雌虫每日排卵数

虫名	产卵数/日/条(平均数)
华支睾吸虫	1600~4000(2400)
姜片虫	15000~48000(25000)
卫氏并殖吸虫	10000~20000
日本血吸虫	1000~3500
猪带绦虫	30000~50000/孕节
牛带绦虫	97000~124000/孕节
十二指肠钩虫	10000~30000(24000)
美洲钩虫	5000~10000(9000)
蛔虫	234000~245000(240000)
鞭虫	1000~7000(2000)

表2-5　人体重要寄生虫感染度分级标准

虫种	感染度分数(EPG)		
	轻度感染	中度感染	重度感染
似蚓蛔线虫	<5000	5000~49999	≥50000
十二指肠钩口线虫和美洲板口线虫	<2000	2000~3999	≥4000
毛首鞭形线虫	<1000	1000~9999	≥10000
华支睾吸虫	<1000	1000~9999	≥10000
日本血吸虫	<99	100~399	≥400

用改良加藤法检查,关键是要控制好涂片的透明时间和温度。因为此法是利用透明液(主要是甘油)对粪渣的透明作用使虫卵能清晰地显示出来,但透明液对虫卵的形态也会产生不同程度的影响。这种影响大小与虫卵种类、透明时间、温度以及透明液的浓度都有关系。如果透明时间过长或温度过高,钩虫卵等薄壳虫卵会因透明过度而消失。因为随着透明时间延长或随着透明温度升高都会加快涂片中水分蒸发,提高透明液的浓度,这样必然会使虫卵特别是薄壳虫卵变形甚至消失加速。总之,只要涂片透明了就要及时镜检,否则会造成漏检或误判。

三、浮聚法

浮聚法(floatation method)是利用比重较大的液体使较轻的蠕虫卵(特别是钩虫卵等薄壳卵)和原虫包囊、孢子囊等上浮,以达到聚集的目的。常用的有饱和盐水浮聚法和硫酸锌离心浮聚法。

(一)饱和盐水浮聚法

饱和盐水浮聚法(brine flotation method)是一种简便易行效果好的集卵方法,主要用于检查钩虫卵、鞭虫卵和受精蛔虫卵等,尤以检查钩虫卵的效果最好,也可检查带绦虫卵和微小膜壳绦虫卵,此方法是利用比重较大的液体,使比重小于饱和盐水(比重为1.20)的原虫包囊或蠕虫卵上浮,集中于液体表面,提高检出率。常见原虫包囊和蠕虫卵比重见表2-6。

表2-6　蠕虫卵及原虫包囊的比重

虫卵或包囊	比重
华支睾吸虫卵	1.170~1.190
姜片虫卵	1.190
肝片形吸虫卵	1.200
日本血吸虫卵	1.200
带绦虫卵	1.140
微小膜壳绦虫卵	1.050
钩虫卵	1.050~1.080
鞭虫卵	1.150
蛲虫卵	1.105~1.115
受精蛔虫卵	1.110~1.130
未受精蛔虫卵	1.210~1.230
毛圆线虫卵	1.115~1.130
溶组织内阿米巴包囊	1.060~1.070
结肠内阿米巴包囊	1.070
微小内蜒阿米巴包囊	1.065~1.070
蓝氏贾第鞭毛虫包囊	1.040~1.060

用竹签挑取黄豆大小(约1 g)粪便置于盛有少量饱和盐水浮聚瓶内(高3.5 cm、直径2 cm的圆筒形小瓶),也可用青霉素小瓶代替,将粪便充分捣碎并与盐水搅匀后,再加饱和盐水至略低于管口,用竹签将浮在上面的粗渣挑去,最后加饱和盐水至略高于管口以不溢出为度,盖上清洁无油的玻片,使之与液面接触,尽量不留气泡,静置15~20 min,用两手平提玻片,并迅速将玻片翻转,翻转时应注意勿使玻片上的盐水滴落。镜检虫卵(图2-40)。

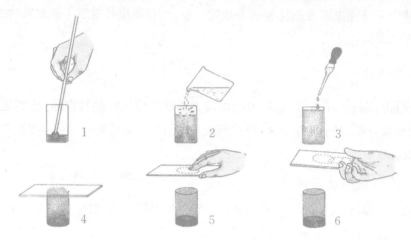

图2-40　饱和盐水浮聚法

注意:玻片需经脱脂处理,以提高检出率。方法:将洗净的载玻片置于95%的酒精中浸泡1 h,再用纱布分别揩干备用。瓶口覆盖载玻片时勿使产生气泡;如有较大气泡,应取下载玻片,滴满饱和盐水后再覆盖。

饱和盐水的配制:用普通食盐再加3~4倍的温水或开水,用玻璃棒充分搅动,放置24 h后待盐水达饱和状态时(容器底部有食盐颗粒不再溶解)取上清液备用,如盐水浑浊,可用滤纸或棉花过滤后使用。100 mL沸水约加食盐35~40 g。

(二)硫酸锌离心浮聚法

硫酸锌离心浮聚法(zinclfatecentrifiage flotation method)的操作步骤是:取粪便1份(1 g)与10份温水(10 mL)调匀成混合液,经2层纱布过滤于离心管内,以2000~2500 rpm离心1 min后,倾去上液,加水少许,摇动离心管,使沉渣与水混匀,再加清水离心,反复2~3次,至水清为止。弃去上清液,加33%硫酸锌溶液,随加随调匀,至液面距管口0.5~1 cm处。再以2000 rpm离心1 min。垂直放置离心管。用金属圈(白金圈、铁丝圈或铜丝圈均可)吊取浮面液膜2~3次,注意用金属圈吊取时不可搅动液面,将吊取物置于载玻片上,如检查原虫包囊则需加1滴碘液于玻片的沉渣中,混匀后加盖玻片再镜检。

此方法对多数蠕虫卵(比重小于1.180的虫卵)和原虫包囊、球虫卵囊的检查都适用。用这种方法不仅对蠕虫卵、粪类圆线虫幼虫没有任何损害,而且原虫包囊经此法处理后,仍不失其活力。但包囊在硫酸锌溶液内经15~30 min,易皱缩变形,时间久了,蠕虫卵也会变形下沉。因此离心后应立即取样检查,33%硫酸锌溶液离心浮聚法不能用于检查比重大于1.180的吸虫卵、绦虫卵。

四、沉淀法

沉淀法(sedimentation method)主要用于蠕虫卵的检查,蠕虫卵比重大于水,可沉于水底,使虫卵集中,并经过水洗后,视野较清晰,易于检出,但较费时。比重较小的钩虫卵效果较差,但比重大的原虫包囊可用此方法。由于吸虫卵和部分绦虫卵的比重大于饱和盐水的比重,故不能用浮聚法进行检查,而用沉淀法可获得较高的检出结果。常用的沉淀法分自然沉淀和离心沉淀两类。

自然沉淀法取待检粪便20~30 g,加适量净水调成混悬液,用金属筛和尼龙筛滤入尖底量杯内,再加清水并冲洗筛网上的残渣,充分将黏附在粪渣上的虫卵冲入量杯,静置25~30 min,待虫卵沉至杯底,缓缓倾去上清液,重新加满清水,每隔20 min换1次,直至上清液清澈为止,最后倾去上清液,取沉淀镜检。此法虫卵清晰,易作形态观察和大小测量(图2-41)。

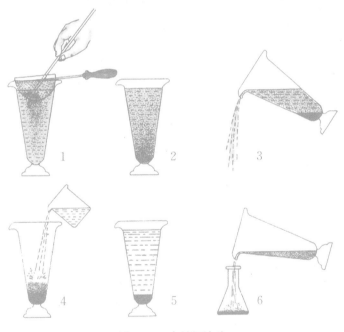

图2-41 自然沉淀法

小瓶倒置沉淀法取黄豆大小粪便置于小瓶内(青霉素瓶),加少许水搅匀,然后用尼龙纱过滤到另一青霉素瓶中,弃去滤渣并加清水于滤液瓶中至满,覆一玻片,将瓶连同玻片倒置约30 min后;迅速翻转并即取载片镜检。

离心沉淀法取待检粪便1 g,加清水搅匀,滤去粗渣后将粪液置于离心管中,以1500~2000 rpm离心1~2 min,倾去上液,再加清水调匀后离心沉淀,如此反复沉淀数次,直至上液清澈为止,倾去上清液,取沉淀镜检。此法适于轻度感染者的虫卵检查。

醛醚沉淀法取粪便1 g,加水约15 mL调匀,过滤至离心管中,2500 rpm离心1 min,弃去上层液,加10%福尔马林固定液10 mL,5 min后加乙醚3 mL,用橡皮塞塞住离心管,用力摇动使充分混合,1000 rpm离心约5 min后,离心管内容自上而下分成4层;依次为乙醚层、粪渣层、福尔马林层及细渣层;取细渣镜检。检查包囊时可加一滴碘液。

五、钩蚴培养法

钩蚴培养法(culture method for hookworm larva)亦称试管滤纸培养法。在适宜的温度和湿度的条件下,钩虫卵在数日内发育并孵出幼虫,一般在3~5 d后,可用放大镜或解剖镜观察,检出率为直接涂片法的7倍,也优于饱和盐水浮聚法,孵出的丝状蚴可作虫种鉴定。

取1 cm×10 cm的洁净试管1支,加冷开水1.5~2 mL。将滤纸剪成与试管内径等宽但略短于试管长度的"T"字形,上端用铅笔写上受检者姓名或编号、受检日期。用竹签挑取约0.4 g粪便均匀涂于滤纸中2/4处,上、下各1/4处不涂粪便。将滤纸沿管壁插入试管内,使滤纸下端空白处的1/2浸入水中,勿使粪便接触液面,置于25~30 ℃温箱中孵育(图2-42)。每天沿管壁添加少量清水,以保持液面高度。3 d后,可见试管底部有作蛇样运动的钩蚴。如无钩蚴,可继续培养观察至第5 d。如需作虫种鉴定应从管底吸出钩蚴镜检,气温较低时可将试管放入温水(约30 ℃)中数分钟后,再作检查。

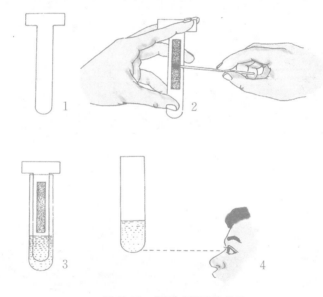

图2-42 (钩虫)钩蚴培养法

此法亦可用于分离人体消化道内各种阿米巴滋养体和肠道滴虫滋养体,检出率较高,但每管粪便量需1.0 g,培养2~4 d。检查肠道各种原虫,仍应结合包囊碘液染色检查。

六、肛门拭子法

肛门拭子法(anal swab)是根据雌性蛲虫在人体肛门周围及会阴部皮肤产卵,带绦虫孕节从肛门排出或主动逸出过程中破裂、虫卵黏附于肛门周围皮肤上的特性而设计的。对这两种寄生虫的检出率远高于其他粪便检查方法。一般在清晨醒后或午睡后、便前、洗澡前进行检查,如首次检查阴性,可连续检查2~3 d。常用方法有棉签拭子法和透明胶纸法。

（一）棉签拭子法

先将棉签浸入生理盐水中,取出后挤去过多的盐水,用棉签在受检者肛门周围和会阴部皮肤擦拭,然后将棉签放入盛有饱和盐水的试管或青霉素小瓶中,充分搅动,使虫卵洗入盐水中,迅速提起棉签,在试管内壁挤去盐水后弃之;再加饱和盐水至管口,并按饱和盐水浮聚法操作检查。也可将擦拭肛周皮肤的棉签放入盛有清水的试管中,充分浸泡后,提起棉签在管壁内挤去水分后弃之。试管静置10 min,或离心后,倒去上液,取沉渣镜检。

（二）透明胶纸法

用宽1.0~1.8 cm透明胶纸剪成长约6 cm的小段,一端向胶面折叠约0.4 cm(易于揭开)后,再贴在洁净的玻片上。玻片的一端贴上标签,并注明受检者姓名或编号等。检查时揭下胶纸,用胶面粘贴肛周皮肤,然后将胶纸复位贴在载玻片上、镜检。如胶纸下有较多气泡,可揭开胶纸加一滴生理盐水或二甲苯,覆盖胶纸后镜检(图2-43)。

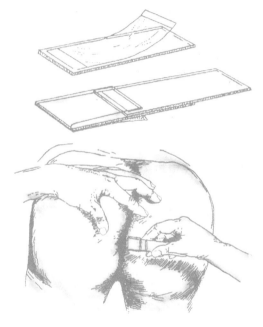

图2-43　透明胶纸法

七、肛周蛲虫成虫检查

雌性蛲虫常在宿主睡眠期间爬出肛门产卵,可在肛门周围被检获。对于儿童,可在睡眠1 h后或肛门瘙痒惊醒时,暴露其肛门,仔细观察肛门周围皮肤,若发现白色小虫,可用透明胶纸黏附后贴于载玻片上镜检。也可用镊子将小虫夹入有生理盐水的小瓶内,蛲虫会产卵于生理盐水中,再将此虫转入有70%酒精的小瓶内,虫体被固定后做进一步鉴定,虫卵形态更有助于虫种鉴定。对疑有蛲虫感染的成人,可在晨醒后便前,或肛门有异物瘙痒感时,暴露肛门,按上述方法进行检查。

八、粪便虫体检查法

此法包括淘虫检查法和带绦虫孕节检查法，前者常用于驱虫疗效考核，后者可作为带绦虫的病原检查和虫种鉴定。

（一）淘虫检查法

取患者服药后24～72 h的全部粪便，加水搅拌，用40目铜筛或纱布滤出粪渣，经水反复冲洗后，倒在盛有清水的大玻璃器皿中，器皿下衬以黑纸，检出混杂在粪渣中的虫体进行鉴别。

（二）带绦虫节片检查

猪带绦虫或牛带绦虫的孕节可从链体上脱落，随粪便排出体外或主动逸出肛门，或服药后驱出虫体。粪便中的虫体可采用淘虫法后，或直接取出节片用清水洗净，置于两玻片之间，轻轻压平，对光观察虫体结构鉴定虫种。如是孕节片，可根据子宫分支情况直接鉴定，也可用小号针头连接结核菌素注射器，从孕节后端正中处生殖孔的位置插入子宫，徐徐注入墨水汁或卡红染液，用手指轻压使染液分布于侧支中。拔出针尖后，洗去节片表面黏附的染液，子宫分支显现黑色或红色，便于观察、鉴别。

卡红染液配制：钾明矾饱和液100 mL，卡红3 g，冰醋酸10 mL。混合液置于37 ℃温箱内过夜，过滤后即可使用。

九、铁苏木素染色法

此法主要用于各种阿米巴和蓝氏贾第鞭毛虫滋养体和包囊的染色鉴定。

用竹签挑取粪便少许，按一个方向在洁净的玻片上涂成薄粪膜，立即放入60 ℃的肖丁固定液2 min。依次将标本放入碘酒精、70% 及50% 酒精中各2 min，用自来水和蒸馏水各洗1次。再置于40 ℃ 2% 铁明矾溶液2 min，流水冲洗2 min，放入40 ℃ 0.5% 苏木精溶液中染色5～10 min，再流水冲洗2 min，放入冷2% 铁明矾溶液中退色2 min。将载玻片置显微镜下检查退色情况（观察时勿使玻片干燥），如颜色偏深，应继续退色，直至核膜、核仁均清晰可见为止。然后，流水冲洗15～30 min，至标本显现蓝色，再用蒸馏水洗1次。继而，依次在50%、70%、80%、95% 酒精（2次）中逐渐脱水各2 min。在二甲苯中透明3～5 min后用中性树胶封片。

染色后，原虫胞质呈灰褐色，胞核、包囊内的拟染色体及溶组织内阿米巴滋养体吞噬的红细胞均被染成墨色，糖原泡则被溶解呈空泡状。

苏木精染液的配制：苏木精粉10 g，溶于95% 酒精100 mL中，装入250 mL大口玻瓶内，加塞置室温中6～8周，使之充分氧化。如将玻瓶晒于阳光下，每日振摇，可加速成其氧化，便于应急使用。氧化成熟的染液滴于水中呈鲜艳紫色，未氧化成熟染液则呈淡红或红紫色。此为原液，使用时，按1:19加蒸馏水配成0.5% 染液，此染液可保存3～6个月。

碘酒精配制：先用碘化钾10 g溶于100 mL蒸馏水中，再加结晶碘5 g，溶解后贮于棕色瓶中，该液即为卢戈碘液。在70% 酒精中加数滴卢戈碘液即为碘酒精。

2%铁明矾溶液配制:硫酸铁铵2 g,溶于100 mL蒸馏水中,临用前配制。

肖丁固定液配制:饱和氯化汞水溶液2份加95%酒精1份配成100 mL,用前再加冰醋酸5 mL,并加热至40 ℃。

十、溶组织内阿米巴培养

当受检者疑有溶组织内阿米巴感染,而直接粪便检查为阴性时,可作阿米巴人工培养,培养方法有常规培养、有菌培养和无菌培养。

(一)常规培养

取脓液、黏液处稀便0.5 mL,或黄豆大小的成形便,直接接种至试管内与培养液混匀;或将粪便自然沉淀后,取沉淀物0.5 mL接种至试管内。置试管于37 ℃温箱中培养,分别于24 h、48 h、72 h后取培养液中的混浊部分涂片镜检,查出虫体即可确诊。

常用的培养基有营养琼脂双相培养基和洛克氏液鸡蛋血清培养基。

1. 营养琼脂双相培养基

分为固相和液相两部分:

(1)固相部分:牛肉浸膏3 g,蛋白胨5 g,琼脂15 g,NaCl 8 g,蒸馏水1000 mL。

(2)液相部分:NaCl 8 g,KCl 0.2 g,CaCl$_2$ 0.2 g,MgCl$_2$ 0.01 g,Na$_2$HPO$_4$ 2 g,KH$_2$PO$_4$ 2 g,蒸馏水1000 mL。

配制液相部分时,KCl和CaCl$_2$各加少许蒸馏水分别另装小瓶,高压灭菌(121 ℃,20 min),冷却后再合并在一起。固相部分的各成分经沸水浴2～3 h完全溶解后(若有残渣,需经4层纱布过滤除渣),趁热分装试管,每管5 mL,加棉塞,高压灭菌后置成斜面,冷却后放入4 ℃冰箱备用。接种前每管加液相部分4.5 mL,灭活小牛血清0.5 mL,米粉20 mg(180 ℃烤箱消毒3次),青霉素、链霉素各1000 U/mL。

2. 洛克氏液鸡蛋血清培养基

培养基成分:洛克氏液70 mL,灭活马血清(每管0.5 mL),米粉(每管20 mg),鸡蛋4个。先配制洛克氏液:NaCl 9.0 g、CaCl$_2$ 0.2 g、KCl 0.4 g、NaHCO$_3$ 0.2 g、葡萄糖2.5 g、蒸馏水1000 mL,高压灭菌(110 ℃,15 min)。鸡蛋用肥皂水刷洗,再用70%酒精抹洗后,破壳装入有70 mL洛克氏液烧瓶内,加玻璃珠充分摇动,分装至消毒试管内,每管约5 mL,斜置并加热至70 ℃ 1 h使之凝固为斜面,次日再高压消毒20 min。接种前每管加洛克氏液4.5 mL,马血清0.5 mL,无菌米粉20 mg,青霉素、链霉素各1000 U/mL。

(二)有菌培养

在含有琼脂斜面的6 mL有螺旋盖的培养管中加入10 mg米粉、120 μL红霉素液和足够遮盖斜面量的邻苯二甲酸氢钾(50 mmol,pH 6.3,115 ℃,20 min高压灭菌)和BRS液4∶1混合液,加入约50 mg粪便、混匀。37 ℃温箱中培养24 h,倾去培养上清液,再加入适量4∶1混合液、少量米粉和60 μL红霉素液。37 ℃温箱中再培养48 h后,取米粉与粪渣混合物一滴,以碘液染色或直接观察有无滋养体。若未发现虫体,再加入米粉后,继续培养24 h。若有虫体可将少量培养混合液转入新鲜培养基中继续转种培养。

这种有菌培养方法也可培养结肠内阿米巴、微小内蜒阿米巴和哈门氏内阿米巴等多种阿米巴。其培养基组成是：

(1) 琼脂斜面。15 g琼脂和7.5 g氯化钠溶于1000 mL蒸馏水中，取1.5~2 mL盐水琼脂置于6 mL培养管中高压灭菌(121 ℃,15 min)，当冷却至75 ℃左右，倾放使其形成斜面。

(2) 红霉素溶液。在无菌容器中加入20 mL 70%酒精，再加0.5 g红霉素粉剂溶解后，在4 ℃放置2 h以上，然后加灭菌水至50 mL。

(3) 米粉。大米粉高压消毒(121 ℃,30 min)或180 ℃干燥灭菌。

(4) BRS溶液。NaCl 50 g、$(NH_4)_2SO_4$ 10 g、柠檬酸($C_6H_8O_7\cdot2H_2O$) 20 g、$MgSO_4\cdot7H_2O$ 0.5 g、KH_2PO_4 5 g、乳酸(90%纯度)4 mL，加水至950 mL，调节pH至7.0，最终调节容量至1000 mL，分装高压灭菌，制备成贮存液。使用时将100 mL贮存液加入850 mL双蒸水，调节pH至7.0，分装高压灭菌，即为R溶液工作液。25 mL R溶液工作液与1个克隆大肠杆菌，37 ℃振摇培养48 h，即为BR溶液。在BR溶液中加入等量血清(56 ℃,30 min灭活的牛或马血清)，继续培养24~48 h，即为BRS溶液。

(三) 无菌培养

无菌培养主要用于溶组织内阿米巴的克隆培养，即在有菌培养的基础上，将虫体转种至无菌培养基中，使其逐渐转为无菌培养，并可进一步克隆化。由于虫体对培养基的要求甚高，难度较大，一般不用于临床检验。

十一、隐孢子虫卵囊染色检查

目前常用的最佳方法是金胺-酚改良抗酸染色法，该法是采用金胺-酚染色法和改良抗酸染色法复染，以提高检出率和准确性。单用金胺-酚染色法或改良抗酸染色法，其效果均不如复染方法。检查时，取患者腹泻的新鲜粪便或经10%福尔马林固定保存(4 ℃,1个月内)粪便，自然沉淀后用吸管尽可能取底部粪便，于玻片上涂成粪膜，晾干后先用金胺-酚染色，再用改良抗酸染色法复染。

(一) 金胺-酚染色法

1. 染液配制

1 g/L金胺-酚染色液(第一液)：金胺1 g，苯酚(石炭酸)5.0 g，蒸馏水100 mL；3%盐水酒精(第二液)：盐酸3 mL,95%酒精100 mL；高锰酸钾液(第三液)：高锰酸钾0.5 g，蒸馏水100 mL。

2. 染色步骤

滴加第一液于晾干的粪膜上，10~15 min后水洗；滴加第二液,1 min后水洗；滴加第三液,1 min后水洗；待干后置荧光显微镜下观察。

低倍荧光显微镜下，可见卵囊为一圆形小亮点，呈现乳白色荧光。高倍镜下卵囊呈乳白或略带绿色，卵囊壁为一薄层，多数卵囊周围深染，中央淡染，似环状；或深染结构偏位，有些卵囊全部为深染;但有些标本可出现非特异的荧光颗粒,应注意鉴别。

(二)改良抗酸染色法

1. 染液配制

苯酚复红染色液(第一液):碱性复红4 g,95％酒精20 mL,苯酚8 mL,蒸馏水100 mL;10％硫酸溶液(第二液):纯硫酸10 mL,蒸馏水90 mL(边搅拌边将硫酸徐徐倾入水中);20 g/L孔雀绿液(第三液):20 g/L孔雀绿原液1 mL,蒸馏水10 mL。

2. 染色步骤

滴加第一液于粪膜上,1.5~10 min后水洗;滴加第二液,1~10 min后水洗;滴加第三液,1 min后水洗;待干后置于显微镜下观察。

染色后,卵囊为玫瑰红色,圆形或椭圆形,背景为绿色。染色(1.5 min)和脱色(2 min)时间短,卵囊内子孢子边界不明显;染色时间长(5~10 min),脱色时间相应延长时,子孢子边界明显,卵囊和子孢子均被染成玫瑰红色,子孢子呈月牙形,共4个,其他非特异颗粒则染成蓝黑色,容易与卵囊区分。

不具备荧光显微镜的实验室,可染色后先在光镜低、高倍镜下过筛检查,见有小红点时再转用油镜观察,这样可提高检出速度和准确性。

(三)金胺-酚改良抗酸染色法

先用金胺-酚染色后,再用改良抗酸染色法复染,然后置光镜下观察。卵囊同改良抗酸染色法所见,但非特异性颗粒被染成蓝黑色,两者颜色显然不同,极易区别,使检出率和准确性都明显提高。

十二、改良酸醚离心沉淀法

改良酸醚离心沉淀法是检查人芽囊原虫的常用方法。其具体操作步骤如下:挑取花生大小粪便置离心管内,倒入50％盐酸7 mL,用竹签搅拌混匀后挑出较大粪渣,加入3 mL乙醚,混匀后剧烈振荡15 s,2500 rpm(离心半径13.5 cm)离心3 min;离心管自上而下分为4层,即乙醚层、脂性粪渣层、盐酸层及细微粪渣层,用竹轻轻将脂性粪渣层与管壁分离,吸管吸去上面3层,只留管底沉渣。加1滴2％碘液于玻片,取沉渣涂片,搅匀后加盖玻片镜检。

(郭见多)

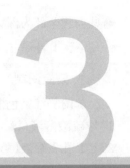

第三章
肝脏与胆管寄生虫

寄生于人体肝脏与胆管内的寄生虫主要有肝毛细线虫、华支睾吸虫、肝片形吸虫、细粒棘球绦虫和多房棘球绦虫等。这些寄生虫的成虫或幼虫在肝胆管内寄生时可造成肝胆及其肝组织的多种病理损伤，并引发相应临床症状。例如，肝毛细线虫成虫寄生于肝，可在肝内移行，造成肝组织的破坏、炎症反应、纤维组织增生及虫卵肉芽肿形成等；华支睾吸虫成虫寄生于人肝胆管内，其分泌代谢产物可引起肝脏及胆管甚至全身复杂的免疫病理反应，可导致胆管壁因结缔组织增生而变厚，管腔狭窄和纤维组织增生等；细粒棘球绦虫的棘球蚴和多房棘球绦虫的泡球蚴可直接造成肝脏的挤压、肝胆管堵塞、胆汁淤滞等，引起人棘球蚴和泡球蚴病（alveococcosis）。这些寄生虫病在临床上主要表现为肝脾肿大、肝门静脉高压和阻塞、腹痛、黄疸等，晚期则出现肝硬化、巨脾、腹水及上消化道出血等症状。除上述寄生于人体肝脏、胆管内的寄生虫外，在人体其他部位寄生的寄生虫也可引起肝胆的病变，约有数十种，如溶组织内阿米巴和日本血吸虫等。

第一节　肝毛细线虫

肝毛细线虫（*Capillaria hepatica*），同种异名有：肝脏居线虫、肝毛首线虫，隶属于鞭毛虫目（Trichurida）毛细科（Capillariidae）毛细线虫属（*Capillaria*），主要寄生于鼠类等多种哺乳动物，偶尔感染人。成虫寄生于人肝脏，可引起肝毛细线虫病（hepatic capillariasis）。

一、形态与生活史

（一）形态

1. 成虫

成虫细长，体前部狭长，后部膨大，比鞭虫纤细。雌虫长53～78 mm，宽0.11～0.20 mm，食道约为体长的1/3，尾端呈钝锥形，在食道稍后方有膜状隆起的生殖孔，位于体前1/4处。雄虫长24～37 mm，宽0.07～0.10 mm，食道约为体长的1/2，尾端有1个纤细的交合刺包裹在交合刺鞘内。

2. 虫卵

虫卵形态与鞭虫卵相似，但稍大。虫卵呈褐色，形似橄榄状，大小为(51～68) μm×(27～35) μm，卵壳厚，分两层，外层有明显的凹陷，两层之间有许多放射状纹。虫卵两端均有透明塞状物，但不凸出于外层。(图3-1)

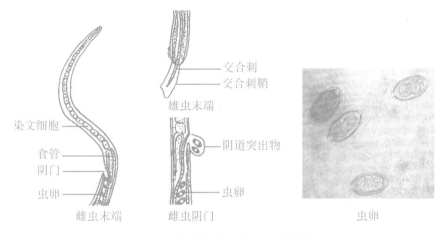

图3-1　肝毛细线虫成虫及虫卵形态

（二）生活史

成虫寄生于肝脏，产卵于肝实质中，虫卵沉积在肝组织中不发育，直至宿主死亡。动物宿主的肝脏被其他动物食入后，肝组织会被消化，虫卵释出，经消化道随粪便排出体外，污染环境；或动物宿主死亡后尸体腐烂，虫卵释出而污染土壤。虫卵在土壤中适宜的温度下发育为含胚胎的卵，即感染性虫卵，宿主因食入被感染性虫卵污染的食物或饮用被虫卵污染的水而感染。虫卵进入宿主体内24 h内于盲肠中孵出第一期幼虫，6 h内钻入肠黏膜，经肠系膜静脉、门静脉，约在感染后52 h内到达肝脏。在肝脏内于感染后3～4 d蜕皮1次发育为第二期幼虫，5～7 d经第2次蜕皮发育为第三期幼虫，感染后9～16 d经第3次蜕皮发育为第四期幼虫，感染后第13 d雄虫交合刺明显。第四期幼虫雄性是在感染后第18 d脱鞘，雌性则是在第20 d脱鞘。感染后21 d雌、雄虫性成熟，可见孕卵雌虫。虫卵出现在肝脏内的最早时间随动物种类不同而异，一般在感染后的20～30 d。雄虫寿命约40 d，雌虫约59 d(图3-2)。

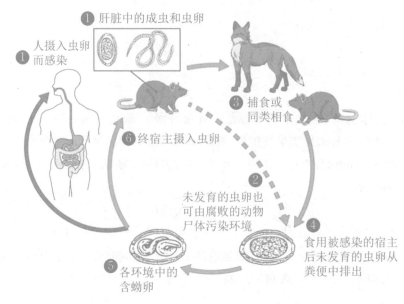

図3-2 肝毛细线虫的生活史

肝毛细线虫主要沉积在肝脏,也可异位寄生于宿主其他组织、器官,甚至脑组织中。

二、致病与诊断

(一)致病

肝毛细线虫的致病主要由于成虫在肝脏内移行、产卵,致肝脏肿大、充血,间有瘢痕组织肉芽肿所引起的病变。成虫产卵于肝组织中,虫卵不能排出体外,在肝内形成许多虫卵肉芽肿,肝实质被脓肿样病变及肉芽肿所破坏,致使肝脏肿大。肝脏病理组织学变化呈灶性坏死,由虫卵沉积而形成肉芽肿和脓肿样病变,在肝表面可见许多点状珍珠样白色颗粒,或灰色小结节,大小为0.1~0.2 cm。脓肿中心由成虫、虫卵和坏死的细胞所组成。虫体完整或部分崩解,被不定型的光亮的嗜酸性物质和嗜酸性粒细胞、浆细胞及巨噬细胞所包围。有些病灶内没有成虫,病灶由不定型的类纤维样物质组成,偶尔也有不含成虫或虫卵的中心呈干酪样的假结节。虫卵通常完好,有时有不同程度的溶解。肝的小静脉扩张、充血;管腔内可含有纤维块及血栓机化;肉芽肿或单个扩展,或互相融合。肉芽肿之间为完整的狭窄肝实质部分,大量肉芽肿的存在导致了肝脏实质的破坏,从而引起肝功能的丧失。

患者轻度感染不出现明显的临床症状;中、重度感染者则临床症状明显,起病急,出现嗜酸性粒细胞增多性肝炎,以发热、肝脾肿大、肝区疼痛、嗜酸性粒细胞显著增多、白细胞增多、高丙种球蛋白血症和低血红蛋白性贫血为特点。体温可达39~41 ℃,有盗汗现象。肝肿大可达肋缘下8 cm或更多,部分患者表现为脾肿大。肺部X线显示支气管和肺门阴影增加及肺炎病灶。患者以儿童多见,有厌食、恶心、呕吐、营养不良,严重者可表现为嗜睡、脱水等,以至死亡。呕吐物有时带血。此外,若肝毛细线虫侵袭肝以外的其他器官,如肺和肠道,患者则表现为咳嗽及少量的痰,或便秘或腹泻,粪便带血等。此时患儿脾气乖张,甚至有抽搐发作。

肝毛细线虫病的临床症状与犬弓首线虫所引起的内脏幼虫移行症、嗜酸性粒细胞性白血病、嗜酸性粒细胞性肉芽肿、Loeffler 氏综合征、热带嗜酸性粒细胞增多症和阿米巴肝脓肿等均有相似之处,应注意鉴别。

（二）诊断

确诊肝毛细线虫病较困难,大多数病例是在尸检时明确的。由于成虫寄生于肝脏,产卵于肝组织中,肝组织内有大量虫卵,因此肝组织活检虫卵是最可靠的诊断方法。另外,食入含肝毛细线虫卵的动物肝脏,虫卵通过消化道随粪便排出,可在粪便中查见虫卵,此为全假性寄生,并非真性感染。肝毛细线虫卵与鞭毛虫卵和菲律宾毛细线虫卵相似,要加以鉴别。

嗜酸性粒细胞显著增多可达85%,是诊断本病的重要线索。此外患者肝区不适、肝肿大、肝脏嗜酸性粒细胞增多性肉芽肿病灶等对诊断亦均具有参考意义。

可使用的免疫学检测方法包括间接免疫荧光实验(IIF)、间接血凝试验(IHA)和环卵沉淀试验等。

三、流行与防治

（一）流行

肝毛细线虫病广泛流行于世界各地。迄今为止,全世界确诊的肝毛细线虫病患者约有37例,分布于美国、墨西哥、加拿大、捷克、德国、意大利、瑞士、南非、西非、巴西、印度、土耳其、中国和韩国等国家。虽然世界范围内肝毛细线虫病的病例不多,但大多数都引起了严重后果,故应予以注意。

肝毛细线虫病是一种人兽共患性寄生虫病,鼠类是本病的主要传染源。我国鼠类的感染率为7.14%~76.83%。目前已知鼠类、河狸、犬、猴、黑猩猩、野猪、猫、欧洲野兔等20多种动物有自然感染。在动物之间的广泛传播是由于动物的相互蚕食,虫卵在动物之间相互传播,或感染动物的尸体腐烂和分解,虫卵释出污染环境等形成自然疫源地。有报道,猛禽捕食鼠类等可加快本病的传播周期,加重疫情。患病动物是人类感染的自然疫源。患者年龄为14个月~60岁,以低龄儿童感染为最多,患儿多有异嗜症(allotriophagy),成人感染者则多为精神失常者。感染与社会经济状况、个人卫生及饮食卫生差、居住条件简陋、屋内有鼠类活动等有关。

虫卵在外界发育需要适宜的温度、湿度及足够的氧气,在温度为23 ℃时,虫卵的胚胎完全发育成熟约需7周,在30 ℃时,约需4周。虫卵对环境有很强的抵抗力,在室温和相对湿度50%的条件下可存活1~2周,在冬季−15 ℃的低温下仍可存活,在湿润的鼠粪和肝碎片中能够发育。

（二）防治

人体感染与鼠类感染密切相关,预防的关键是搞好居住环境卫生,进行灭鼠和防止与鼠类接触。教育儿童养成良好的卫生习惯,讲究饮食卫生,应避免生吃保虫宿主的肝等。

阿苯达唑、噻苯达唑、甲苯达唑等治疗药物,对本病均有很好的疗效。

(陈兴智)

第二节　华支睾吸虫

华支睾吸虫(*Clonorchis sinensis*)俗称肝吸虫(liver fluke)。成虫寄生于人和多种哺乳动物的肝胆管内,引起华支睾吸虫病(clonorchiasis),又称肝吸虫病。该虫于1874年首次在一个印度华侨尸体的胆管内被发现。1975年在我国湖北省江陵西汉古尸体内找到该虫卵,后来又在当地战国楚墓古尸体内发现该虫卵,由此证明该虫在我国存在至少已有2300多年的历史。近年来,华支睾吸虫病的流行和危害得到国际上的重视,WHO"全球被忽视热带病报告"中,本病为17种"被忽视的热带病"之一。

一、形态

(一)成虫

虫体狭长,背腹扁平,前端略窄,后端钝圆。大小一般为(10~25) mm×(3~5) mm,形似柳叶状,半透明,体表无棘,活时呈肉红色,死后为灰白色。口吸盘略大于腹吸盘,口吸盘位于虫体前端,腹吸盘位于虫体腹面的前1/5处。消化道简单,口在口吸盘内,咽呈球形,食道短,后接肠支。肠支分2支,沿虫体两侧向后延伸直达后端,末端为盲端,不汇合。排泄囊似长袋状,略弯曲,前端达受精囊处,并向两侧发出2支集合管。肝吸虫生殖系统为雌雄同体。雄性生殖器官有睾丸2个,呈分支状,前后排列在虫体后1/3处。雌性生殖器官有卵巢1个,细小呈分叶状,位于睾丸之前。受精囊呈椭圆形,位于睾丸与卵巢之间。子宫在卵巢与腹吸盘之间,自卵模开始盘绕向前,与射精管同开口于腹吸盘前缘的生殖腔。卵黄腺为颗粒状,分布于虫体中段的两侧,自腹吸盘水平向后延伸至受精囊水平(图3-3)。

(二)虫卵

虫卵形似芝麻,黄褐色,是寄生人体最小蠕虫卵,大小为(27~35) μm×(11~19) μm,平均为29 μm×17 μm。前端较窄,卵盖明显,周缘卵壳增厚突起形成肩峰;另一端钝圆,有一似结节状小突起,称小疣。从粪便中排出时卵内已含有毛蚴(图3-3)。

(三)毛蚴

毛蚴呈卵圆形,前段钝圆,后端较窄,周身被有纤毛。大小为32 μm×17 μm。体前端有一乳突,其前端有刺1根。体内可见一发育不全的袋形消化器官和腊肠状的分泌腺,体后部可见到8~20个生殖细胞、1对焰细胞和原始的中枢神经节。

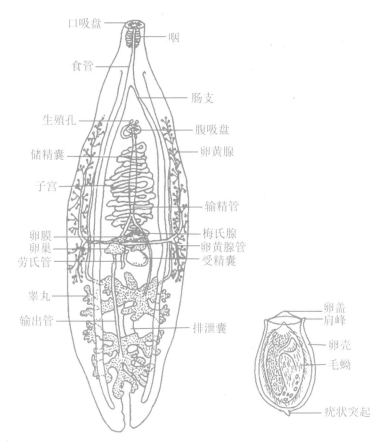

图3-3 华支睾吸虫生活史主要阶段形态

（四）胞蚴

胞蚴呈长袋形,不活动,成熟胞蚴内含许多早期雷蚴。

（五）雷蚴

雷蚴袋状,有咽-肠及生殖细胞团,此生殖细胞团逐渐发育为尾蚴。

（六）尾蚴

尾蚴略呈烟斗状,分为圆筒形的体部和弯曲的尾部,体前端的背面有眼点一对,尾较长不分叉。体表具小刺,口吸盘呈椭圆形,腹吸盘小,约为口吸盘的1/3。

（七）囊蚴

囊蚴为椭圆形,平均大小为 $138\ \mu m \times 115\ \mu m$。囊壁有两层,透明,外层较厚,内层较薄,幼虫迂曲于囊内,不断做旋转运动。幼虫的口吸盘、腹吸盘、排泄囊明显可见,排泄囊呈椭圆形或类三角形,内含黑褐色折光性颗粒。

二、生活史

华支睾吸虫生活史具有典型的吸虫生活史特征,包括虫卵、毛蚴、胞蚴、雷蚴、尾蚴、囊蚴、童虫和成虫阶段(图3-4)。成虫寄生在人或哺乳动物(犬、猫等)的肝胆管内,严重时也可在胆囊、胆管内寄生,偶见于胰腺管内。成虫产出的虫卵随胆汁进入小肠,随粪便排出体外。虫卵入水,被第一中间宿主淡水螺吞食后,在其消化道内孵出毛蚴,经胞蚴、雷蚴等无性增殖后,形成大量的尾蚴。成熟尾蚴从螺体逸出,在水中游动,可活1~2 d。尾蚴在水中若遇到第二中间宿主淡水鱼、虾类,则用吸盘吸附在鱼、虾的体表,并借助其头端腺体分泌的透明质酸酶、蛋白水解酶等溶组织物质以及尾部的运动使其体部侵入鱼、虾体内,钻入其肌肉等组织中发育为囊蚴。自尾蚴侵入鱼、虾体内至发育为成熟囊蚴,在水温25 ℃时,需30~40 d。

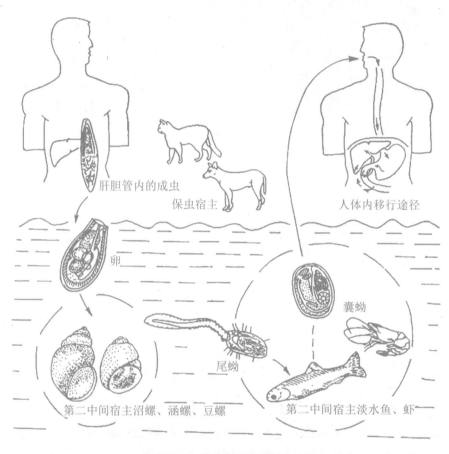

图3-4　华支睾吸虫生活史

囊蚴为肝吸虫的感染阶段,终宿主因食入含有活囊蚴的淡水鱼、虾而感染。囊蚴在小肠消化液作用下,囊内幼虫在十二指肠内破囊而出,称后尾蚴(童虫)。童虫逆胆汁流动的方向移行,经胆总管至肝胆管,发育为成虫。动物实验表明,童虫也可经血管或穿过肠壁经腹腔直达肝胆管内。即使将囊蚴注入动物腹腔,幼虫同样能破囊而出,移行至肝胆管,这可能与虫体本身所具有的组织向性有关。从食入囊蚴至粪便中出现虫卵约需1个月,犬、猫需20~30 d,鼠平均需21 d。肝吸虫每日产卵量为1600~4000个,平均约为2400个。成虫寿命一般为20~30年。

三、致病

病变主要发生在肝的次级胆管,亦可累及肝外胆管、胆总管、胆囊及胰腺管等,其程度因感染轻重和病程而异。成虫在胆管内吸附或蠕动,破坏胆道上皮及黏膜下血管,并吸食血液。虫体分泌物、代谢产物的刺激和机械性阻塞作用会引起胆管内膜及胆管周围的炎性反应,表现为胆管壁上皮细胞不断脱落、增生和纤维化,管壁变厚,管腔变窄,甚至堵塞,引起胆汁淤滞,梗阻上方的胆管出现局限性扩张,严重者出现阻塞性黄疸。由于胆汁流通不畅,易合并细菌感染,常导致胆管炎、胆囊炎或胆管肝炎。淤滞的胆汁中,可溶性葡萄糖醛酸胆红素在细菌性β-葡萄糖醛酸苷酶的作用下,形成难溶的胆红素钙,并与虫卵、死亡的虫体碎片、脱落的胆管上皮细胞等形成胆管结石,在胆石核心常可找到虫卵(图3-4)。

华支睾吸虫寄生还可致肝实质病变,常以肝左叶为主,可能因左肝管较右肝管粗而直,童虫较易进入。扩张的小胆管及胆汁的外渗,压迫肝内血管,使邻近肝细胞发生缺血和坏死,纤维组织向胆管伸展,包围小叶,并散布于肝细胞间,最后形成肝硬化,出现肝功能障碍。研究表明,肝损伤的机制与多种因素有关,除机械性作用外,脂质过氧化物、黏附分子、某些细胞因子(白细胞介素-2、肿瘤坏死因子等)均会对肝细胞造成损伤。肝受损可使人消化及营养吸收不良,引起宿主的营养或代谢紊乱,重者造成机体各器官的功能障碍。若脑垂体功能受损,则因生长激素分泌缺乏或不足,导致侏儒症。文献资料显示,华支睾吸虫虫体的机械性损伤和化学性刺激,可诱发癌变;华支睾吸虫感染与胆管细胞癌相关。2009年,WHO已将华支睾吸虫确定为胆管细胞癌的1类致癌物。

急性期病人多因一次食入大量华支睾吸虫囊蚴所致,潜伏期1个月左右。起病急骤,以发热、上腹部疼痛、腹泻、肝肿大为主要表现,伴血中嗜酸粒细胞增多。

本病一般表现为慢性过程,反复多次小量感染是其主要原因;急性期如未得到及时有效的治疗,也可演变为慢性。临床表现因虫荷的多少、病程长短、有无并发症及患者的机体反应而异。轻度感染者可无明显的自觉症状,或有较轻的消化道反应;中度感染者出现食欲不振、乏力、肝肿大、肝区疼痛、腹泻、消瘦及低热等体征。长期慢性感染可伴多种并发症。重度感染者症状明显加重,可形成肝硬化和门静脉高压。晚期常因上消化道出血、肝性脑病,或由于长期腹泻导致脱水和电解质平衡紊乱而死亡。儿童重度感染可伴有明显的生长发育障碍,甚至形成侏儒症。据报道,华支睾吸虫病的并发症和合并症多达21种,极易被误诊,应与肝炎,急、慢性胆囊炎,胃、十二指肠溃疡等疾病相鉴别。

四、诊断

通过询问病史,了解患者是否来自流行区,有无生食或半生食鱼、虾经历等,并结合实验室检查,可明确诊断。

(一)病原学检查

从患者粪便或十二指肠液内查见虫卵是主要的确诊依据。一般在感染后1个月就可从上述标本内找到虫卵。常见的检查方法很多,但常用的有粪便直接涂片法和浓集法。因肝吸虫虫卵很小,粪便直接涂片法的检出率较低,所以粪检常采用浓集法,以提高检出率。其中以改良加藤法、水洗倒置沉淀法、醛醚离心沉淀法及汞碘醛离心沉淀法的检出率均较高,约在90%以上。而十二指肠引流物的检出率最高,可达100%。在对怀疑华支睾吸虫病患者进行粪便检查时,应采取多次检查,以提高检出率。由于肝吸虫卵与猫后睾吸虫卵、异形异形吸虫卵及横川后殖吸虫卵的形态相似,粪检时应加以鉴别(表3-1)。

表3-1 肝吸虫卵与其他小型吸虫卵的形态比较

区别点	肝吸虫卵	猫后睾吸虫卵	异形异形吸虫卵	横川后殖吸虫卵
平均大小(μm)	29×17	28×13	(28~30)×(15~17)	(26.5~28)×(15.5~17)
形状	似芝麻粒	稍狭长	卵圆形	梨形或卵圆形
卵盖	隆起较明显	隆起较明显	隆起不明显	隆起不明显
肩峰	明显	不明显	不明显	不明显
卵末端突起	有,明显	有,明显	偶见	不明显
卵内毛蚴	不对称	不对称	对称	对称

（二）免疫学诊断

目前已应用的方法较多,包括皮内试验(ID)、间接血凝试验(IHA)、间接荧光抗体试验(IFAT)、酶联免疫吸附试验(ELISA)、免疫酶染色试验(IEST)及对流免疫电泳等(CIEP)。以脱脂的成虫冷浸抗原(1:5000)做皮内试验,与粪检阳性符合率为81%~94%;IHA为68.4%~98.7%;IFAT为60%~94%;EL1SA为90%~95%;CIEP为83.2%。其中,EL1SA的进展较快,方法有了不少改进,如夹心ELISA及ABC-ELISA等,既能检测血清抗体,又能检测血中循环抗原。因循环抗原水平与成虫排卵数呈正相关,故可用于估计感染度或考核疗效。此外,尚有凝胶扩散ELISA(Dig-ELISA)、放射免疫沉淀聚乙二醇测定法(RIPEGA)及免疫金银染色法(IGSS)等免疫诊断技术,检出率亦多在90%以上。免疫诊断用于流行病学调查不仅可提高效率,而且还便于动态观察。

（三）影像学检查

采用影像学检查,有助于肝吸虫病的临床诊断。B超检查可见肝内光点粗密不均,有团块状或小斑片回声,中小胆管呈现不同程度的弥漫性扩张,胆管壁增厚、粗糙、回声增强。CT检查可见肝内胆管从肝门向四周呈管状扩张,其直径与长度比基本都低于1:10,肝外胆管无明显扩张;被膜下小胆管呈囊样扩张,以肝周边分布为主,管径大小相近。少数病例胆囊内可见不规则组织块影。目前认为,CT是确诊本病较好的影像学检查方法。

五、流行与防治

（一）分布

本病主要分布在亚洲,如中国、日本、朝鲜、越南和菲律宾等国家。我国除新疆、内蒙古、甘肃、青海、西藏、宁夏等尚未报道外,包括台湾省、香港特别行政区在内的27个省(市、自治区)均有不同程度的流行;南方以广东和广西,特别是珠江三角洲一带为重流行区;北方以黑龙江、吉林、辽宁等省流行严重;长江流域、黄淮流域及部分丘陵地带呈轻、中度流行。2015年全国人体重要寄生虫病现状调查表明,我国仍有18个省(市、自治区)发现华支睾吸虫病感染,95%的感染者集中在广东、广西、黑龙江、吉林等省,流行区感染率为23.3%。我国华支睾吸虫病呈点片状流行,有一定的家庭聚集性。

（二）流行因素

1. 传染源

肝吸虫病为人兽共患寄生虫病,猫、犬、猪、狐狸、野猫、獾、水獭、貂鼠、黄鼠及其他哺乳动物均为肝吸虫的保虫宿主。病人、带虫者和保虫宿主均可作为传染源。在流行区,由于保虫宿主种类多,分布广,数量大,粪便对环境污染严重,因此在流行病学上具有重要的意义。

2. 传播途径

粪便处理不当,如直接在水中刷洗马桶、在鱼塘上建造厕所及动物随意便溺等,使虫卵有机会入水,此为该病传播的重要环节;水中同时存在第一、第二中间宿主,是虫卵得以继续发育的必要条件;生食或半生食含活囊蚴的鱼虾,是导致本病流行的根本原因。

肝吸虫的第一中间宿主淡水螺分布广泛,常与第二中间宿主淡水鱼、虾共同滋生在同一水域,是其在水体中完成幼虫期发育的便利条件。现已知可作为该虫第一中间宿主的淡水螺类有8种,常见的有纹沼螺、长角涵螺和赤豆螺等。这些淡水螺的存在是造成华支睾吸虫病流行不可缺少的条件。在我国已证实,可作为该虫第二中间宿主的淡水鱼有68种,主要为鲤科鱼类,如白鲩(草鱼)、黑鲩(青鱼)、鳊鱼、大头鱼、土鲮鱼和鲤鱼等。在某些流行区,小型野生鱼类,如麦穗鱼等,感染率很高。例如,在台湾日月潭地区,麦穗鱼的感染率可高达100%;在湖北调查发现流行区每克麦穗鱼的鱼肉中囊蚴多达6584个。此外,细足米虾及巨掌沼虾等淡水虾也可作为肝吸虫的第二中间宿主。淡水鱼、虾在本病的传播中起重要作用。

3. 易感人群

人群对本虫普遍易感,关键因素是食鱼习惯。各年龄段人群均可感染,最小者3个月,最大者87岁;以成年男性为主,50~55岁为感染率最高。广东、香港和台湾等地的居民喜食"鱼生"或"鱼生粥";安徽、江苏、山东等地的居民近年有吃醉虾的习惯;沈阳、江苏、北京、山东、四川等地的居民有爱吃未烤熟小鱼的嗜好;朝鲜族居民有以生小鱼佐酒的习俗,有些流行区捕鱼者习惯用口叼鱼、居民抓鱼后不洗手、炊事用具和器皿生熟不分、儿童则喜食生虾等。淡水鱼、虾中的活囊蚴进入了人消化道,从而引起了人的感染。由于肝吸虫囊蚴的抵抗力较强,如在醋中可活2 h,在酱油中能存活5 h,1 mm厚鱼肉在水温60 ℃时需经15 s囊蚴才能被杀死,因此若饮食不当,易致感染。

（三）防治

做好卫生宣传教育,改善饮食习惯,注意饮食卫生,不食未熟淡水鱼、虾,加强农村改厕等粪便管理措施,严禁新鲜粪便入水,以预防肝吸虫感染。加强牲畜及宠物(如猪、猫等)的管理,以免污染水源。消灭鼠类和控制其他保虫宿主等,防止传染源扩散。对养鱼池塘应及时清淤,控制淡水螺等中间宿主。同时,还要及时诊断和治疗病人。在流行区采取普查普治,也是控制肝吸虫病流行的重要措施之一。

目前,治疗肝吸虫病的常用药物是吡喹酮(praziquantel)和阿苯达唑。吡喹酮为首选药,用法以25 mg/kg,3次/d,连服2 d,总剂量以150 mg/kg为宜。阿苯达唑以10 mg/kg,2次/d,连服7 d为最适剂量。

(付琳琳)

第三节　肝片形吸虫

肝片形吸虫(*Fasciola hepatica*),又称肝片吸虫,是寄生在哺乳动物胆管内的大型吸虫,主要侵袭牛、羊等草食类家畜,偶尔寄生于人,引起肝片形吸虫病(fascioliasis),是一种人畜共患寄生虫病。

一、形态与生活史

肝片形吸虫的形态及生活史与姜片虫相似。

(一) 成虫

成虫虫体较大而肥厚,背腹扁平,呈生姜片状,活时棕红色,死后或固定后为灰白色,大小为(20~50) mm×(8~13) mm。虫体前部比后部略宽,前端有明显突出,称头锥。体表密布细小皮棘;口吸盘较小,位于头锥前端;腹吸盘稍大,位于头锥后方,两吸盘之间有生殖孔。消化系统由口、咽、食管及肠支组成。肠支有很多小分支,呈树枝状。睾丸2个,较大且高度分支,前后排列在虫体中部。卵巢1个,较小且分支较细,位于睾丸前侧,腹吸盘后方的右侧。子宫袋状、较短,盘曲在卵巢与腹吸盘之间,内充满褐色的虫卵。

(二) 虫卵

虫卵呈长椭圆形,淡黄色,大小为(130~150) μm×(63~90) μm。卵壳薄,分两层。卵一端有一小盖,卵内含1个卵细胞和许多卵黄细胞,但卵细胞常不易见到。此卵与姜片虫卵类似,注意鉴别。

(三) 生活史

成虫寄生在终宿主(主要为牛、羊和其他哺乳动物)的肝胆管内,虫卵随胆汁流入肠腔,随粪便排出,在22~26 ℃的水中经9~14 d孵出毛蚴。毛蚴主动侵入中间宿主椎实螺体内,经胞蚴、母雷蚴、子雷蚴和尾蚴几个阶段发育繁殖,约5周后成熟尾蚴自螺体逸出,附着于水面或水生植物茎叶上形成囊蚴。终宿主因食入囊蚴而感染。在十二指肠中,囊蚴在消化液作用下脱囊成童虫,穿过肠壁进入腹腔,移行至肝脏,在肝组织中游走,以肝组织为食,数周后再移行至肝胆管内,发育为成虫。完成一个生活史周期大约需11周(图3-5)。每条成虫每日可产卵20000个左右。成虫在人体存活的时间可长达12年。

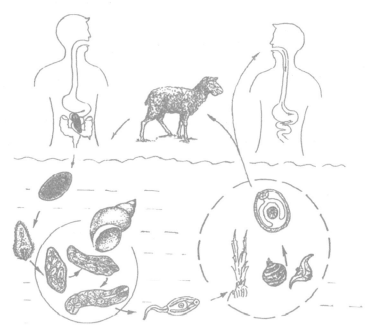

图3-5 肝片形吸虫生活史

二、致病与诊断

肝片形吸虫的童虫和成虫均具致病性。童虫经小肠、腹腔和肝实质向肝胆管内移行过程中,可造成机械性损伤及代谢产物的化学刺激,引起肠壁灶性出血和广泛的损伤性肝炎,童虫还可损伤血管导致肝实质梗死。在急性期,可突发高热、肝肿大、贫血和嗜酸性粒细胞明显增高,并常伴有胀气、呕吐、腹痛、腹泻或便秘等消化系统症状;在慢性期,成虫寄生在胆管内,可引起胆管炎、胆囊炎、胆管上皮增生和胆管阻塞,出现低白蛋白血症和高丙种球蛋白血症。主要临床表现为乏力、右上腹疼痛或胆绞痛、恶心、厌油、贫血、黄疸和肝肿大等;在晚期常出现贫血。有时虫体在向肝胆管内移行过程中,因部分童虫滞留在腹膜、腹腔、腹壁肌肉、肺、脑、眼眶、膀胱及皮下等处,形成异位寄生,则表现为相应的临床症状。某些流行区的居民有生食牛肝、羊肝的习惯,虫体也可寄生在咽部,引起咽部肝片形吸虫病。

(一)病原学检查

从患者粪便或十二指肠液内查见虫卵为确诊依据,其检查方法均与肝吸虫病的诊断方法相同,但轻度感染者因虫卵较少,易于漏诊。肝片形吸虫卵与姜片虫卵、棘口吸虫卵相似,应注意鉴别。

（二）免疫学诊断

一般在感染后两周左右即可检出。常以纯化的成虫抗原或排泄分泌物抗原作皮内试验（ID）、对流免疫电泳（CIE）、酶联免疫吸附试验（ELISA）、间接血凝试验（IHA）和间接荧光抗体试验（IFA）等方法，检测患者血清中的特异抗体均有较好的辅助诊断价值。由于肝片形吸虫与其他吸虫有较多的共同抗原成分，难免发生交叉反应，因此其阳性结果应结合其他检查和临床分析。

（三）影像学检查

超声波、MRI、CT检查均有助诊断。如B超检查，可显示不同程度肝肿大，肝实质不均匀，肝胆管扩张，胆囊壁肥厚，有时可见胆道内肝片形吸虫呈现0.3~0.5 cm圆形阴影。

三、流行与防治

肝片吸虫病是一种人畜共患寄生虫病，主要分布于欧、亚、非及拉丁美洲等40多个国家，呈散发性，偶有流行。我国第一次寄生虫流行病学发现片形吸虫感染者为157例（其中肝片吸虫148例），全国感染人数约为12万人。截至2011年，我国共报道肝片吸虫病例224例，分散于福建、江西、湖北、内蒙古、广西和云南等21个省（市、自治区）。由于该病长期被忽视，故实际患病人数远高于报道人数。

人体感染多因生食水生植物，如水芹、野生莴苣等。在低洼潮湿的沼泽地，牛、羊的粪便污染环境，又有椎实螺类的存在，牛、羊吃草时较易造成感染。

预防人体肝片吸虫病的主要措施是搞好卫生宣传教育，改善饮食习惯，注意饮食卫生，不生食水生植物，不饮生水，不吃未熟牛、羊内脏等。

治疗本病的药物主要有硫双二氯酚、吡喹酮和阿苯达唑等。

（付琳琳）

第四节　细粒棘球绦虫

细粒棘球绦虫（*Echinococcus granulosus*），又称包生绦虫。成虫寄生于犬科食肉类动物的小肠内，幼虫（棘球蚴或包虫）寄生于人或多种食草类动物的组织器官内，导致棘球蚴病（echinococcosis, hydatid disease），俗称包虫病或囊性包虫病。棘球蚴病是一种严重危害人类健康和畜牧生产的人兽共患寄生虫病，现已成为全球重要的公共卫生问题，在我国实行西部大开发战略中尤应引起重视。

一、形态

(一)成虫

成虫为绦虫中较小的虫种之一,体长为2~7 mm。整个虫体由头节(scolex)和链体(strobilus)组成,链体一般只有幼节、成节和孕节各一节组成,偶尔可多一节。头节略呈梨形,直径约0.3 mm,具顶突(rostellum)和4个肌性吸盘。顶突上有两圈小钩,28~60个,呈放射状排列。顶突顶端有多个梭形细胞构成的顶突腺(rostellar gland),其分泌物具有较强的抗原性。颈部含有生发细胞,具有再生能力。成节的结构与猪牛带绦虫相似,睾丸32~65个,分布在生殖孔水平线前后;卵巢一个,分成左右两叶,位于节片中纵轴的腹面。孕节几乎被充满虫卵的子宫占据,子宫具不规则的分支和侧囊,含虫卵200~800个(图3-6)。

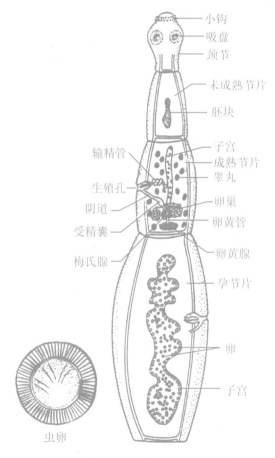

图3-6　细粒棘球绦虫成虫和虫卵

(二)虫卵

光镜下虫卵的形态特征与猪、牛带绦虫卵基本相同,难以区别,统称为带绦虫卵(图3-6)。

（三）棘球蚴

棘球蚴为圆形囊状体，单发或多发，其大小因寄生时间长短、寄生部位和宿主不同而异，直径可自数毫米至数十厘米不等。棘球蚴由囊壁、生发层（germinal layer）、原头节（protoscolex）、子囊（daughter cyst）、孙囊（grand daughter cyst）和囊液（hydatid fluid）等组成。囊壁分两层，外层是角皮层（laminated layer），由多层无细胞结构的膜状物组成，厚为1mm，乳白色，半透明，似粉皮状，质地脆，易破裂；内层为生发层（germinal layer），又称胚层，紧贴在角皮层内，富含细胞核、少量肌纤维及一些石灰小体，厚约10～20 μm，胚层向囊内芽生出许多原头节和生发囊（brood capsule）。原头节又称原头蚴，呈圆形或椭圆形，结构与成虫头节相似，但较小，缺顶突腺，大小为170 μm×122 μm，头节向内卷缩，顶突和吸盘凹入体内，保护小钩免受损害。生发囊又称育囊，囊壁仅有一个胚层，直径约1 mm，内含5～40个原头节。母囊的生发层可分泌出角皮层，形成与母囊结构相同的子囊，原头蚴或生发囊也可进一步发育为子囊。子囊内又可长出原头节、育囊，以及与子囊相似的孙囊。从囊壁上脱落的原头节、育囊、子囊均可悬浮于无色透明或微带黄色的棘球蚴液中，统称为棘球蚴砂（hydatid sand）或囊砂（图3-7）。

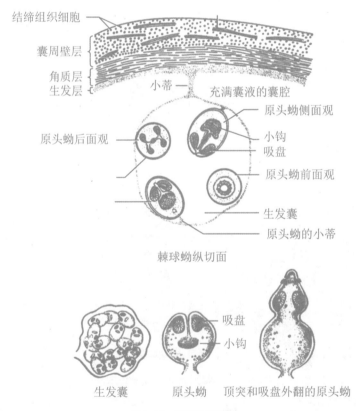

图3-7 棘球蚴形态

随着寄生时间的延长，一个母囊内可形成数以百万计的原头蚴，一旦破裂即可在中间宿主体内播散而形成许多新的棘球蚴。一个原头蚴在终宿主体内可发育为一条成虫。棘球蚴有时可自母囊向外衍生,危害性更大。有的棘球蚴内无原头节和生发囊,称为不育囊。

二、生活史

细粒棘球绦虫的终宿主是犬、狼等犬科食肉动物,中间宿主是牛、羊、骆驼及马等多种食草类动物和人(图3-8)。成虫寄生在终宿主犬、狼小肠上段,以吸盘和顶突上的小钩固着在肠绒毛基部隐窝内。孕节或虫卵随宿主粪便排出体外,污染牧草、水源及动物皮毛等。若中间宿主吞食虫卵或孕节,六钩蚴在肠内孵出,钻入肠壁随血流到达肝、肺等器官,经3~5个月发育成棘球蚴。含棘球蚴的牛、羊等动物的内脏被犬、狼吞食后,囊内原头蚴散出,吸附在肠壁上,经8周左右发育为成虫。由于每个棘球蚴包含许多的原头蚴,每个原头蚴又可发育为一条成虫,故每条犬、狼肠内寄生的成虫可达成千上万条。成虫的寿命为5~6个月。若卵或孕节被人误食后,就会导致人的棘球蚴病。

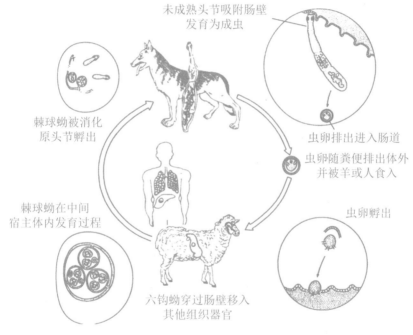

图3-8 细粒棘球绦虫生活史

三、致病

棘球蚴对人体的危害一般为单个囊性病变,又称囊性棘球蚴病或囊性包虫病,以机械性损害为主。六钩蚴侵入人体组织后,可引起急性炎症反应和细胞浸润,在此过程中部分六钩蚴被杀死,未被杀死的即形成纤维性外囊,逐渐发育成棘球蚴。棘球蚴的生长速度因寄生部位而异,一般在感染后半年直径可达0.5~1 cm,以后每年增长1~5 cm,其大小与寄生部位和时间直接相关。棘球蚴在人体内可存活40年甚至更长时间。

棘球蚴在人体常见的寄生部位依次为肝(69.9%),多见于肝右叶、肺(19.3%)和腹腔(3%),其余分布于脾、脑、盆腔、肾、骨、胸腔、纵隔、胸壁、膈肌、胰腺、乳腺、咽、淋巴、皮下、肌肉及心脏等处。由于棘球蚴不断生长和发育,对其周围组织和器官造成机械性压迫,引起细胞坏死、受累组织和器官萎缩。若棘球蚴液渗出或溢出便会引起毒性或超敏性反应。原发的棘球蚴一般为单个寄生,继发感染常为多个,可同时累及多个器官。棘球蚴病的临床表现极其复杂,常见症状和体征主要有以下几种:

(一) 局部压迫和刺激症状

受累部位有隐痛和坠胀感,若寄生于肝脏,肝区可有疼痛、上腹饱胀感、消化不良、肝肿大等;寄生于肺部,可引起咳嗽、咯血、胸痛等呼吸系统症状;若寄生于脑,则可出现颅内压增高的一系列症状。

(二) 全身中毒症状

患者可出现食欲减退、消瘦、贫血、发育障碍、恶病质等。

(三) 包块形成

位于体表的包块可有棘球蚴震颤。

(四) 超敏反应

常有荨麻疹、血管神经性水肿、嗜酸性粒细胞增多和过敏性休克等。

棘球蚴一旦因外伤或手术不慎造成破裂,大量囊液外流,可进入胆道、腹腔或胸内等部位,引起胆道梗死、急性弥漫性腹膜炎等症状。囊内原头节、子囊等进入体腔等处,可引起继发性棘球蚴病;严重常可引起过敏性休克,甚至死亡。

四、诊断

(一) 病原学检查

确诊依据是对疑似患者的痰液、尿液、腹水或胸水做直接镜检,如查见棘球蚴砂或棘球蚴碎片即可确诊。由于棘球蚴脆弱易破,一般禁止以穿刺作为诊断措施,以免引起过敏性休克或继发性棘球蚴病。对疑似患者应详细询问病史,如询问是否来自疫区或有无到过疫区,以及与犬、羊等动物和皮毛接触史。对具备手术指征的患者,可手术摘除可疑棘球蚴,并对摘除物进行病理检验,以进一步确诊是否为棘球蚴病。

(二) 免疫学诊断

该方法是棘球蚴病辅助诊断的重要手段。

1. 检测抗体

常用的方法有皮内试验、间接血凝试验(IHA)、对流免疫电泳(CIEP)、酶联免疫吸附试验(ELISA)、胶乳凝集试验(LAT)和间接荧光抗体试验(IFA)等。其中,IHA、ELISA和CIEP法检出率较高。ELISA法操作简便、快速、敏感性和特异性均较高,目前常采用有Fast-ELISA、Dot-EL1SA和单克隆抗体竞争ELISA法。IHA检出率一般约为80%。CIEP可用于术后疗效评价,其敏感性和特异性均较高,一般在术后3~7个月内转阴。

2. 检测抗原

对疑似棘球蚴病的患者采用Dot-ELISA法检测患者血清中循环抗原和循环免疫复合物,可以提高检出率并可对疗效进行评价。

目前免疫诊断所用抗原,一般是用人、动物的棘球蚴砂或囊液制备的粗抗原,检测时与其他绦虫感染者会发生不同程度的交叉反应。用纯化抗原可提高特异性,但敏感性降低。对棘球蚴病的免疫诊断一般认为应采取综合方法,先经皮内试验筛选后,再加2~3项血清学试验以互相弥补不足,可提高诊断的准确率。

(三)影像学诊断

影像学特征在包虫病的诊断上有重大价值,常见有X线、B超、CT、MRI或同位素扫描等影像诊断方法进行诊断和定位。肝包虫病以B超扫描为主要手段:单纯型包囊显示为边界清楚的无回声液性暗区,后壁回声增强,较大而完整的包囊可见双层壁;成熟的包囊由于囊砂增多,显示囊内浮动光点和沉积于底部的光点。内囊分离时呈典型的双层壁结构,有特异性诊断意义;内囊破裂时可见囊液中的"水百合花征";多子囊的包囊显示囊内厚薄不均的高回声分隔,形成峰房状或车轮状结构。实变的包囊显示为高回声实性肿块,无后壁增强影,不易与肿瘤鉴别;钙化的包囊壁呈强回声,伴有声影,形状可呈环齿形,点片状或多数环形小圈。肺包虫病以X线检查为主:直径小于2 cm肺包囊为密度较低、边缘粗糙、模糊不清的球形阴影;较大的包囊轮廓清晰,边缘整齐,界限锐利,密度均匀,圆形、卵圆形或有切迹呈分叶状、单发或多发的孤立实影。由于包囊的挤压可出现气管、心脏的移位,故肺下叶的包囊可出现随呼吸而变形的特征。为了鉴别诊断或有特殊需要时,可做CT或MRI检查。

五、流行

(一)分布

细粒棘球绦虫主要分布于世界各地的畜牧区,在欧洲、南美洲、北美洲、大洋洲、非洲和亚洲都有流行。我国是世界上棘球蚴病流行较严重的国家,主要流行于西北广大牧区,如新疆、宁夏、青海、内蒙古、西藏、甘肃和四川等西部地区,其次是陕西、山西、河北等部分地区。另外,在辽宁、吉林、黑龙江、云南、贵州、广西、河南、湖南、上海及福建等省(市、自治区)也有散发病例报道。迄今为止,全国已有23个省(市、自治区)有本病流行。细粒棘球绦虫的流行在一定的自然环境中终宿主及中间宿主具有较为固定的动物间循环关系链,由此可分为两种类型:① 森林型:主要在狼、犬和鹿之间形成野生动物循环,分布于较寒冷的地带。② 畜牧型:主要为羊—犬、牛—犬和猪—犬等犬和偶蹄类家畜之间形成家畜动物循环,分布于世界各地的畜牧区。我国共有11种偶蹄类家畜有不同程度的感染,其中以绵羊感染最为严重,猪感染范围最为广泛。

据第二次全国人体重要寄生虫病现状调查报告显示(2001—2004),我国的棘球蚴病在人群中的血清阳性率为12.04%,患病率为1.08%,由此推算,目前我国有细粒棘球绦虫病人约有38万人,受棘球蚴病威胁的人口约6600万人。

（二）流行因素

细粒棘球绦虫对宿主有广泛的适应性,在流行区犬、狼、狐等犬科食肉动物和马、牛、羊、猪、鹿等偶蹄类食草动物构成了动物间的相互传播,是造成棘球蚴病广泛流行的主要原因。流行区的牧民几乎家家都养犬看家护畜,患棘球蚴病死亡的家畜或其内脏常用来喂犬,或抛于野外被狼、狐等吞食,脏器内的原头蚴便在犬等终宿主的小肠中发育为成虫,孕节或虫卵随粪便排出播散于院落、牧草和水源,家畜因吃草、饮水而感染。人在生产、生活活动中与牧犬、畜群密切接触,如与犬亲昵和嬉戏、挤奶和剪毛等,虫卵极易污染人手而造成感染。虫卵的抵抗力较强,可耐−56 ℃的低温,在干燥环境中可存活11~12 d,室温水中可存活7~16 d。一般的化学消毒剂不能杀死虫卵,虫卵可随人、畜、犬的活动及风、水、沙尘扩大污染范围。由于牧区卫生条件所限及饮食习惯,喝生水、生奶、吃生菜、饭前不洗手,吃饭时直接用手抓取食物等,也是造成人群感染的原因之一。非流行区的居民也可通过收购、加工来自流行区的动物皮毛而感染,均可误食虫卵而使人患棘球蚴病。

六、防治

预防人棘球蚴病应采取综合性的预防措施,主要包括以下几方面:

（一）加强卫生宣传教育

普及棘球蚴病知识,如养成良好的个人卫生和饮食习惯,不喝生水、生奶,不吃生菜,饭前洗手,用餐时不直接用手抓取食物等,谨防感染。

（二）加强卫生法规建设和卫生检疫

如强化对病畜内脏和尸体管理,采用深埋或焚烧等措施科学处理,防止被犬、狼吞食。另外,加强对屠宰场和个体屠宰户的肉类进行检疫等。

（三）严格管理病犬

圈养隔离病犬并给予驱虫治疗,对健康牧犬定期喂药预防感染。捕杀患棘球蚴病的病狼、病狐。

（四）普查普治

对牧区居民尽量做到早发现早治疗。2017年,我国印发了关于棘球蚴病的最新诊疗方案,进一步规范了棘球蚴病的诊断和治疗原则。目前,棘球蚴病的治疗仍需首先进行手术治疗,术中应避免囊液外溢,防止发生过敏性休克和继发感染。对早期小棘球蚴,可使用药物治疗,目前以阿苯达唑疗效最佳。甲苯达唑、吡喹酮等药物也有一定疗效。

第五节　多房棘球绦虫

多房棘球绦虫(*Echinococcus multilocularis*)的形态和生活史与细粒棘球绦虫基本相似,主要区别见表3-2。但其成虫主要寄生于狐,幼虫寄生于啮齿类或食虫类动物,也可寄生于人体组织器官内,引起泡球蚴病(alveococcosis),又称泡型包虫病(alveolar hydatid disease),或多房性包虫病(multilocular hydatid disease)。

表3-2　两种棘球绦虫的主要区别

主要区别点	细粒棘球绦虫	多房棘球绦虫
成虫		
体长	2～7 mm	1.2～3.7 mm
节片数	3～4节	4～5节
头节	顶突伸缩力强,28～60个小钩	顶突小,13～34个小钩
成节	睾丸32～65个,生殖孔前后都有	睾丸16～36个,多在生殖孔后
生殖孔	在节片一侧,中部偏后	在节片一侧,中部偏前
孕节	子宫具不规则的分支和侧囊	子宫无侧囊
幼虫	称棘球蚴,单房性,内含生发囊、原头蚴、子囊、孙囊、囊液等,囊壁分两层,囊壁外有宿主的纤维组织包绕	称泡球蚴,由无数大小囊泡相连聚集而成,内含囊液和原头蚴或含胶状物而无原头蚴,与周围组织间无纤维组织被膜分隔
生活史		
主要中间宿主	羊、牛、骆驼、猪、人	黄鼠、田鼠、沙鼠、小家鼠、人
主要终宿主	犬	狐、犬
在终宿主体内成熟的时间	8周或更长	约45 d

一、形态与生活史

(一)形态

成虫形态与细粒棘球绦虫基本相似,但虫体更小,体长为1.2～3.7 mm,常有4～5节。头节具顶突和4个吸盘,顶突上有13～34个小钩。成节生殖孔位于体侧中部偏前,睾丸16～36个,分布于生殖孔后方。孕节子宫结构简单、无侧囊,内含虫卵187～404个。其虫卵在光镜下与细粒棘球绦虫虫卵很难区别,亦呈圆形或类圆形,较细粒棘球绦虫卵小。泡球蚴由许多体积很小的小囊泡构成,囊泡呈圆形或椭圆形,直径为0.1～7 mm,内含胶冻状物和许多原头蚴,有的仅含胶状物而无原头蚴。泡囊壁由生发层和角质层构成,人是多房棘球绦虫的非适宜中间宿主,因此,人泡球蚴的囊泡壁角质层薄而不完整,内含胶冻状物而常无原头蚴。多房性囊泡增殖方式多以外生性出芽生殖为主,不断产生新囊泡,构成葡萄状的囊泡群,通常与宿主组织间没有纤维性被膜分隔,向四周组织侵蚀,使四周组织产生慢性炎症反应。

（二）生活史

多房棘球绦虫终宿主主要是狐,其次是狗、狼、獾和猫等。中间宿主主要为啮齿类动物,如田鼠、麝鼠、仓鼠、大沙鼠、小家鼠和褐家鼠等,在我国发现的中间宿主还有黄鼠、长爪砂鼠、鼢鼠、牦牛、绵羊等,人是其非适宜宿主(图3-9)。

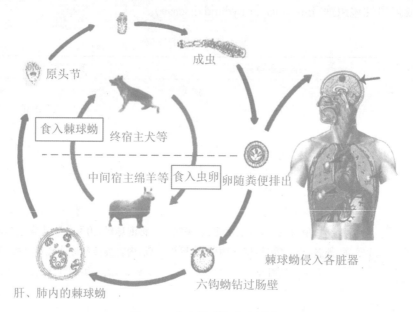

原头节

成虫

食入棘球蚴

终宿主犬等

中间宿主绵羊等 食入虫卵

卵随粪便排出

棘球蚴侵入各脏器

六钩蚴钻过肠壁

肝、肺内的棘球蚴

图3-9 多房棘球绦虫生活史

当体内带有泡球蚴的鼠或其他动物内脏被狐、狗或狼等吞食后,原头蚴在其消化道内约经45d发育为成虫。成虫寄生在终宿主小肠内,孕节和虫卵随粪便排出体外。鼠类常因食入终宿主粪便而感染,虫卵在中间宿主体内发育为泡球蚴。地甲虫由于喜食狐粪而在消化道内和体表均携带有虫卵,鼠类因捕食地甲虫而感染。人因误食虫卵而感染。

二、致病

人泡球蚴病通常比棘球蚴病更为严重,其对人体的危害包括直接侵蚀、机械压迫和毒性损害。泡球蚴在肝实质内不断向外芽生,形成无数的泡球蚴小囊,似蜂窝状,渐渐长满整个肝脏,直接破坏肝组织,形成巨块型泡球蚴,其中心缺血坏死、崩解液化后形成空腔或钙化;周围肝组织因受压而发生萎缩、变性,甚至坏死,由此产生的毒素再进一步损害肝组织,导致肝功能衰竭、肝性脑病,或诱发肝硬化、门脉高压,引起消化道大出血而造成死亡。泡球蚴病是以野生动物为主的人兽共患寄生虫病。泡球蚴生长速度较快,呈浸润性生长,受累器官在1～2年内就可形成很多泡球蚴小囊。人体泡球蚴病多发于20～40岁的青壮年,几乎100%

原发于肝,病程多在1~5年。肝内泡球蚴若侵入肝静脉分支,可向肺、脑及其他器官转移,导致继发性泡球蚴病。该病酷似肝癌,临床表现为食欲不振、消化不良、肝肿大或上腹部肿块、肝区疼痛、压迫或坠胀感、黄疸;晚期常出现恶病质、门脉高压及其他并发症而导致死亡。

三、诊断

用于棘球蚴病的各种诊断方法均适用于泡球蚴病诊断。询问病史,了解患者是否来自流行区,是否有与狐、狗及其皮毛的接触史;若体检发现肿块质地坚硬又有结节感时,应引起注意。B超检查可以辅助诊断,肝泡型包虫病显示肝内实质性占位性病变异常回声区,呈密集强光点或光团,有中央坏死时,显示液性暗区。另外,免疫学检查也有助于该病的诊断,因多房棘球绦虫患者与其他绦虫病人的血清有较明显交叉,为进行血清学鉴别诊断,可尝试用泡球蚴纯化抗原,如Em2进行ELISA或IFA检测,其阳性符合率可达95%。诊断泡球蚴病首先应注意与肝癌、棘球蚴病相鉴别;其次应与肝硬化、肝脓肿、黄疸型肝炎和肺癌等区别。

四、流行与防治

多房棘球绦虫主要分布在北半球高寒地带,从加拿大北部、美国阿拉斯加州,直至日本北海道、俄罗斯西伯利亚,遍及北美、欧、亚三洲。在我国,多房棘球绦虫主要分布于新疆、宁夏、青海、甘肃、四川、西藏、黑龙江、北京、陕西和内蒙古。迄今为止,我国泡球蚴病患者已逾900例。这些地区往往同时伴有细粒棘球蚴病流行。人多因捕抓、饲养狐狸或剥制狐皮而感染,也可能是误食被虫卵污染的食物和饮水而间接感染。多房棘球绦虫在野生动物之间传播,构成其自然疫源地,也成为人类感染的来源。

本病防治措施与棘球蚴病基本相同。

(唐小牛)

第六节　肝脏与胆管寄生虫的检查

病原学检查一般具有节约时间和费用、减少病人痛苦以及确诊疾病等优点。适用于人肝脏与胆管内寄生虫的检查方法较多,如粪便直接涂片法、改良加藤厚涂片法、自然沉淀法、倒置沉淀法(水洗沉淀法)、离心沉淀法、醛醚沉淀法、汞碘醛离心沉淀法、氢氧化钠消化法、十二指肠引流液检查法、组织活检法以及对痰液、尿液、腹水和胸水的直接镜检或离心镜检法等。有关方法详见其相关章节,本节仅介绍倒置沉淀法、十二指肠引流液检查法及棘球蚴砂的直接镜检或离心镜检法。

一、倒置沉淀法

取约0.5g粪便于浮聚瓶内,滴加少许蒸馏水调匀后,再滴加蒸馏水至大半瓶,用60目金属筛或双层湿纱布过滤至另一浮聚瓶中,细心滴加蒸馏水至满,但不要外溢。取一清洁玻片盖在浮聚瓶口上,将两者一起翻转,使浮聚瓶倒置于玻片上。静置15~20 min后,将浮聚瓶与玻片一起迅速翻转并立即提起玻片、快速翻片,翻片时谨防水滴洒落,然后直接镜检。本方法所用器材较少,无需化学试剂,简便快速,适用于华支睾吸虫卵等比重较大的蠕虫卵,但视野清晰度稍差。

二、十二指肠液检查

(一)十二指肠引流液检查

十二指肠引流液通常是指十二指肠液(D液)、胆总管液(A液)、胆囊液(B液)和肝胆管液(C液)的总称。操作方法是用十二指肠导管缓慢地插入十二指肠,抽取十二指肠液。由于标本来自不同部位,其色泽、性质也不相同,按抽获液体的先后依次分装在四个容器内,其中对肝胆系统寄生虫病有诊断意义的是来自胆囊的胆液(B液),色泽呈深黄绿色。将各部分十二指肠引流液分别滴于玻片上,加盖玻片后直接镜检。为了提高检出率,亦可用离心法浓集后再镜检,即将引流液加适量生理盐水稀释混匀后,分装于离心管内,以2000 rpm离心5~10 min,吸取沉渣涂片镜检。如引流物过于黏稠,可先加10%NaOH消化后再离心,但不适用于原虫滋养体的检查。十二指肠引流液主要适用于检查蓝氏贾第鞭毛虫滋养体、肝吸虫卵、肝片形吸虫卵、姜片虫卵、蛔虫卵、粪类圆线虫幼虫等。本方法往往在临床症状可疑而粪检阴性时采用。

(二)肠检胶囊法

将一粒装有尼龙线的胶囊让受检者吞入,尼龙线的游离端留于口外。胶囊被吞入后溶解,尼龙线释出、松开伸展,经3~4 h到达十二指肠和空肠,原虫滋养体可黏附于尼龙线上。轻轻地将尼龙线抽出,刮取其上附着物作生理盐水涂片镜检。此方法主要适用于检查蓝氏贾第鞭毛虫滋养体。

三、棘球蚴砂的显微镜检查

肝脏内的棘球蚴可由于外伤、挤压、震动、穿刺及炎症浸润穿孔或手术不慎等而造成破裂,大量囊液和棘球蚴砂(囊壁上脱落的原头蚴、生发囊、子囊等)外流,可进入胆道、腹腔、肺内和胸腔等部位。囊液和棘球蚴砂有可能随痰液和尿液排出,或进入腹腔和胸腔引起腹水或胸水,因此,从痰液、尿液、腹水和胸水查见棘球蚴砂或棘球蚴碎片具有确诊意义。从手术摘除的疑似棘球蚴肿物中查见棘球蚴砂也具有诊断意义。

方法步骤:将痰液、尿液、腹水和胸水等标本分别滴于玻片上,加盖玻片后直接镜检。为了提高检出率,亦可用离心法浓集后再镜检,即将尿液或腹水和胸水等加适量生理盐水稀释混匀后,分装于离心管内,以2000 rpm离心5~10 min,吸取沉渣涂片镜检,如查见棘球蚴砂或棘球蚴碎片,即可确诊。

(谷生丽)

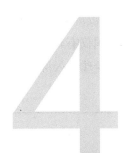

第四章
脉管系统寄生虫

脉管系统是人体心血管系统和淋巴系统的统称。在该系统内,血液和淋巴液周而复始地循环,参与人体新陈代谢、微生态环境的稳定以及机体防御等重要的生理功能。

脉管系统寄生虫是指通过直接或间接方式侵入人体心血管系统和淋巴系统,并在其内寄居、增殖和播散,引起脉管系统损害及相关组织脏器病变的各种寄生虫。在心血管系统中,疟原虫通过蚊媒叮吸人血侵入人体,大量破坏红细胞而导致疟疾;利什曼原虫通过白蛉叮吸人血侵入人体,大量破坏巨噬细胞而导致利什曼病;日本血吸虫尾蚴经皮肤侵入人体,成虫产出的虫卵大量沉积于肝脏与肠壁组织内,形成虫卵肉芽肿而导致血吸虫病;巴贝西虫通过蜱叮咬进入人体,钻入红细胞内而引发巴贝西虫病。在人体淋巴系统内,班氏丝虫、马来丝虫和帝汶丝虫通过蚊媒叮吸人血侵入人体,引起淋巴丝虫病;锥虫通过吸血昆虫的传播,进入人体血液和淋巴系统而引起锥虫病。2000年,联合国热带病防治规划(TDR)要求全球重点防治10种主要热带病,其中包括疟疾、血吸虫病、淋巴丝虫病、盘尾丝虫病、利什曼原虫病、非洲锥虫病和美洲锥虫病7种寄生虫病。除了盘尾丝虫病外,其余6种病原体均寄生于人体的脉管系统中,给人类健康和社会经济的发展带来严重的危害。

第一节　班氏吴策线虫与马来布鲁线虫

丝虫(filaria)是一类由吸血节肢动物传播的寄生线虫,属丝虫目,包括3科97属。已知寄生于人体的丝虫共有5属8种(表4-1),它们主要寄生于人体的淋巴系统、皮下组织和体腔内,引起丝虫病(filariasis)。由班氏吴策线虫(*Wuchereria bancrofti*)、马来布鲁线虫

（*Brugia malayi*）和旋盘尾丝虫（*Onchocerca volvulus*）所致的丝虫病对人体危害最为严重。我国仅有班氏吴策线虫病与马来布鲁线虫病流行。WHO于2012年提出，到2020年将实现全球消灭淋巴丝虫病的目标。

表4-1　人体寄生丝虫的寄生部位、传播媒介、致病性、地理分布及微丝蚴生物学特征

虫种	寄生部位	传播媒介	致病性	地理分布	微丝蚴主要形态特征
班氏吴策线虫（*Wuchereria bancrofti*）	淋巴系统	蚊	淋巴结和淋巴管炎、鞘膜积液、乳糜尿、象皮肿	世界性，北纬40°至南纬30°	具鞘膜、头隙长宽相等、体核分布均匀、无尾核、具夜现周期性
马来布鲁线虫（*Brugia malayi*）	淋巴系统	蚊	淋巴结和淋巴管炎、象皮肿	亚洲东部和东南部	具鞘膜、头隙长∶宽＝2∶1、体核不均、有尾核、具夜现周期性
帝汶布鲁线虫（*B.timori*）	淋巴系统	蚊	淋巴结和淋巴管炎、象皮肿	帝汶岛和小巽他群岛	具鞘膜、头间隙长∶宽＝3∶1、有尾核、具亚周期性
罗阿罗阿丝虫（*Loa loa*）	皮下组织	斑虻	皮肤肿块，也可致各脏器损害	西非和中非	有鞘膜、头隙长宽相等、尾端尖细，体核分布至尾端、在尾尖处有一较大的核（无尾核）
旋盘尾丝虫（*Onchocerca volvulus*）	皮下组织	蚋	皮肤结节、失明	非洲、中美和南美洲	无鞘膜、头隙长宽相等、尾端尖细、无尾核
链尾唇棘线虫（*Dipetalonemas-treptocerca*）	皮下组织	库蠓	常无致病性	西非和中非	无鞘膜、头隙长、尾部弯曲、体核较少、有尾核
常现唇棘线虫（*D.perstans*）	胸腔腹腔	库蠓	无明显致病性	非洲、中美和南美洲	无鞘膜、头隙长宽约相等、体核分布至尾端、尾钝圆、无周期性
奥氏曼森线虫（*Mansonellaozzardi*）	腹腔	库蠓	无明显致病性	中美与南美洲	无鞘膜、头隙长略大于宽、体核少、具尾核、无周期性

班氏吴策线虫是人体寄生丝虫中最普遍、最广泛的一种，除沙漠和干燥地区外，该虫几乎在热带、亚热带的国家和地区均有分布及感染人体的报道，引起人体班氏丝虫病（wuchereriasis）。马来布鲁线虫仅分布于亚洲。早在我国隋唐年间，古医书中即有冶病（淋巴管炎）、蓬病（象皮肿）及膏淋或热淋（乳糜尿）等丝虫病病征的记载。我国曾经是全球淋巴丝虫病流行较为严重的国家之一，从20世纪50年代开始，经过半个世纪的积极防治，我国现已成功阻断了丝虫病的传播，目前的任务主要是丝虫病的疫情监测。

一、形态

班氏吴策线虫与马来布鲁线虫的外部形态与内部结构基本相似。

（一）成虫

成虫呈丝线状，乳白色，表皮光滑，头后至尾部体表具环状横纹。成虫头端呈椭圆形或球形，头顶正中为口孔。雄虫尾部向腹面螺旋状卷曲2~6圈，雌虫尾部略向腹面弯曲。班氏吴策线虫较大，雄虫为（28.2~42）mm×（0.1~0.15）mm，雌虫为（58.5~105）mm×（0.2~0.3）mm；马来布鲁线虫雄虫为（13.5~28.1）mm×（0.07~0.11）mm，雌虫为（40~69.1）mm×（0.12~0.22）mm。两种丝虫雄虫的生殖器官为单管型，2根交合刺由虫体尾端的泄殖孔中向外伸出，大小与形状各异。雌虫的生殖器官为双管型，阴门在靠近头端稍后的腹面，子宫粗大管状。生殖方式为卵胎生，雌虫在阴门处直接产出幼虫微丝蚴（microfilaria）。

（二）微丝蚴

微丝蚴虫体细长，杆状，头端钝圆，尾端尖细，蛇形运动。经染色后虫体外鞘膜清晰可见，在虫体内见有许多圆形或椭圆形的体核。头端无体核区称为头间隙，在虫体前端1/5处有一神经环，近尾端腹侧有一肛孔。虫体尾端的体核称为尾核，尾核的有无视虫种而异。班氏微丝蚴和马来微丝蚴的形态鉴别要点如下（表4-2，图4-1）。

表4-2　班氏微丝蚴与马来微丝蚴形态鉴别要点

	班氏微丝蚴	马来微丝蚴
大小（μm）	（244~296）×（5.3~7.0）	（177~230）×（5.0~6.0）
体态	柔和、弯曲自然	硬直、大弯上有小弯
头间隙（长∶宽）	较短（1∶1或1∶2）	较长（2∶1）
体核	圆形或椭圆形，各核分开，排列整齐，清晰可数	椭圆形，大小不等，排列紧密，常互相重叠，不易分清
尾核	无	2个，前后排列，尾核处角皮略膨大

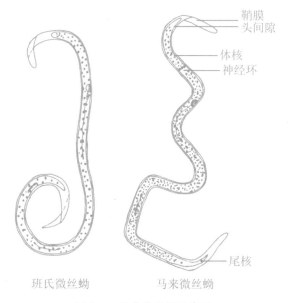

班氏微丝蚴　　　　马来微丝蚴

图4-1　丝虫微丝蚴示意图

二、生活史

班氏吴策线虫与马来布鲁线虫的生活史基本相似,包括幼虫在中间宿主蚊体内和成虫在终宿主人体内的发育两个阶段(图4-2)。

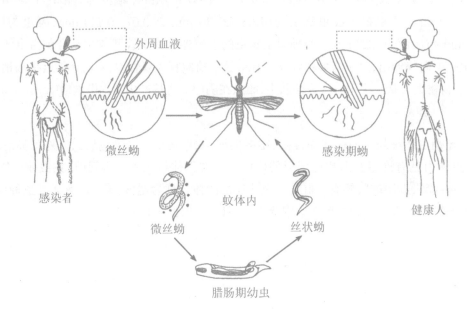

图4-2　两种丝虫生活史示意图

(一) 在蚊体内发育

当雌蚊叮咬外周血含有微丝蚴的感染者时,微丝蚴被吸入蚊胃。在蚊胃内,微丝蚴脱去鞘膜,穿过胃壁,经血腔侵入蚊胸肌,在胸肌中经2次蜕皮,由腊肠期、感染前期幼虫发育至感染期幼虫,即丝状蚴。丝状蚴离开胸肌经蚊血腔,移至蚊下唇。当蚊再次叮吸人血时,丝状蚴自下唇逸出侵入人体。

微丝蚴在蚊体内只发育,其发育所需时间与蚊虫的营养、环境的温度与湿度等因素有关。在适宜条件下,班氏微丝蚴在尖音库蚊体内发育至感染期幼虫需要10~16 d,马来微丝蚴在中华按蚊体内发育至感染期幼虫约需7.5 d。

(二) 在人体内发育

感染期幼虫经蚊刺破的皮肤伤口或毛孔侵入人体。一般认为,丝状蚴可以迅速移居于附近的淋巴管与淋巴结内寄生,经2次蜕皮发育为成虫。雌雄交配后,雌虫产出微丝蚴。大多数微丝蚴随淋巴液经胸导管进入血液循环,少数可停留于淋巴系统或出现于乳糜尿、乳糜胸腔积液、心包积液、血痰和骨髓中。自感染期幼虫侵入人体至发育成虫产出微丝蚴需3个月~1年。

两种丝虫成虫寄生人体部位不完全相同,马来布鲁线虫主要寄生于人上、下肢浅部淋巴系统,以下肢多见;班氏吴策线虫除寄生浅部淋巴系统外,主要寄生于深部淋巴系统中,如下肢、阴囊、精索、腹股沟、腹腔、肾盂等处。另外,班氏吴策线虫较马来布鲁线虫更多的异位寄生于乳房、眼前房、肺或脾内等部位。两种丝虫成虫寿命，一般为4~10年，个别可达40年。

人是班氏吴策线虫的唯一终宿主。马来布鲁线虫除寄生人体外，实验感染的周期型马来布鲁线虫还可以感染恒河猴、长爪沙鼠等动物。

微丝蚴白天滞留在人肺血管内，夜间出现在外周血液中。这种微丝蚴在外周血液中夜多昼少的现象，称为微丝蚴的夜现周期性（nocturnal periodicity）。世界上流行的不同地理株虫种间生物学特性有一定差异，可分为周期型、亚周期型和无周期型三种类型，周期性的形成机制目前仍不完全清楚。我国流行的班氏吴策线虫与马来布鲁线虫均属于夜现周期性，班氏微丝蚴在外周血液中通常在晚上10时至次日凌晨2时虫数达高峰，马来微丝蚴则在晚上8时至次日凌晨4时达高峰。遵循微丝蚴这一"昼伏夜现"的规律性，在病原学诊断时选择正确时间进行标本采集，能够显著提高检出率。

三、致病

有关丝虫病的发病机制至今尚未完全阐明。丝虫成虫及幼虫对人体均有致病作用，但以成虫为主。丝虫病的发生与发展取决于多种因素，与宿主的机体反应性、感染的虫种与数量、虫体寄居部位等因素相关。人体感染丝虫后，可以表现为无症状称为带虫者；出现症状与体征者称为病人。病人有微丝蚴血症和无微丝蚴血症两种类型。

丝虫病的严重性主要为慢性阻塞性病变过程，潜伏期通常4~5个月。有临床症状与体征的患者，其发病过程可分为急性期的过敏和炎症反应与慢性期的阻塞性病变两种类型，慢性期阻塞病变可导致永久性残疾。此外，还有隐性丝虫病和少见的特殊临床表现类型。

（一）急性期超敏和炎症反应

丝虫成虫和幼虫的分泌物、排泄物、死亡虫体的裂解产物等可作为致病因子直接刺激机体产生局部和全身淋巴系统的急性期超敏反应和炎症反应，表现为淋巴管的嗜酸性粒细胞浸润、局部形成肉芽肿和淋巴管阻塞等病变。研究发现，沃尔巴克氏体（Wolbachia）为丝虫整个生长发育过程中的一种必需共生菌，其细胞壁中的脂多糖（LPS）是丝虫患者出现淋巴管炎、淋巴结炎和丝虫热的重要促炎因子。一方面，LPS可激活单核细胞、巨噬细胞、中性粒细胞等细胞膜上的Toll样受体，引发TNF-α、IL-1、IL-6和IL-8等急性炎症因子的释放；另一方面，LPS亦可刺激宿主产生IL-4、IL-10、TGF等抗炎介质，以控制机体过度的炎症反应，进而降低宿主的免疫防御能力。因此，在急性炎症时期，沃尔巴克氏体、继发感染的细菌与真菌及其他致病菌的协同作用，加剧患者淋巴管扩张、淋巴水肿、象皮肿等慢性淋巴系统病变的进展。

1. 淋巴管炎和淋巴结炎

淋巴管炎和淋巴结炎是班氏吴策线虫病和马来布鲁线虫病急性期的临床表现之一。病变好发于四肢，以下肢多见。患者可有发热、全身不适、受累淋巴结肿大疼痛等表现。淋巴管的肿胀和疼痛，可表现为自近端向远端的离心性发展的红线，进而患肢皮肤呈弥漫性红肿、发亮，有灼热和压痛感。

2. 精索炎、附睾炎和睾丸炎

精索炎、附睾炎和睾丸炎主要见于班氏吴策线虫病的急性期病变。因成虫寄居于精索、附睾和睾丸附近的淋巴管内而引发的炎症所致,常反复发作。

3. 丝虫热

周期性发作,患者可有畏寒、发热、头痛、关节酸痛等全身症状。

(二) 慢性期阻塞性病变

由于急性期丝虫病患者的病程迁延不愈、反复发作,使受损的淋巴结和淋巴管结构和功能病变进一步加重,逐渐发展为功能障碍性的慢性淋巴丝虫病。

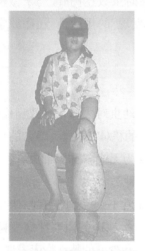

图4-3 丝虫病的慢性期阻塞性病变
(下肢象皮肿)

1. 淋巴水肿和象皮肿

由于急性期病情的反复发作,导致淋巴管炎症、扩张及阻塞,淋巴液回流障碍,受阻的淋巴液可透过淋巴管流入周围组织并聚积于皮下。淋巴管阻塞的早期反应可表现为淋巴水肿,随着淋巴液的不断渗透与聚积,导致局部皮肤增厚、变粗、变硬,进一步发展为永久性淋巴肿,即象皮肿(elephantiasis)。象皮肿多发生于下肢和阴囊,亦可发生于上肢、阴茎、股部、阴唇及乳房等处。上下肢象皮肿可见于两种丝虫病,而生殖系统象皮肿仅见于班氏吴策线虫病(图4-3)。

2. 鞘膜积液

鞘膜积液(hydrocele testis)多见于班氏吴策线虫病。病变阻塞于精索、睾丸淋巴管,引发睾丸鞘膜积液。在穿刺积液中可查见微丝蚴。

3. 乳糜尿

乳糜尿(chyluria)为班氏吴策线虫病人的常见症状。由于主动脉前淋巴结或肠干淋巴结受阻,由小肠吸收的乳糜液经腰淋巴干返流到泌尿系统,导致肾淋巴丛的曲张破裂,乳糜随尿排出。若肾淋巴管伴行的肾毛细血管破裂,则可出现乳糜血尿。

(三) 隐性丝虫病

隐性丝虫病又称"热带肺嗜酸性粒细胞增多症"(Tropical pulmonary eosinophila,TPE),约占丝虫病人总数的1%。主要表现为夜间阵咳、哮喘,持续超度嗜酸性粒细胞增多和IgE水平升高等症状。

四、丝虫免疫

丝虫感染者出现的细胞免疫功能低下和其他各种免疫现象,可能与多种因素作用有关,如丝虫抗原、黏附细胞、抑制性T细胞和血清抑制因子等;也可能与宿主对特异性抗原产生免疫耐受有关。

巨噬细胞可由Th1型细胞因子IFN-γ激活,释放炎症介质,参与炎症反应,这类巨噬细胞被称为经典激活的巨噬细胞(classically activated macrophage,CAMφ)。有些巨噬细胞可被Th2型细胞因子IL-4激活,参与淋巴细胞增殖的抑制过程,此类巨噬细胞称为旁路激活的巨噬细胞(alternative activated macrophage,AAMφ)。CAMφ的主要作用是参与丝虫感染和丝虫病的炎症反应;而AAMφ的主要作用是参与丝虫感染和丝虫病的免疫调节。

有学者提出了AAMφ/CAMφ平衡学说,认为寄生于淋巴系统的丝虫释放排泄分泌(ES)抗原进入淋巴管,诱导Th2型免疫应答产生AAMφ;丝虫死亡后可释放专性胞内菌,后者的LPS激发CAMφ,诱导Th1细胞发育,介导周围组织的炎症反应。活成虫不断释放ES,激活AAMφ控制炎症反应,促进Th2应答。丝虫的死亡则促使免疫应答向Th1偏移,加重炎症反应,产生慢性病理损害。

五、诊断

在流行区,若发现有淋巴管炎、淋巴结炎及反复性发热的患者,临床上应考虑感染丝虫病的可能,而对于出现象皮肿、鞘膜积液或乳糜尿等体征的患者,一般可做出初步诊断,确诊需依据实验室检查。

(一)病原学检查

从病人的外周血、体液或活检物中查检到微丝蚴或成虫可作为本病的确诊依据。采血时间需考虑微丝蚴的夜现周期性,以晚上9时至次日凌晨2时为宜。

1.厚血膜法

厚血膜法是检查微丝蚴的首选方法。取末梢血3大滴(相当于60 mm³)涂成厚血片,染色后镜检,可鉴别虫种。

2.新鲜血滴法

取末梢血1大滴加玻片镜检,可观察微丝蚴的正常活动,但不能鉴别虫种。

3.海群生白天诱出法

白天给待检者口服海群生(hetrazan,又称乙胺嗪,diethylcarbamazine,DEC)2～6 mg,服药30～60 min后采血检查。此方法可用于夜间取血不方便的门诊病人,但对低密度感染者易漏检。

此外,可采用离心沉淀物涂片法检测鞘膜积液、乳糜尿、淋巴液、腹水和胸腔积液中的微丝蚴,也可用直接查虫法和活组织切片法检查淋巴管、淋巴结和组织内的虫体。

(二)免疫学诊断

病人血清中的特异性抗体或抗原,供临床辅助诊断、流行病学调查及疗效考核等。常用的方法有:间接荧光抗体试验(IFAT)、免疫酶染试验(IEST)、酶联免疫吸附试验(ELISA)、免疫金银染色法(IGSS),以及目前WHO推荐应用的免疫色谱技术(Immunochomato-graphic,ICT)。

（三）分子生物学诊断

PCR技术因其高度敏感、特异及操作简单快捷等优点，已广泛应用于丝虫病诊断及流行病学研究。1994年由WHO、世界银行等资助，开启了马来布鲁线虫基因组计划研究工作组。DNA杂交试验和PCR可用于微丝蚴血症检查，血中微丝蚴量少和需行虫种鉴定者尤为适用。有报道采用PCR-ELISA方法可特异地检测出50 μL血液中马来微丝蚴的感染负荷量。

六、流行

（一）流行

班氏吴策线虫病呈世界性分布，包括亚洲、非洲、拉丁美洲及太平洋的某些岛屿上均有本病流行；马来布鲁线虫病仅流行于亚洲。据WHO报告，全球有81个国家、大约1.2亿人感染淋巴丝虫病，估计有14.3亿人生活在丝虫病流行和有感染危险的地区。大约65%的高危人群居住在东南亚地区，30%在非洲地区，其余在其他热带国家与地区。

丝虫病曾是我国较为严重的五大寄生虫病之一。在山东、河南、江苏、浙江、上海、安徽、江西、湖北、湖南、四川、重庆、贵州、广东、广西、福建、海南和台湾17个省（市、自治区）都曾有丝虫病的流行。经过多年的积极防治，2008年，WHO正式宣布中国消除了丝虫病。

（二）流行环节及流行因素

（1）传染源。微丝蚴血症阳性的病人和带虫者。

（2）传播媒介。在我国，班氏吴策线虫病的传播媒介主要是淡色库蚊（*Culex pipienspallens*）与致倦库蚊（*C. pipiensfatigans*），其次是中华按蚊（*Anopheles sinensis*）。马来布鲁线虫病的主要传播媒介是中华按蚊和嗜人按蚊（*Anopheles lesteri anthropophagus*）。在东南沿海地带，东乡氏伊蚊（*Aedes togoi*）也是两种丝虫病的传播媒介之一。

（3）易感人群。人群皆易感。

七、防治

（一）消灭传染源

1994年，WHO提出防治丝虫病的群体化疗方式，以达到消灭传染源的目的。我国于2006年达到消灭丝虫病的目标，其成功经验包括：① 反复查治；② 查治结合疫村全民服药；③ 海群生药盐防治。

对微丝蚴血症阳性者主要采用抑杀病原体的治疗，使用药物有海群生和伊维菌素（ivermectin）。对群体性治疗，采用海群生药盐在流行区大面积投放使用。

（二）防蚊灭蚊

搞好环境卫生，清除蚊虫滋生地。应用低毒高效杀虫剂，消灭传播媒介，同时应做好个人防蚊措施。

目前，我国丝虫病防治工作的重点是在流行区做好后期疫情监测工作。一方面，继续监测流行区居住人群,进行普查血检微丝蚴及免疫学检测,控制传染源;另一方面,进行蚊媒监测,了解蚊媒的感染率和感染度,掌握丝虫病流行趋势;并完善防蚊设施,防止丝虫病的疫情复发。

(蔡　茹)

第二节　日本血吸虫

　　血吸虫属扁形动物门(Phylum Platyminthes),吸虫纲、复殖目、裂体科、裂体属,亦称裂体吸虫(schistosome),是一类需要中间宿主和终宿主完成生活史的雌雄异体的复殖吸虫,可引起人兽血吸虫病(schistosomiasis)。寄生于人体的血吸虫主要有日本血吸虫(*Schistosoma japonicum*)、曼氏血吸虫(*Schistosoma mansoni*)和埃及血吸虫(*Schistosoma haematobium*)三种(图4-4),其成虫和虫卵的主要形态特征、鉴别要点及生物学特性见表4-3。此外,在一些地区尚有少见的间插血吸虫(*Schistosoma intercalatum*)、湄公血吸虫(*S. mekongi*)和马来血吸虫(*Schistosoma malayensis*)感染人体的病例报告。血吸虫病主要流行于非洲、南美洲以及亚洲地区,是发展中国家较为重要的寄生虫病之一。

表4-3　寄生人体的三种血吸虫形态及重要生物学特性的主要区别

		日本血吸虫	曼氏血吸虫	埃及血吸虫
形态	雄虫大小(mm)	(12～20)×(0.5～0.55)	6～14	10～15
	雄虫表皮	无结节	结节明显,上有束状细毛	结节细小
	雄虫睾丸数(个)	6～8	2～14	4～5
	雌虫大小(mm)	(20～25)×(0.1～0.3)	(7～17)×0.25	(16～20)×0.25
	雌虫表皮	小体棘	小结节	末端有小结节
	雌虫卵巢位置	约在虫体中部	在虫体中部之前	在虫体中部之后
	雌虫子宫内卵数	50～200	1～2	10～100
	虫卵大小(μm)	(70～106)×(50～80)	(112～182)×(45～78)	(83～187)×(40～73)
	虫卵形态特点	卵圆形,侧棘短小	长卵圆形,有一大侧刺	纺锤形,有一个端刺
生活史	虫卵排出途径	粪便	粪便	尿
	成虫寄生部位	肠系膜下静脉、门静脉	肠系膜静脉、膀胱静脉丛	膀胱静脉丛、盆腔静脉丛
	虫卵主要沉积部位	肝、肠壁	肝、肠壁	泌尿生殖系统
	中间宿主	钉螺	雅致双脐螺	水泡螺
	重要的保虫宿主	牛、猪、兔等多种家畜及野生动物	狒狒、猴、田鼠等	田鼠、狒狒等

		日本血吸虫	曼氏血吸虫	埃及血吸虫
分布	虫体分布区域	亚洲(中国、日本、菲律宾、印尼)	非洲、拉丁美洲、亚洲	亚洲西部、非洲及欧洲南部
致病	主要所致疾病表现	黏液血便、肝脾肿大、腹水、门脉高压	似日本血吸虫病	终端血尿、排尿困难、肾盂积液

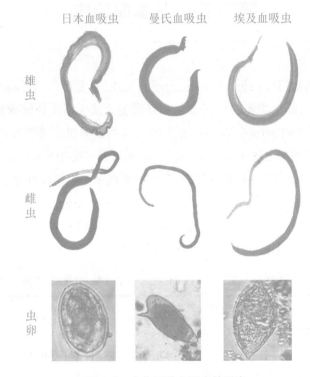

图4-4　人体三种血吸虫的形态

日本血吸虫由日本学者Katsurada于1904年首先从猫门静脉内发现并命名。据资料记载,早在2100多年前,我国长江流域、江汉平原和洞庭湖沼泽地带已有日本血吸虫病的流行。血吸虫病分布于长江中下游及其以南的12个省(市、自治区),属于中国五大寄生虫病之一,WHO确定的十大热带病之一。

一、形态

(一)成虫

成虫为圆柱状,外形似线虫。雌雄异体,雌虫常居于雄虫的抱雌沟(gynecophoral canal)内,呈雌雄合抱状态。雌雄虫前端都具有明显的口吸盘,雌虫腹吸盘不及雄虫腹吸盘发达。消化系统有口、食管和肠管。肠管在腹吸盘之前分左右2支,在虫体的中后部汇合为单一的盲管。成虫吸食血液,消化后的血色素沉积于肠管壁。

雄虫呈圆柱形,体表光滑,乳白色,虫体大小为(12~20)mm×(0.5~0.55)mm。自腹吸盘后,虫体背腹变扁,两侧向腹面卷曲,形成抱雌沟。7个卵圆形睾丸呈串珠样排列于腹吸盘之后虫体的背面。

雌虫较雄虫细长,前细后粗,因雌虫内有较多红细胞消化后残留物质,虫体为灰褐色,大小为(20~25)mm×(0.1~0.3)mm。卵巢呈椭圆形,位于虫体中后部。卵黄腺排列于末端肠管两侧。雌虫的发育成熟必须有雄虫的存在和合抱(图4-5)。

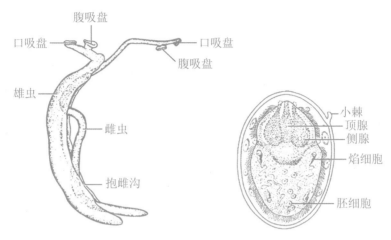

图4-5 日本血吸虫成虫(雌雄虫体合抱)和虫卵

（二）虫卵

虫卵呈椭圆形,淡黄色,成熟虫卵大小平均约89 μm×67 μm,卵壳厚薄均匀,无卵盖,卵壳一侧有小棘,但是日本血吸虫某些株缺乏侧棘,卵壳表面常黏附有被破坏的宿主组织残留物,这是鉴别日本血吸虫卵的重要标志。卵壳内侧有一薄层的胚膜。卵内含一个毛蚴,毛蚴与卵壳之间,常可见一些大小不等、圆形或卵圆形的油滴状毛蚴头腺分泌物(图4-5),该分泌物含有黏多糖、蛋白质和酶类等物质,是构成可溶性虫卵抗原(soluble egg antigen,SEA)的主要成分。这些物质可从卵壳上的微孔渗出,从而作用于宿主组织而造成损伤,也是血吸虫病免疫诊断中环卵沉淀试验(circumoval precipitating test,COPT)的重要抗原。

（三）毛蚴

从虫卵孵化出的幼虫称毛蚴(miracidium),呈梨形或长椭圆形,左右对称。除顶突外,周身被有纤毛,具有运动功能,虫体平均大小为99 μm×35 μm。毛蚴前端有1个袋装顶腺和2个长梨形侧腺。

（四）尾蚴

尾蚴(cercaria)分体部和尾部,尾部分尾干和尾叉两部分。尾蚴体部长100~150 μm,尾干长140~160 μm,尾叉长50~70 μm。尾蚴口孔位于体前端正腹面。腹吸盘位于虫体后部的1/3处,由发达的肌肉组成,有较强的吸附能力。尾蚴体壁外被有一层糖萼(glycocalyx)。尾蚴体前部具有头器,内有一单细胞头腺。在尾蚴体的中部和后部有5对单细胞钻腺,其中2对前钻腺位于腹吸盘之前,而3对后钻腺位于腹吸盘之后,以两束导管开口于头器的顶端。

(五)童虫

尾蚴脱去尾部,钻入宿主皮肤后,进入末梢小血管及淋巴管移行,在发育至成虫之前这一阶段时期称之为童虫(schistosomulum)。此时的童虫已脱去尾部和体表的糖萼表被。

二、生活史

日本血吸虫的生活史包括虫卵、毛蚴、母胞蚴、子胞蚴、尾蚴、童虫和成虫七个阶段,包括寄生于终宿主(人或其他多种哺乳类动物)体内的有性世代和在中间宿主钉螺体内的无性世代(图4-6)。

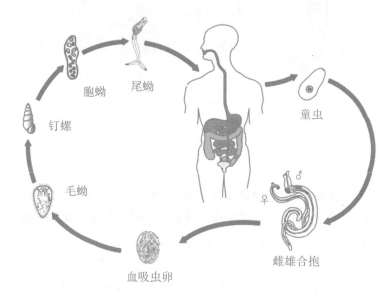

胞蚴　尾蚴　童虫

钉螺

毛蚴　雌雄合抱

血吸虫卵

图4-6　日本血吸虫生活史

成虫主要寄生于人、牛、猪、羊、兔等多种哺乳动物的门脉-肠系膜静脉系统,借助吸盘吸附于血管壁,以血液为营养。在吸虫肠道内,经蛋白分解酶的作用,将红细胞中的血红蛋白分解为珠蛋白和血红素两种物质,珠蛋白被进一步降解成为多肽和游离氨基酸,供虫体消化利用,而呈棕黑的血红素(铁卟啉)一部分沉积于虫体肠管壁中,一部分经口腔排入宿主血液中。血吸虫亦可通过体壁的分子膜转运获取宿主血液中的营养物质。雌雄虫通过合抱而发育成熟。雌雄虫逆血流移行至肠黏膜下层的静脉末梢内并交配产卵,一条雌虫每日产卵量为300~3000个。初产的卵内含一个受精卵细胞及20多个卵黄细胞。约经11 d,卵内的卵细胞发育为毛蚴,毛蚴寿命约10 d。当卵内毛蚴所分泌的SEA透过卵壳后,引起炎症及组织坏死,破坏血管壁及肠黏膜组织。在血管内压、腹内压力以及肠蠕动的作用下,使肠壁坏死组织向肠腔内溃破,约7.7%的虫卵可随溃破坏死组织一起落入肠腔,随脓血便排出体外。约有69.1%和22.5%的虫卵因不能排出体外,而分别沉积于肠壁和肝脏组织中,逐渐死亡钙化。尚有不到1%的虫卵通过血液流入全身各组织脏器中,主要见于脑肺等组织,形成异位寄生。

成熟的虫卵在血液、尿液或肠内容物中不能孵化。虫卵随粪便污染水体,在低渗透压的水体或光照充足的环境中,可以加速毛蚴的孵化。温度一般以25~30℃最为适宜。孵化最适宜pH在7.5~7.8。毛蚴孵出后多分布于水体的表层,作直线游动,并具有向光性、向温性和向上性的特点。毛蚴在水中一般能存活15~94 h。当遇到中间宿主钉螺,可主动侵入螺体。在钉螺体内一个毛蚴经母胞蚴、子胞蚴的无性繁殖,可产生数以万计同性别的尾蚴。

影响尾蚴逸出的因素有很多,适宜的温度为20~25℃;光线对尾蚴的逸出有良好的促进作用;适宜的pH为6.6~7.8。尾蚴逸出后,多集中于水面,尾蚴的生存时间及其感染力随环境温度、水体的性质和尾蚴逸出后时间的长短而异。当人或动物与水面的尾蚴接触时,尾蚴通过吸盘附着在宿主的皮肤上,依靠其头腺和钻腺分泌物的酶作用,借助尾叉的运动及全身肌肉伸缩的机械作用,尾蚴的体部钻入宿主皮肤即转化成为童虫。童虫进入皮下微血管和淋巴管后,很快随血流经右心到肺,通过肺泡小血管,再由左心进入体循环,到达肠系膜动脉,穿过毛细血管进入肝门静脉,待童虫性器官初步分化,两性虫体开始合抱,并移行至门脉-肠系膜静脉寄居发育至成虫。从尾蚴侵入人体至成虫发育成熟并产卵,日本血吸虫约需24 d。日本血吸虫在人体的平均寿命约4.5年,最长可达46年之久。

三、致病

日本血吸虫尾蚴、童虫、成虫和虫卵四个阶段均可对宿主造成不同程度的损害。

（一）致病机理

除机械性损伤外,主要是由不同时期血吸虫释放的抗原性物质,尤其是SEA不断释放入血或进入组织内,引发宿主产生一系列免疫应答。这些免疫应答带来的复杂免疫病理反应过程,是造成宿主损害进而导致血吸虫病的重要原因。因此,目前普遍认为日本血吸虫病是一种免疫性疾病。

1. 尾蚴所致损害

尾蚴穿过宿主皮肤可引起尾蚴性皮炎。初次接触尾蚴者,尾蚴性皮炎反应不明显,重复接触者皮炎反应显著。致病原因是尾蚴穿过人体皮肤既可引发速发型超敏反应(Ⅰ型),又可引发迟发型超敏反应(Ⅳ型),两者同时参与尾蚴性皮炎的免疫病理反应过程。其病理变化表现为局部皮肤毛细血管扩张、充血、水肿及中性粒细胞和单核细胞浸润等。患者在临床上可表现有局部皮肤瘙痒和丘疹等症状。

2. 童虫所致损害

童虫在其移行过程中可引起所经脏器的病变,其中以肺部病理改变较明显,可引发肺炎和一些全身性过敏反应。这可能与童虫对血管的机械性损伤,以及虫体代谢产物或死亡虫体裂解产物作为抗原引发的变态反应有关。患者常出现有发热、背痛、咳嗽、痰中带血、嗜酸性粒细胞增多、一过性肺部浸润及全身不适等临床表现。

3. 成虫所致损害

成虫寄生于静脉内,一般无明显致病作用;少数可引起轻微的机械性损害,如静脉内膜炎和静脉周围炎。成虫的代谢产物和成虫不断更新的表膜,在宿主体内亦可形成抗原抗体免疫复合物,沉积在相应组织和器官中诱发Ⅲ型超敏反应,导致宿主组织损害(如血吸虫病性肾病等)。

4. 虫卵所致损害

虫卵为血吸虫病的主要致病虫期,虫卵主要沉积在宿主的肝脏和肠壁等组织的小静脉内,故危害最严重的组织与器官是肠管和肝脏。未成熟虫卵在组织内约经11 d发育成熟,当卵内毛蚴成熟后,其分泌出SEA经卵壳上的微孔渗透到周围组织,经抗原递呈细胞呈递给辅助性T细胞(Th),被致敏的Th细胞再次受到SEA刺激后将产生各种淋巴因子,将淋巴细胞、嗜酸性粒细胞、巨噬细胞和中性粒细胞及浆细胞等向虫卵周围集聚,构成以虫卵为中心的组织肉芽肿。日本血吸虫产卵量大,一条成熟雌虫每日可产300～3000个卵,虫卵常成簇沉积于组织内,所以虫卵肉芽肿的体积大。在肉芽肿的细胞成分中,以嗜酸性粒细胞数量居多,并有许多浆细胞,常出现中心组织坏死形成嗜酸性脓肿。肉芽肿的形成是宿主对致病因子的一种免疫应答,其有利的方面是将虫卵破坏、清除,也起到隔离清除SEA的细胞毒性作用,减少血液循环中抗原抗体复合物的形成及对机体的损伤,对宿主起一定的保护作用。但过分强烈的炎症反应亦可对宿主组织结构及功能造成损害,如肝脏、肠壁纤维化等一系列病变。

虫卵在宿主组织内可存活22 d,随着虫卵内毛蚴的死亡,SEA释放停止,坏死物质吸收,虫卵裂解或钙化,类上皮细胞、巨噬细胞及淋巴细胞在虫卵周围形成慢性组织肉芽肿,最后变成纤维细胞,产生胶原纤维,肉芽肿逐渐纤维化。因此,慢性期和晚期血吸虫病患者粪检难以查到虫卵,临床上常选用直肠黏膜活组织检查。血吸虫虫卵肉芽肿分布于肝门静脉分支末端、窦前静脉,故常形成窦前阻塞。在重度感染者,其门脉周围出现广泛的纤维化,形成干线型肝纤维化(pipestem fibrosis),是晚期血吸虫病特征性病理变化。由于窦前静脉广泛阻塞,导致门脉高压,患者在临床上表现为肝、脾肿大,侧支循环形成,腹壁、食道及胃底静脉曲张,上消化道出血与腹水等症状,称为肝脾性血吸虫病。

(二) 临床类型及表现

血吸虫病临床表现多种多样,主要取决于病人感染度、虫卵沉积部位、病理损害程度和宿主免疫状态等因素。根据本病的病程变化及主要临床表现,通常可分为急性期、慢性期和晚期三种常见的临床类型及异位血吸虫病。

1. 急性血吸虫病

急性血吸虫病多见于初次感染者、慢性期或晚期血吸虫病急性发作的病人。症状和体征主要包括高热、咳嗽、全身肌肉疼痛、肝肿大、消化道症状、淋巴结病、嗜酸性粒细胞增多和痢疾。大约1/3的病人可出现脾肿大,几乎所有病人都有嗜酸性粒细胞增多和肺部的浸润;有些病人出现脑膜炎症状。通常初次或重度感染后约40 d发病,少数病例潜伏期少于25 d。临床上病原学诊断常选用粪便检查,以查获虫卵作为确诊依据。

2. 慢性血吸虫病

由于血吸虫病病程迁延不愈和反复发作,宿主受到可溶性虫卵抗原的持续刺激,免疫反应逐渐增强。慢性血吸虫病见于急性血吸虫病期未能得到彻底治疗,或有感染而未出现过急性发作表现,逐渐演变成慢性血吸虫病。由于病情轻重不一,其临床表现可分为两大类:

(1)无症状型。此类血吸虫病又称隐匿型,患者一般无明显自觉症状,少数有轻度肝脏或脾脏肿大,但肝功能正常。

(2)有症状型。主要表现有全身乏力、腹痛、间歇性出现慢性腹泻或黏液血便等症状,体检时肝肿大者较为常见,也有患者可见脾脏轻度肿大,一些患者可能伴有不同程度的贫血、消瘦、营养不良及劳动能力减退等症状。

3. 晚期血吸虫病

为血吸虫肝脏纤维化所致门脉高压综合征、生长发育障碍和结肠肉芽肿增生的患者。患者在临床上可出现肝脾肿大、门脉高压和其他综合征等。根据此期病程的发展变化及主要临床表现,中国将晚期血吸虫病分为巨脾型、腹水型、结肠增殖型和侏儒型。

晚期血吸虫病人因上消化道大出血而死亡者占50%以上,出血部位多为食管下段或胃底静脉。肝性昏迷占晚期病人总数的1.6%~5.4%,以腹水型为最多。晚期病人若并发肝性昏迷,死亡率达70%以上。在我国,血吸虫病患者并发乙型肝炎的比率较高。有人对298例晚期血吸虫病患者进行肝细胞活检,发现62.4%的病例HbsAg阳性,这可能与晚期病人的免疫功能明显下降,因而感染乙型肝炎的机会较多有关。当血吸虫病合并乙型肝炎时,常可促进和加重肝硬化的发生与发展。

4. 异位血吸虫病

一般情况下日本血吸虫产生的虫卵沉着在肝脏和肠壁组织内。如果成虫寄生或虫卵沉着在此范围以外的组织和器官造成的损害称之为异位血吸虫病或称异位损害(ectopic lesion)。最常见的异位血吸虫病有脑型、肺型、胃型和皮肤型血吸虫病。其次可在结膜、腮腺、甲状腺、乳房、心包、心肌、肾、肾上腺、腰肌、膀胱、输尿管、睾丸、附睾、卵巢、输卵管、子宫颈等组织和器官中发现成虫寄生或虫卵。

四、血吸虫免疫

(一)抗原

日本血吸虫在人或者哺乳动物等终宿主体内的发育过程分尾蚴、童虫、成虫和虫卵四个阶段。这四个阶段不仅具有共同抗原,还具有各虫期特异性抗原。每个阶段的虫体代谢产物、表膜抗原及死亡虫体裂解产物均具有较强的免疫原性。日本血吸虫抗原主要包括虫体抗原和分泌排泄抗原。其中,血吸虫特异性抗原在血吸虫病的诊断、免疫病理或诱导宿主的保护性免疫方面均具有重要作用。

虫体表膜是宿主免疫细胞和免疫分子与虫体相互作用的界面,已证明由表膜抗原诱导产生的抗体在体外能对培养的血吸虫有致死作用,因而表膜抗原在抗感染的保护性免疫中具有重要意义。SEA是引发血吸虫病免疫病理反应和免疫调控中最主要的抗原,它除了会引发超敏反应在虫卵周围形成组织肉芽肿外,也是引起宿主免疫偏移,甚至是免疫极化(immune polarization)现象的主要成分。分泌排泄抗原与血吸虫感染的虫荷呈正相关,感染一旦终止,分泌排泄抗原将很快在体内消失,抗分泌排泄抗原和循环抗原的短程抗体是血吸虫活动性感染诊断的重要靶标,因此具有判断现症患者及考核疗效价值。

(二)免疫应答

可在宿主体内寄生虫卵、尾蚴、童虫和成虫等各期抗原物质均可致敏宿主免疫系统并引起免疫反应,宿主对血吸虫感染的免疫应答主要为固有免疫和获得性免疫。针对血吸虫感染的固有免疫主要有:皮肤黏膜的屏障作用,抗原递呈细胞的吞噬作用,一些体液对血吸虫杀伤作用等。现认为抗血吸虫感染的获得性免疫为抗体依赖细胞介导的细胞毒性反应(ADCC),其效应的特异性依赖于抗体的特异识别,效应细胞包括嗜酸性粒细胞、巨噬细胞、中性粒细胞、肥大细胞等。这些细胞表面有Fc受体,特异性IgG、IgE或IgM的Fab段与虫体表面的抗原结合,这些抗体的Fc段则可桥联于效应细胞的Fc受体,启动了杀虫效应。伴随免疫是指宿主初次感染血吸虫后,可产生一定的免疫力,但这种免疫力只表现对再次感染的童虫有杀伤作用,而对在宿主体内原有的成虫并无影响,成虫仍能长期存活和产卵。一旦清除了这些成虫,则宿主对再感染的相对免疫力亦逐渐消失,这种感染与免疫力并存的现象称为伴随免疫(concomitant immunity)。

(三)免疫调节

在尾蚴感染早期,宿主的抗感染免疫是以Th1为主的细胞免疫应答,表现为Th1细胞因子如IFN-γ和IL-2的升高;而随着感染时间的延长,到成虫产卵以及虫卵肉芽肿形成期,宿主出现了向Th2优势免疫应答的偏移,表现为IL-4的增高。这种免疫偏移现象可能是血吸虫在体内长期存活的免疫逃避机制之一,同时也造成宿主免疫下调,使血吸虫感染慢性化。深入探讨血吸虫感染的免疫调节机制,对于免疫调节的基础研究、免疫逃避以及疫苗的研发都具有重要意义。

(四)免疫逃避

血吸虫成虫能在有免疫力的宿主体内长期存活和产卵,反映了血吸虫对其生存环境的适应性,这种现象称为免疫逃避(immune evasion)。免疫逃避产生的主要原因可能有以下几种:

1. 抗原伪装(antigen disguise)和抗原模拟

寄生于宿主体内的血吸虫,其体表结合有多种宿主组织成分。血吸虫基因组研究揭示,在长期寄生于宿主共同进化的过程中,虫体有30%~40%的基因(代谢酶类,激素等)与宿主具有高度同源性。这些基因能编码与宿主组织成分相同的抗原,并在虫体表达。这种抗原伪装和抗原模拟显著降低了虫体本身的异源性,使免疫原性减弱,导致宿主的免疫系统不能识别虫体抗原,从而逃避了宿主免疫系统的攻击。

2. 封闭性抗体

血吸虫卵抗原中的某些成分刺激宿主B细胞分泌IgM抗体,有些抗体可严重干扰宿主对血吸虫童虫的免疫损伤。

3. 抑制或直接破坏宿主的免疫应答

血吸虫抗原,尤其是 SEA 中的某些成分可通过诱导调节性 T 细胞(Treg),降低宿主 Th1 免疫应答水平,导致对机体再感染抵抗力的降低。

4. 蛋白酶的作用

如曼氏血吸虫童虫分泌的一种蛋白酶,可消化结合于其体表的特异性抗体,从而使 ADCC 作用失效,有利于虫体逃避宿主的免疫杀伤作用。

五、诊断

关于日本血吸虫病的诊断可参考我国卫生行业标准《血吸虫病诊断标准》(WS 261—2006),此标准规定了各期血吸虫病的诊断标准,治疗方法及防治原则。本标准适用于疫区专业机构开展血吸虫病防治工作和全国各级各类医疗卫生机构对血吸虫病患者的诊治。

(一)病原学诊断

粪便内检获虫卵或孵化出毛蚴,以及做直肠黏膜活组织检获虫卵,是确诊血吸虫病的依据。只有血吸虫产卵后,才能在粪便标本中查出虫卵进行特异性诊断。血吸虫感染最早 5 周后才能查出虫卵,虫卵检出的难易度主要依靠虫荷和感染的持续时间。低虫荷或慢性感染很少能在粪便中查出虫卵。因为检测技术敏感性的局限,感染经常不能明确诊断。对于疑似血吸虫病患者,应进行多次粪便检查。在慢性感染中,虫荷较轻,故可采用孵化法进行检测,毛蚴孵化法在中国已经被广泛应用多年,然而只有 50%～70% 的虫卵能孵化,因此在检测轻度感染有一定局限性。

(1)直接涂片法。此法简便,但虫卵检出率低。主要适用于急性血吸虫病和重度血吸虫病患者。

(2)改良加藤法。此法方法简单,检出率高,且可作虫卵计数,测定人群感染度,考核防治效果。

(3)尼龙袋集卵法。适于大规模普查,应注意交叉污染。

(4)毛蚴孵化法。利用血吸虫虫卵中毛蚴能在适宜的条件下迅速孵化,并在水中运动具有一定的特点而设计。它能孵化患者粪便沉渣中的全部虫卵,最大限度地发现血吸虫毛蚴,以提高阳性诊断率。

(5)直肠黏膜活组织检查。适用于检查慢性及晚期血吸虫病患者。通过在直肠或乙状结肠镜自病变处或可疑病变处采取黏膜组织,发现沉积于黏膜中的虫卵,并依据虫卵的死活以确定病人的感染状况。

(二)免疫学诊断

1. 检测抗体

(1)环卵沉淀试验(circumoval precipitin test,COPT)。以血吸虫卵为抗原的特异性血清学试验方法。通常检查 100～150 个虫卵,当阳性反应虫卵数(环卵率)等于或大于 5%

时,即为阳性。COPT的敏感性可达85%～97%,与粪卵检查具有很高的一致性,假阳性反应一般在3%左右。此法操作简便,是目前血吸虫病的重要辅助诊断技术之一。

(2)间接血凝试验(indirect haemagglutination test,IHA)。本方法与粪检阳性的符合率为91.9%～100%,假阳性率在2%左右,与肺吸虫、华支睾吸虫有交叉反应。由于IHA操作简便,成本低廉,可作为疫区普查方法之一。

(3)酶联免疫吸附试验(enzyme-linked immunosorbent assay,ELISA)。本方法操作简便,有较高的特异性和敏感性,可作为诊断疾病、考核疗效、血清流行病学调查以及监测疫情趋势的较好方法。

(4)斑点免疫胶体金渗滤试验(dot-immunogold filtration assay,DIGFA)。用SEA为抗原的DIGFA具有高度的特异性和敏感性,操作简便,能够快速判断结果(3～5 min),成本低廉,试剂稳定,具有良好的应用前景。国内有用胶体染料取代胶体金,使检测更加简便经济。

抗体检测对于急性血吸虫病以及慢性未治疗的患者诊断具有突出优点,但在有效化疗后相当长的时期(1～2年),部分患者血清抗体可持续阳性,此时的抗体检测无疗效考核、判断现症感染和估计感染度的意义。

2. 检测循环抗原

血吸虫循环抗原的检测具有反映活动性感染、评估虫体负荷和考核疗效的优点。目前常用的方法有:Dot-ELISA、双抗体夹心ELISA、反向间接血凝试验等。由于影响循环抗原检测的因素较多,如抗原-抗体复合物、抗独特型抗体等,目前这些检测的方法还有待进一步的改进和规范化。

在临床上也可以采用X线、彩超和CT、MRI等影像学诊断方法。

六、流行

(一)流行

日本血吸虫病流行于亚洲的中国、日本、菲律宾及印度尼西亚。我国血吸虫病曾广泛分布于长江流域及其以南的湖南、湖北、江西、安徽、江苏、云南、四川、浙江、广东、广西、上海、福建等12个省(市、自治区)。截至2010年,福建、广东、广西、上海、浙江5省(市、自治区)已达到消灭血吸虫病标准。截至2014年底,全国推算血吸虫感染者为11.56万例,全国报告急性血吸虫病例仅为2例,处于低发水平。截至2015年9月底,全国453个流行县(市、区)均达到了传播控制及以上标准,其中有140个县达到了传播控制标准,313个县达到了传播阻断标准。

(二)流行环节

1. 传染源

日本血吸虫终宿主包括人、畜及一些野生动物。在我国,自然感染日本血吸虫的动物种类很多,如黄牛、水牛、山羊、绵羊、马、骡、驴、猪、狗、猫及兔等10余种家畜,野生动物有褐家鼠、野兔、野猪等30余种。由于保虫宿主种类繁多，分布广泛，防治工作难度较大。在流行病学上，患者和病牛是重要的传染源。

2. 传播途径

血吸虫病在人群中的传播包括含虫卵的粪便污染水源，水体中有钉螺滋生以及人体接触疫水三个重要环节。除了中间宿主钉螺存在是必须条件外，人群在生产或生活活动过程中接触含有尾蚴的疫水是感染的重要因素。湖北钉螺(Oncomelania hupensis)属两栖淡水螺类，是日本血吸虫唯一的中间宿主。钉螺雌雄异体，螺壳小，圆锥形，有6~8个右旋的螺层，长约10 mm，宽3~4 mm，壳口卵圆形，外缘背侧有一粗的隆起称唇嵴。在平原地区螺壳表面具纵肋，称肋壳钉螺；在山丘地区表面光滑，称光壳钉螺。

钉螺在自然界生存的基本条件是适宜的温度、水、土壤和植物，摄取的食物包括植物、藻类、苔藓等，寿命一般为1~2年。在适宜的条件下钉螺多在泥土表面生活，主要在春季产卵，幼螺在温暖多雨的4、5、6月份出现季节消长高峰。肋壳钉螺主要滋生在湖沼型及水网型疫区的水流缓慢、杂草丛生的洲滩、湖汊、河畔、水田、沟渠边等。光壳钉螺滋生在山丘型疫区的小溪、山涧、水田、河道及草滩等处。病人和病畜的感染分布与钉螺的自然分布是一致的。

3. 易感人群

不论性别和种族，对日本血吸虫皆有易感性。在流行区，人们对血吸虫再感染的感染度随年龄增加而下降。

（三）流行因素

血吸虫病的流行因素主要包括自然因素和社会因素两方面。自然因素很多，主要是影响钉螺生存的自然条件，如地理、气温、水质、土壤和植被等。社会因素包括经济水平、生产方式、生活习惯、水利建设等，特别是社会制度、卫生状况和全民卫生保健制度对防治血吸虫病都十分重要。

（四）流行区类型

我国血吸虫病流行区，根据地理环境、钉螺分布以及流行病学特点可分为三种类型，即平原水网型、山区丘陵型和湖沼型。

1. 平原水网型

主要分布在长江和钱塘江之间的平原地区，如上海、江苏、浙江等地。这类地区河道纵横，密如蛛网，水流缓慢，土壤肥沃，河岸杂草丛生，钉螺沿河岸呈线状分布。此区占全国钉螺总面积7.9%。

2. 山区丘陵型

主要在我国西南部，如四川、云南等地，江苏、安徽、福建、浙江、广西、广东都有此型。水系多起于山谷，地形复杂，水系受地形阻隔，钉螺沿水系分布，疫区有明显局限性，消灭钉螺较难。占全国钉螺总面积10%。

3. 湖沼型

主要分布在长江中下游的湖北、湖南、安徽、江西和江苏5省的长江沿岸和湖泊周围。这些地区存在着滋生钉螺的大片冬陆夏水的湖滩，钉螺分布面积大，呈片状分布，占全国钉螺面积82.1%。为当前我国血吸虫病流行的主要地区。

七、防治

目前我国防治血吸虫病的基本方针是"积极防治、综合措施、因时因地制宜"，即主要通过治疗病人、病畜、消灭钉螺、加强粪便管理和做好个人防护等方面进行综合防治。我国颁布了《中华人民共和国血吸虫病防治条例》，将本病的防治纳入了法制化的轨道，规定了防治所达到的目标。具体措施包括：

（一）普查普治病人病畜

在流行区要经常对易感者或可疑者（包括病畜）进行普查，一旦查出病人和病牛，要给予及时的治疗。吡喹酮具有毒性低、疗程短、疗效高、使用方便等优点，是当前治疗血吸虫病的首选药物。对急性血吸虫病人，采用总剂量120 mg/kg于4 d或6 d内分服，每日服3次；慢性患者采用40 mg/kg一次顿服，体弱或有杂症者可分2次服用；晚期患者按总剂量60 mg/kg，于2 d或3 d内分服，每日3次，亦可用总剂量90 mg/kg于6 d内分18次服用。其次可选用呋喃丙胺等。

（二）消灭和控制钉螺

钉螺是日本血吸虫的唯一中间宿主，消灭钉螺是切断传播途径的关键措施之一，可采用生态灭螺，如开展结合水利农田基本建设和和生态环境改造，改变钉螺滋生地的环境，同时辅助药物杀灭，WHO推荐的常用药物为溴乙酰胺。

（三）加强粪便和水源管理

建造无害化粪池，推广沼气池，使人畜粪便得到无害化处理后，提供农田使用，以防止血吸虫卵污染水体而感染钉螺。例如，在有螺地带禁止放牧，以农机替代耕牛，减少家畜粪便的污染。另外，结合农村卫生建设规划，因地制宜地建设安全供水设施，减少传播血吸虫病的危险性等。

（四）做好个人防护

尽量避免接触疫水，防止尾蚴感染，若必须接触疫水，需预防服药。人类各种生活、生产等活动是感染血吸虫病的重要方式。加强健康宣传，引导人们改变自己的生产、生活方式，对预防血吸虫的感染具有十分重要的意义。对在流行区从事各种生产活动的人，如果需要与疫水接触，可使用防护衣裤和长筒胶鞋；也可事先涂擦苯二甲酸丁二酯软膏及防蚴宁等皮肤防护药物，以预防血吸虫尾蚴的侵入；还可服用蒿甲醚和青蒿琥酯预防血吸虫病。实验室和现场研究显示，在接触疫水第7 d和10 d服用蒿甲醚和青蒿琥酯对童虫有很好的杀伤作用，可达到早期治疗的目的。

附:尾蚴性皮炎

尾蚴性皮炎(cercarial dermatitis)是指禽类或兽类血吸虫尾蚴侵入人体皮肤,引起的超敏反应。在我国,尾蚴性皮炎主要分布于黑龙江、吉林、辽宁、江苏、上海、福建、广东、湖南、四川等省(市、自治区)。虫卵入水、中间宿主的存在及人接触疫水是造成尾蚴性皮炎流行的重要原因。不同地区因气候条件、媒介螺蛳的生态、尾蚴发育时间以及人们生活、耕作因素和劳动方式的不同,故各地区皮炎流行季节也有差异。在中国的水稻种植区,故又称稻田性皮炎(paddy-field dermatitis),在美国、加拿大等地区,许多人因游泳而感染,故称本病为游泳者痒症(swimmer's itch),日本人称其为"湖岸病"。

在我国引起尾蚴性皮炎常见的有毛毕属和东毕属血吸虫两种。毛毕属血吸虫如包氏毛毕吸虫,成虫阶段是在终末宿主鸭体内生长发育,所产虫卵随鸭粪排至体外。中间宿主是椎实螺,尾蚴发育成熟后自螺体逸出,分布在水中自由生活。东毕属吸虫,如土耳其斯坦东毕血吸虫,成虫寄生在牛、羊等家畜体内。中间宿主也是椎实螺,尾蚴发育成熟后自螺体逸出,分布在水面下数厘米处,其大小和形态与日本血吸虫尾蚴相似。当人在稻田中或池塘内接触感染上述尾蚴,便可发生尾蚴性皮炎。

尾蚴性皮炎主要的临床表现是,患者皮肤局部发热、有刺痛和瘙痒感,数小时后,尾蚴侵入处可见小米粒大小突出的红色丘疹,晚上奇痒难眠。在1~2 d内,丘疹可发展成绿豆粒大小,周围有红晕及水肿,也可形成风疹团。如搔破皮肤,则可引起继发性感染,甚至出现淋巴管和淋巴结炎。病变多见于手、足及上下肢等经常接触疫水的部位。尾蚴腺体的分泌物是诱发病变的原因,而局部的炎症反应是属Ⅰ型和Ⅳ型变态反应协同作用的结果。

因尾蚴性皮炎为自限性疾病,如无继发性感染,通常数天后可自愈。治疗以局部止痒为主,可用5%~10%来苏儿液、复方炉甘洗剂、1%~5%樟脑酒精、硫黄软膏涂擦。症状重者可服用抗过敏药物。

(刘 森)

第三节 疟 原 虫

疟原虫隶属原生动物亚界(Subkingdom Protozoa),顶端复合物门(Phylum Apicomplexa),孢子虫纲(Class Sporozoa),真球虫目(Order Eucoccidiida),疟原虫科(Family Plasmodidae),疟原虫属(*Plasmodium*)。已知有130余种,寄生于哺乳类、鸟类、爬行类和两栖类。寄生于人体的疟原虫有5种,即间日疟原虫(*Plasmodium vivax*),恶性疟原虫(*Plasmodium falciparum*),三日疟原虫(*Plasmodium malariae*)、卵形疟原虫(*Plasmodium ovale*)和诺氏疟原虫(*Plasmodium knowlesi*),分别引起间日疟、恶性疟、三日疟、卵形疟和诺氏疟,统称为疟疾(malaria)。

我国古代称疟疾为"瘴气";国外古籍中称之为"bad air",而"malaria"一词则由mal(不良)和aria(空气)组合而成,认为疟疾是由一种恶浊的气体引起的。而真正引起疟疾的病原体直到1880年由法国学者拉夫朗(Laveran)在恶性疟疾患者血液中发现了疟原虫才得以证实。这是疟疾史上重要的里程碑,拉夫朗因此而获得了1907年的诺贝尔生理学与医学奖(图4-7(a))。1897年,在印度工作的英国军医罗斯(Ross)证实了按蚊是疟疾的传播媒介,阐明了疟原虫在按蚊体内的发育过程及通过叮咬进行传播,因而获得了1902年的诺贝尔生理学与医学奖(图4-7(b))。

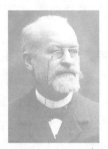 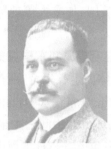 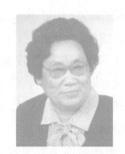

(a)法国军医拉夫朗　　　　(b)英国医生罗纳德·罗斯　　　(c)中国科学家屠呦呦

图4-7　研究疟疾的科学家们

在疟疾研究中,中国学者也做出了卓越贡献。自20世纪60年代起,恶性疟原虫对抗疟药产生了普遍抗性,我国组织科研人员进行攻关,成功发现了源自于中草药的特效药物——青蒿素,解决了抗氯喹恶性疟一度无药可治的困境。目前,以青蒿素为基础的联合用药已成为WHO推荐的恶性疟治疗首选方案,而在青蒿素研制过程中发挥关键作用的屠呦呦研究员于2015年获得诺贝尔生理与医学奖,成为首位荣获诺贝尔奖科学奖项的中国科学家(图4-7(c))。

一、形态

疟原虫的形态包括人体肝细胞内的形态和红细胞内的形态以及按蚊体内的各期形态。因为疟原虫的致病和疟疾的病原学诊断都与红细胞内期有关,因此必须熟悉红细胞内期疟原虫的形态结构。疟原虫的基本构造为胞质和胞核,以及消化分解血红蛋白后的代谢产物——疟色素(malarial pigment)。用瑞氏或姬氏染液染色后,胞质为天蓝或深蓝色,胞核呈紫红色,疟色素呈棕黄色、棕褐色或黑褐色。五种人体疟原虫的基本结构相同,但各期形态又有差异,可资鉴别。除了疟原虫本身的形态特征不同之外,被不同种的疟原虫寄生的红细胞在形态上也会发生变化,这种变化的有无及特点,可帮助我们鉴别疟原虫的种类。如被间日疟原虫和卵形疟原虫寄生的红细胞可以胀大、变形、颜色变浅,细胞膜常有明显的鲜红色薛氏点(Schüffner's dots);而被恶性疟原虫寄生的红细胞大小正常或略小,有粗大的紫红色茂氏点(Maurer's dots);被三日疟原虫寄生的红细胞可有西门氏点(Ziemann's dots)。

（一）疟原虫在红细胞内发育各期形态

疟原虫在红细胞内生长、发育、繁殖,形态变化很大,按发育先后顺序一般分为三个主要发育期。

1. 滋养体

滋养体(trophozoite)为疟原虫在红细胞内最早出现的摄食、生长和发育阶段。按发育先后,又分为早期滋养体和晚期滋养体。早期滋养体胞核小胞质少,中间有空泡,虫体多呈环状,故又称环状体(ring form)(图4-8)。之后虫体长大,胞质均匀,有伪足伸出,胞质中开始出现疟色素;并且被寄生的红细胞形态发生相应的变化,此时称为晚期滋养体,亦称为大滋养体(图4-9)。

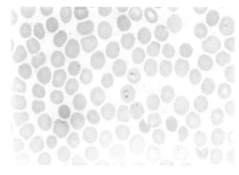

图4-8 间日疟原虫环状体　　　　图4-9 间日疟原虫大滋养体

2. 裂殖体

裂殖体(schizont),即大滋养体发育成熟,虫体变圆,胞质内空泡消失,核开始分裂,称未成熟裂殖体,又称早期裂殖体(immature schizont)。之后核继续分裂,胞质随之分裂,每一个核都被部分胞质包裹,形成裂殖子(merozoite),疟色素渐趋集中,含有裂殖子的虫体称为成熟裂殖体(mature schizont)(图4-10)。

3. 配子体

配子体(gametocyte),即疟原虫经过数次裂体增殖后,部分裂殖子侵入红细胞中发育长大,核增大而不再分裂,胞质增多而无伪足,最后发育为圆形、卵圆形或新月形的个体,称为配子体。配子体有雌、雄(或大小)之分;雌(大)配子体虫体较大,胞质致密,疟色素多而粗大,核致密且偏于虫体的一侧或居中;雄(小)配子体虫体较小,胞质稀薄,疟色素少而细,核疏松,常位于虫体中央(图4-11)。

图4-10 间日疟原虫裂殖体　　　图4-11 间日疟原虫雌配子体(左)和雄配子体(右)

（二）薄血膜中人体疟原虫的形态比较

关于薄血膜中人体疟原虫的形态比较见表4-4。

表4-4　薄血膜中人体主要疟原虫形态鉴别

	间日疟原虫	恶性疟原虫	三日疟原虫	卵形疟原虫
被寄生的红细胞变化	除环状体外，其余各期均胀大，常呈长圆形或多边形，色淡；滋养体期开始出现鲜红色的薛氏点	大小正常或略缩小，颜色正常或略深；可有数颗粗大紫红色的茂氏点	大小正常或略缩小，颜色无改变；偶见少量、淡紫色、微细的西门氏点	多数为卵圆形，部分变长形，色淡、边缘呈锯齿状；薛氏点较粗大，且环状体期已出现
环状体（早期滋养体）	胞质淡蓝色，环较大，约为红细胞直径的1/3；核1个，偶有2个；红细胞内只含1个原虫，偶有2个	环纤细，约为红细胞直径的1/5；核1~2个；红细胞内可含2个以上原虫；虫体常位于红细胞边缘	胞质深蓝色，环较粗壮，约为红细胞直径的1/3；核1个；红细胞内很少含有2个原虫	似三日疟原虫
大滋养体（晚期滋养体）	核1个；胞质增多，形状不规则，有伪足伸出，空泡明显；疟色素棕黄色，细小杆状，分散在胞质内	一般不出现在外周血液，主要集中在内脏毛细血管。体小，圆形，胞质深蓝色；疟色素黑褐色，集中	体小，圆形或带状，空泡小或无，亦可呈大环状；核1个；疟色素深褐、色粗大、颗粒状，常分布于虫体边缘	体较三日疟原虫大，圆形，空泡不显著；核1个；疟色素似间日疟原虫，但较少、粗大
未成熟裂殖体	核开始分裂，胞质随着核的分裂渐呈圆形，空泡消失；疟色素开始集中	外周血不易见到。虫体仍似大滋养体，但核开始分裂；疟色素集中	体小，圆形，空泡消失；核开始分裂；疟色素集中较迟	体小，圆形或卵圆形，空泡消失；核开始分裂；疟色素集中较迟
成熟裂殖体	虫体充满胀大的红细胞，裂殖子12~24个，排列不规则；疟色素集中	外周血不易见到。裂殖子8~36个，排列不规则；疟色素集中成团	裂殖子6~12个，常为8个，排成一环；疟色素常集中在中央	裂殖子6~12个，通常8个，排成一环；疟色素集中在中央或一侧
雌配子体	虫体圆形或卵圆形，占满胀大的红细胞，胞质蓝色；核小致密，深红色，偏向一侧；疟色素分散	新月形，两端较尖，胞质蓝色；核结实，深红色，位于中央；疟色素黑褐色，分布于核周围	如正常红细胞大，圆形；胞质深蓝色；核较小致密，深红色，偏于一侧；疟色素多而分散	虫体似三日疟；疟色素似间日疟原虫
雄配子体	虫体圆形，胞质蓝而略带红色；核大、疏松，淡红色，位于中央；疟色素分散	腊肠形，两端钝圆，胞质蓝而略带红色；核疏松，淡红色，位于中央；疟色素分布于核周	略小于正常红细胞，圆形；胞质浅蓝色；核较大，疏松，淡红色，位于中央；疟色素分散	虫体似三日疟原虫，疟色素似间日疟原虫

（三）超微结构

1. 裂殖子

红细胞内期裂殖子呈卵圆形,有表膜复合膜(pellicular complex)包绕。大小随虫种略有不同,平均长1.5 μm,平均直径1 μm(图4-12)。表膜(pellicle)由一层质膜和两层紧贴的内膜组成。质膜厚约7.5 nm,内膜厚约1.5 nm,有膜孔。紧靠内膜的下面是一排起于顶端极环(polar ring)并向后部放散的表膜下微管(subpellicular microtubule)。内膜和表膜下微管可能起细胞骨架作用,使裂殖子有硬度。游离的裂殖子的外膜由一厚度约20 nm表被(surface coat)覆盖。此表被是电子致密、坚实的纤丝,在性质上似是蛋白质,可能在对宿主免疫反应的应答中起作用。在裂殖子侧面表膜有一胞口(cytostome),红细胞内期各期原虫通过胞口摄取宿主细胞质。裂殖子顶端有一圆锥形突起,称为顶突(apical prominence),其上有三个极环。在此区可见两个致密的棒状体(rhoptry)和数个微线体(micronemes)。棒状体和微线体可能在裂殖子侵入细胞时起作用。裂殖子后部可见线粒体。内质网很少,但胞浆内有丰富的核糖体。高尔基氏复合体不明显。裂殖子的核大而圆,位于虫体后半部,沿核膜可见核孔,未见有核仁。

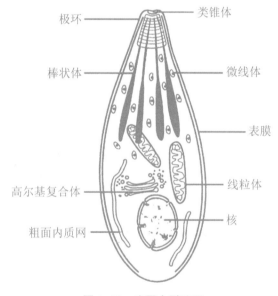

图4-12 疟原虫裂殖子

2. 子孢子

子孢子形状细长,长约11 μm,直径1 μm,常常弯曲呈C形或S形,前端稍细,顶端较平,后端钝圆,体表光滑。子孢子内的细胞器基本上与裂殖子相似。表膜由一层外膜、双层内膜和一层表膜下微管组成。膜下微管自极环向后延伸到核或稍越过核而终止。虫体的微弱运动可能是膜下微管的伸缩引起的。子孢子的前端顶部有一向内凹入的顶杯(anterior cup),即顶突。在顶突的周围有3～4个极环。有1个长形细胞核。有1对电子致密的棒状体,可能开口于顶杯。在核的前方或后方,有数量很多的微线体,呈圆形、卵圆形或长形。

二、生活史

寄生人体的疟原虫生活史基本相同,有人和雌性按蚊两种宿主,具有无性生殖和有性生殖两个世代。无性生殖在人体内进行,有性生殖起始于人体而在雌性按蚊体内完成。现以间日疟原虫生活史为例(图4-13),阐述其生活史。

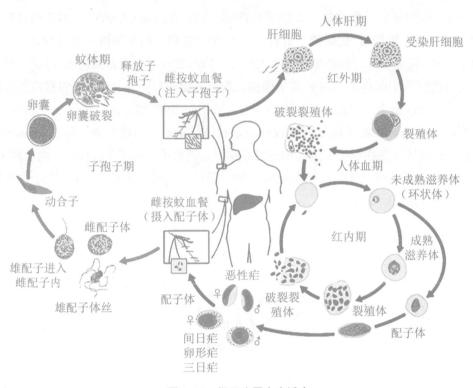

图4-13 间日疟原虫生活史

(一) 在人体内的发育

分为红细胞外期(肝细胞内)和红细胞内期(红细胞内)两个时期:

1. 红细胞外期

红细胞外期(exo-erythrocytic stage),简称红外期,当唾液腺中带有成熟子孢子(sporozoite)的雌性按蚊刺吸人血时,子孢子随唾液进入人体,约经30 min后随血流侵入肝细胞,摄取肝细胞内的营养进行发育并裂体增殖,形成红细胞外期裂殖体。成熟的红外期裂殖体内含有数以万计的裂殖子。裂殖子胀破肝细胞后释出,一部分裂殖子被巨噬细胞吞噬,其余部分侵入红细胞,开始红细胞内期的发育。间日疟原虫完成红细胞外期发育所需时间约8 d,恶性疟原虫约6 d,三日疟原虫为11~12 d,卵形疟原虫为9 d。目前认为间日疟原虫和卵形疟原虫的子孢子具有遗传学上不同的两种类型,即速发型子孢子(tachysporozoite,TS)和迟发型子孢子(bradysporozoites,BS)。当子孢子进入肝细胞后,速发型子孢子继续发育完成红外期的裂体增殖,而迟发型子孢子视虫株的不同,需经过一段或长或短(数月至年余)的休眠期后,才能完成红外期的裂体增殖。此种子孢子被称为休眠子(hypnozoite)。恶性疟原虫和三日疟原虫无休眠子。

2. 红细胞内期

红细胞内期(erythrocytic stage),简称红内期。不同种疟原虫对红细胞的选择性不同,间日疟原虫和卵形疟原虫主要寄生于网织红细胞,三日疟原虫多寄生于较衰老的红细胞,而恶性疟原虫可寄生于各发育期的红细胞。

(1)红细胞内期裂体增殖。红外期的裂殖子从肝细胞释放出来,进入血液后很快侵入红细胞。先形成环状体,摄取营养,生长发育,经大滋养体、未成熟裂殖体,最后形成含有一定数量裂殖子的成熟裂殖体。成熟裂殖体破裂后,裂殖子释出,一部分被巨噬细胞吞噬,其余再侵入其他正常红细胞,重复红细胞内期的裂体增殖过程。完成一代红细胞内期裂体增殖所需要的时间称红内期裂体增殖周期。间日疟原虫约需48 h,恶性疟原虫约需36~48 h,三日疟原虫为72 h,卵形疟原虫为48 h。恶性疟原虫的环状体在外周血液中经十几个小时的发育后,逐渐隐匿于内脏和皮下脂肪的毛细血管中,继续发育成大滋养体和裂殖体,故这两个时期在外周血液中一般不易见到。

(2)配子体形成。疟原虫经过几代红内期裂体增殖后,部分裂殖子侵入红细胞后不再进行裂体增殖,而是发育为雌、雄配子体。恶性疟原虫的配子体主要在肝、脾、骨髓等器官的血窦或微血管里发育,成熟后始出现于外周血液中,在无性体出现后7~10 d才见于外周血液中。配子体在人体内可存活30~60 d,其进一步发育需在蚊胃中进行。

(二)在按蚊体内的发育

包括在按蚊胃腔内进行的有性生殖,即配子生殖(gametogony)和在按蚊胃壁进行的无性生殖,即孢子增殖(sporogony)两个阶段。

(1)配子生殖。当雌性按蚊刺吸患者或带虫者血液时,在红细胞内发育的各期疟原虫随血液进入蚊胃,仅雌、雄配子体能在蚊胃内继续发育,其余各期原虫均被消化。首先在蚊胃内,雄配子体核分裂为4~8块,胞质也向外伸出4~8条细丝,然后每一小块核进入一条细丝中,在蚊胃中形成雄配子(male gamete)。雄配子在蚊胃腔中游动,钻进雌配子(female gamete)体内,受精形成合子(zygote)。合子变长,能动,成为动合子(ookinete)。动合子穿过蚊胃壁上皮细胞或其间隙,在蚊胃基底膜下形成圆球形的卵囊(oocyst)。卵囊长大,囊内的核和胞质反复分裂进行孢子增殖。

(2)孢子增殖。从成孢子细胞(sporoblast)表面芽生子孢子,形成数以万计的子孢子(sporozoite)。子孢子随卵囊破裂释出或由囊壁钻出,经血淋巴集中于按蚊的唾液腺,发育为成熟子孢子。当受染按蚊再吸血时,子孢子即可随唾液进入人体,又开始在人体内发育(图4-13)。在最适条件下,疟原虫在按蚊体内发育成熟所需时间是:间日疟原虫为9~10 d,恶性疟原虫为10~12 d,三日疟原虫为25~28 d,卵形疟原虫约为14~16 d。

人体主要疟原虫生活史的比较见表4-5。

表4-5　四种人体疟原虫生活史比较

	间日疟原虫	恶性疟原虫	三日疟原虫	卵形疟原虫
红外期发育时间（速发型）(d)	6~8	5~7	12~16	9
红外期裂殖子数目（个）	12000	40000	15000	15400
红内期发育周期(h)	48	36~48	72	48
红内期发育场所	周围血	环状体和配子体在周围血液，其余各期在皮下脂肪及内脏毛细血管	周围血	周围血
选择红细胞类型	网织红细胞	各期红细胞	较衰老红细胞	网织红细胞
无性体与配子体出现于周围血液中的相隔时间(d)	2~5	7~11	10~14	5~6
复发、再燃	有复发和再燃	无复发、有再燃	无复发、有再燃	有复发和再燃
被寄生红细胞变化	滋养体期开始胀大，色淡，出现薛氏点	大小正常或略缩小，紫蓝色边缘常皱缩，常见有粗大茂氏点	大小正常，有时缩小，颜色无改变，偶可见齐氏点	略胀大，色淡，薛氏点较间日疟的粗大，在环状体期即出现
蚊体内发育时间(25~27℃)(d)	9~10	10~12	25~28	14~16

三、疟疾免疫

（一）固有免疫

人对其他脊椎动物的疟原虫不感染或不易感。90%以上的西非黑人因红细胞上先天缺少间日疟原虫入侵所需的Duffy血型抗原，故对间日疟原虫有抗性。由于遗传基因造成的镰状红细胞(HbS)贫血患者或红细胞缺乏葡萄糖-6-磷酸脱氢酶(G6PD)的人对恶性疟原虫具有抵抗力。研究人群对疟原虫先天抵抗力的机制有助于疟疾疫苗和抗疟药物的开发。

（二）适应性免疫

疟疾的适应性免疫不仅有种、株的特异性，而且还存在期的特异性。

1. 疟原虫抗原

疟原虫的保护性抗原主要来源于虫体表面或内部，包括裂殖子形成过程中疟原虫残留的胞浆、含色素的膜结合颗粒、死亡或变性的裂殖子、疟原虫空泡内容物及其膜、裂殖子分泌物及疟原虫侵入红细胞时被修饰或脱落的表面物质。种内和种间各期疟原虫可能有共同抗原,而另外一些抗原则具有种、期特异性。这些具有种、期特异性的抗原在产生保护性抗体方面可能有重要的作用。例如,环子孢子蛋白表达于疟原虫子孢子表面,在子孢子入侵肝细胞中发挥关键作用,是重要的保护性抗原。

2. 体液免疫

当原虫血症出现后,血清中 IgG、IgM 和 IgA 抗体水平明显增高,但具有特异作用的仅 5% 左右,而且主要是 IgM。抗体在疟疾免疫中起着重要作用,如中和抗体。抗 CSP 的单克隆抗体能中和相应子孢子而阻止其侵入肝细胞,对裂殖子的中和作用可能是促使裂殖子凝集,并干扰裂殖子和红细胞表膜上的相应受体结合;调理素抗体,可增强巨噬细胞或中性粒细胞吞噬受染红细胞的作用;阻断传播抗体,如抗配子的抗体,能抑制疟原虫在蚊体内发育。

3. 细胞免疫

产生免疫效应的细胞主要是激活的巨噬细胞、中性粒细胞。对于有免疫力宿主,巨噬细胞对其受染红细胞及血中裂殖子的吞噬能力明显增强;同时巨噬细胞产生的肿瘤坏死因子、白细胞介素和活性氧(OH^-、H_2O_2、O_2^-)等,可通过破坏红细胞使其中的疟原虫变性死亡。疟原虫所引起的特异性抗体反应大部分都是依赖 T 细胞的,因此,辅助性 T 细胞的激活是产生大部分特异性抗体的先决条件。肝内期疟原虫的一些抗原可在肝细胞表面表达,可激活杀伤性 T 细胞,特异性地杀伤被寄生的肝细胞。细胞免疫在红外期感染中,起主要保护作用。

4. 带虫免疫及免疫逃避

人类感染疟原虫后产生的免疫力,能抵抗同种疟原虫的再感染,但同时其血液内又有低水平的原虫血症,这种免疫状态称为带虫免疫(premunition)。这说明机体有特异性免疫应答,可抑制疟原虫在红内期发育的免疫效应。疟原虫的带虫免疫显示疟原虫具有有效的免疫原性,同时部分疟原虫又具有逃避宿主免疫效应的能力,与宿主保护性保护性免疫共存,这种现象称为免疫逃避(immune evasion)。疟原虫逃避宿主免疫攻击的机制十分复杂,主要包括下列几个方面的因素:

(1)寄生部位。无论是寄生在肝细胞内的疟原虫还是红细胞内的疟原虫,均在宿主细胞内生长发育,从而逃避了宿主的免疫攻击。

(2)抗原变异(antigenic variation)和抗原多态性(polymorphism)。即与前身抗原性稍有改变的变异体。诺氏疟原虫在慢性感染的猴体内每次再燃都有抗原变异。大量证据说明同种疟原虫存在着许多抗原性有差异的株。

(3)改变宿主的免疫应答性。急性疟疾时,机体的免疫应答性和淋巴细胞亚群在外周血液、脾和淋巴结中的分布都有明显改变。一般均有 T 细胞的绝对值减少,B 细胞相对值增加,与此同时,表现出免疫抑制、多克隆淋巴细胞活化及可溶性循环抗原等。

四、致病

疟原虫的致病与侵入的虫种、虫株、数量和人体免疫状态有关,致病阶段是红细胞内裂体增殖期。

疟原虫生活史中主要致病阶段是红细胞内期的裂体增殖期。红细胞外期的疟原虫对肝细胞虽有损害,但常无明显临床症状。致病力的强弱与侵入的虫种、虫株、数量和人体免疫状态有关。红细胞内的裂体增殖可引起周期性寒战、发热,若干次发作后,可出现贫血及脾肿大;严重者还可引起凶险型疟疾,常见于恶性疟。从疟疾病程来看,子孢子侵入人体后到临床发作前,需经过一段潜伏期,继之为疟疾发作期。若未彻底治疗又可出现再燃。间日疟原虫和卵形疟原虫还可出现疟疾复发。

(一)潜伏期

从疟原虫侵入人体到出现疟疾发作的时间为潜伏期(incubation period)。它包括疟原虫红细胞外期发育成熟所需时间,与疟原虫经数代红细胞内期裂体增殖,使血液中达到一定数量的疟原虫所需时间的总和;若经输血感染疟疾则只需红细胞内期裂体增殖的时间。潜伏期的长短主要取决于疟原虫的种、株生物学特性,但与子孢子的数量与机体免疫力以及服用抗疟药等有关系。一般间日疟短者11~25 d,长者6~12个月,个别可长达625 d。在我国河南、云南、广西、湖南等省区进行的志愿者接受间日疟原虫子孢子接种实验,均证实各地兼有间日疟长、短潜伏期的两种类型,但两者的出现比例有由北向南,短潜伏期逐渐增多,长潜伏期逐渐减少的趋势。恶性疟潜伏期为7~27 d,三日疟为18~35 d。当侵入人体的疟原虫数量多,或经输血输入大量无性体,或机体免疫力降低时,潜伏期通常较短;服抗疟药者潜伏期可能延长。

(二)疟疾发作

疟疾发作(paroxysm)的前提是血液中疟原虫必须达到一定的数量。引起疟疾发作的血液中疟原虫数量的最低值称为发热阈值(threshold)。此阈值因疟原虫种株的不同、宿主免疫力和耐受力的差别有一定差异。例如,间日疟原虫为每1 μL血液中10~500个,恶性疟原虫为500~1300个。疟疾的寒热发作是由于疟原虫红内期裂殖体成熟,将寄生的红细胞胀裂,释放的裂殖子、代谢产物及红细胞碎片进入血流,其中一部分被巨噬细胞吞噬,刺激这些细胞产生肿瘤坏死因子(TNF)、白细胞介素-1(IL-1)等内源性热原质,与疟原虫代谢产物共同作用于下丘脑体温敏感中枢,释出前列腺素和单胺等物质。信息传递至后下丘脑和血管调节中枢,体温调定点上移,指令交感神经纤维收缩周围血管,降低散热,从而引起典型的寒战,产生热量,从而使体温上调。体温上升后数小时,随着病理性刺激物(虫源性热原质及 TNF、IL-1 等)的作用逐渐消失,体温调定点下移,舒张血管,大量出汗散发热量,体温又由高热降为正常。疟原虫代谢产物中引起机体发热等症状的成分称为疟疾毒素(malaria toxin)。通过对疟原虫可溶性抗原的活性成分做细致的生物化学分析,已初步鉴定出其中有毒性的主要成分为糖基磷脂酰肌醇(GPI)、疟原虫产生的前列腺素(prostaglandins,PGs)、疟色素(hemozoin)。

典型的疟疾发作表现为周期性的寒战、发热和出汗退热三个连续阶段。这种周期性特点与疟原虫红细胞内期裂体增殖周期一致。典型的间日疟和卵形疟为隔日发作一次；三日疟为隔两天发作一次；恶性疟隔 36~48 h 发作一次。若寄生的疟原虫增殖不同步时，发作间隔则无规律，如初发患者；不同种的疟原虫混合感染时或有不同批次的同种疟原虫重复感染时，发作也多不典型；此外，儿童病例，发作也不典型。疟疾发作初期，机体外周血管收缩以减少散热，此时全身颤抖，皮肤呈鸡皮样，面色苍白，口唇与指甲发紫，为寒战期，即使在盛夏，盖多床棉被也觉得冷。经 1~2 h 后体温上升，可达 39~40 ℃，外周血管扩张，颜面绯红，皮肤灼热，进入发热期。体温高低与疟原虫的种株特性、原虫密度及机体免疫力有关。发热期患者可伴有剧烈头痛，全身酸痛。小儿或病重成人有时可发生惊厥、谵妄或昏迷。经 4~6 h 或更长时间后，进入多汗期，大汗淋漓，体温急剧下降，患者感乏力。发作的次数主要取决于治疗适当与否，以及人体免疫力增长的速度，未经治疗的一个无免疫力的初发患者，可连续发作数次或十余次。若无重复感染，随着发作次数的增多，人体对疟原虫产生免疫力，大部分原虫被消灭，发作自行停止。

（三）疟疾再燃与复发

疟疾初发停止后，患者若无再感染，仅由于体内少量残存的红内期疟原虫，在一定条件下重新大量繁殖起来，再一次引起的疟疾发作，称为疟疾再燃（recrudescence）。再燃与疟原虫发生抗原变异及宿主的免疫力下降有关。疟疾初发后，红细胞内期疟原虫已被消灭，未经蚊媒传播感染，但经过数周至年余，又出现疟疾发作，称为疟疾复发（relapse）。至于复发机制，迄今尚有争论，子孢子休眠学说虽能较好地解释疟疾的复发，但究竟是什么因素引起休眠子的复苏尚不清楚。不论再燃或复发，都与不同种、株疟原虫的遗传特性有关。例如，恶性疟原虫和三日疟原虫都不引起复发，只有再燃，因为它们无迟发型子孢子；而间日疟和卵形疟既有再燃，又有复发。间日疟原虫的不同地理株，在复发表现型上有很大差别。一般在初发后 2~3 个月内出现复发称为近期复发，经 3 个月以上的称为远期复发。我国某些地区的间日疟也具有近期复发和远期复发。

（四）贫血

疟疾发作数次后，可出现贫血症状，尤以恶性疟为甚。孕妇和儿童最为常见。发作次数越多，病程越长，贫血越重，流行区的高死亡率与严重贫血有关。红细胞内期疟原虫直接破坏红细胞，是疟疾患者发生贫血的原因之一。但是疟疾患者贫血的程度往往超过被疟原虫直接破坏红细胞所造成的后果。这种情况与以下因素有关：

1. 脾巨噬细胞吞噬红细胞的功能亢进

这些巨噬细胞不仅吞噬受疟原虫感染的红细胞，还大量吞噬正常的红细胞，这种吞噬作用与抗疟原虫的调理素抗体和 T 细胞分泌的淋巴因子有关。由于红细胞被吞噬后，含铁血红素沉着于单核吞噬细胞系统中，故铁不能被重复利用于血红蛋白的合成，这也加重了贫血的程度。

2. 骨髓造血功能受到抑制

体外培养实验证明,恶性疟患者有红细胞成熟功能的严重缺陷。骨髓造血功能受抑制,也与疟疾贫血有关。

3. 免疫病理损害

在疟疾感染的急性期,宿主产生特异性抗体后,容易形成抗原抗体复合物,附着在正常红细胞上的免疫复合物可与补体结合,从而引起红细胞溶解或被巨噬细胞吞噬。此外,有些疟疾患者可检测到血凝素,可能是由于疟原虫寄生于红细胞后,使隐蔽的红细胞抗原暴露,刺激机体产生自身抗体(IgM),故导致红细胞破坏。

（五）脾肿大

初发患者多在发作3～4 d后,脾脏开始肿大,长期不愈或反复感染者,脾肿大十分明显,可达肚脐下,其重量由正常人的150 g增加到500 g,甚至1000 g以上。主要原因是脾充血与单核吞噬细胞增生。早期经积极治疗,脾可恢复正常大小。慢性患者因脾脏高度纤维化,包膜增厚,故质地坚硬,虽经抗疟药根治,也不能缩小到正常体积。在非洲和亚洲某些热带疟疾流行区,有一种称为热带巨脾综合征,多见于由非疟区迁入的居民。疟疾反复发作后,表现脾巨大,伴有肝肿大,门脉高压、脾功能亢进、贫血等症状,血中IgM水平增高。

（六）重症疟疾

所谓重症疟疾是指血液中查见疟原虫又排除了其他疾病的可能性而表现出典型临床症状者,如脑型疟、肾衰竭、重症贫血、水电解质失衡、黄疸、高热等。其中常见的是脑型疟疾。生活在恶性疟高度地方性流行区的儿童、少年以及疟区无免疫力的外来人群易患此病,也可能是由于延误治疗或治疗不当而致。近些年我国偶尔发现间日疟患者发生脑型疟者。脑型疟(cerebral malaria,CM)的临床表现为剧烈头痛、谵妄、急性神经紊乱、高热、昏睡或昏迷、惊厥。因为含有成熟红内期疟原虫的红细胞多在深部血管中聚集,且以脑部为主,所以患者常有昏迷症状。昏迷并发感染、呕吐和惊厥是常见的死因。儿童脑型疟的病死率为5%～6%。脑型疟的发病机制主要有机械阻塞学说、炎症学说、弥散性血管内凝血学说等。大多数学者支持机械阻塞学说和炎症学说。重症疟疾时局部脑组织微循环血流受到以下三方面的影响:PRBC与血管内皮细胞的滞留,受感染红细胞与未受感染红细胞的粘连,即玫瑰花结形成(rosetting)和红细胞变形能力(deformability)下降。这三个方面的作用互相配合,使微血管被阻塞,组织缺氧,导致重要器官发生器质性病变,临床上表现为重症疟疾。

恶性疟原虫红内期发育至较成熟的滋养体和裂殖体阶段,被寄生红细胞表膜就形成许多突出的结节(knobs),这些小结可与脑部毛细血管及毛细血管后小静脉的内皮细胞发生粘连。其分子基础为PRBC膜上的配体与内皮细胞或胎盘合胞体滋养层母细胞上的受体结合。

（七）疟性肾病

疟性肾病多见于三日疟疾长期未愈者,以非洲儿童患者居多。主要表现为全身性水肿、腹水、蛋白尿和高血压,可导致肾衰竭,而且转变为慢性后,抗疟药治疗无效。此综合征是由Ⅲ型超敏反应所致的免疫病理性改变,多发生在有高效价疟疾抗体和高水平IgM的人。重症恶性疟患者也可发生此症状,但临床表现较轻,药物治疗易治愈。

(八)其他类型疟疾

(1)先天性疟疾。因胎盘病变或在分娩过程中,母体含虫血污染胎儿伤口,使新生儿出生后不久后即有贫血、脾肿大或有疟疾发作症状,血液中查见疟原虫。

(2)妊娠期疟疾。妇女在妊娠后期、临产期和产褥期,隐性感染的疟原虫因宿主免疫力降低而出现原虫血症,引起疟疾发作,易造成流产、早产、死胎及胎儿先天性疟疾。

(3)婴幼儿疟疾。起病较缓慢,热型不规则,症状不典型,可有嗜睡、厌食、烦躁、惊厥等症状,极易发展为凶险性疟疾,特别是断奶婴儿,症状更加严重,死亡率较高。

(4)输血性疟疾。由输入含疟原虫的血液引起。我国每年都有因输血引起间日疟和三日疟的人体病例报道,在治疗上与蚊叮咬引起的疟疾有所不同。

五、诊断

疟疾的诊断可根据病史、流行病学资料和实验室诊断加以判断,如典型的周期性发作史、流行季节或在流行区留住史。实验室诊断有病原学、免疫学和分子生物学技术。

(一)病原学诊断

从患者周围血液中检出疟原虫,是疟疾确诊的依据。一般从受检者耳垂或指尖采血做薄血膜和厚血膜涂片,以姬氏染液或瑞氏染液染色后镜检,最好在服药以前取血检查。恶性疟应在发作开始时就取血检查,间日疟在发作后数小时至10 h采血能提高检出率。恶性疟初发时只能查到环状体,配子体在周围血液中出现的时间是在查到环状体之后10 d左右。除重症患者外,一般在周围血液中难以查到恶性疟的大滋养体和裂殖体。该法虽然简便、成本低,但一般观察极限在50~500个原虫/μL血,故原虫血症低于此值时,易产生误诊或漏诊。薄血膜中疟原虫形态完整,被感染红细胞未被破坏,容易识别和鉴别虫种,但原虫密度低时容易漏检。厚血膜由于原虫集中易检获,其检出率是薄血膜的15~25倍,但制片过程中红细胞溶解,原虫形态有所改变,虫种鉴别较困难。厚血膜和薄血膜中四种疟原虫各期形态见附录四。厚、薄血膜各有优缺点,最好是一张玻片上同时制作厚、薄两种血膜。

(二)免疫学诊断

1. 循环抗体检测

疟疾抗体在感染后2~3周出现,故检测抗体对初发患者无早期诊断价值。患者治愈后,体内的抗体仍可维持阳性反应1年,所以抗体检测既无法区分现症和既往感染,又不适合用于疗效考核。常用检测抗体的方法有间接荧光抗体试验(IFA)和ELISA法,两者均适于群体的疟疾抗体检测,目前主要用于流行病学调查。

2. 循环抗原检测

检测疟原虫循环抗原比检测抗体更能说明受检对象是否有现症感染。可用于临床诊断、疗效考核。目前疟原虫相对特异的富组氨酸蛋白-2(HRP-2)和乳酸脱氢酶(LDH)作为诊断的靶抗原已经被应用于疟疾诊断,显示出了较好的效果。在抗体标记及其检测系统上采用了不同的方法,其中包括胶体金、酶标记、放射性同位素标记等检测系统,有直接法、竞争抑制法和双抗体夹心法等,其中自20世纪90年代以来,基于免疫层析技术开发出了一些适合疟疾流行区现场诊断的检测疟原虫特异性靶抗原的快速免疫诊断试剂(rapid diagnostic tests,RDTs),非常适合于基层医院、防疫部门及边远落后地区应用。这些RDTs试剂检测恶性疟的敏感性、特异性已接近薄、厚血膜染色镜检法。

(三)分子生物学检测

随着疟原虫基因研究的进展,分子生物学技术为疟疾诊断提供了新的手段,尤其在疟原虫虫种的鉴定、基因分型和确定抗药基因等方面具有其他诊断方法不可比拟的优势。因基因杂交检测的敏感性较低,现已基本不被采用。聚合酶链反应(Polymerase Chain Reaction,PCR)是目前采用最多的分子生物学检测方法。此外,还有环介导等温扩增(loop-mediated isothermal amplification,LAMP)、基因芯片等技术用于疟疾检查。

PCR诊断疟疾的敏感性和特异性很高,检测极限达到1.5个/μL血,能确诊现症病人。目前已建立了同时检测间日疟原虫和恶性疟原虫的复合PCR系统,有助于诊断混合感染。

六、流行与防治

(一)疟疾分布

疟疾在世界上的分布广泛,大致处于北纬60°和南纬40°之间,但主要流行于热带非洲、东南亚、大洋洲和南美亚马孙河流域。全球208个国家中有104个国家或地区存在疟疾流行,全世界34亿人有感染疟疾的风险,多数人在非洲和东南亚。每年疟疾临床发病人数约2.07亿人,其中80%的疟疾病例发生在非洲。每年全世界疟疾死亡人数约62.7万人,其中大部分(77%)为5岁以下的非洲儿童。全世界已有欧洲各国、美国、加拿大、澳大利亚、日本和中国等30多个国家和地区实现了消除疟疾的目标,但多数国家仍有不同程度的疟疾流行。

我国疟疾以间日疟最常见,其次是恶性疟,三日疟和卵形疟少见,流行程度从北向南渐趋严重。20世纪50年代初期,全国有流行县(市)占当时县(市)总数的70%~80%,疟疾发病人数在3000万以上,居各种传染病之首,被国家列为重点消灭的五大寄生虫病之一。经过70年的不懈努力,疟疾防治已取得了巨大的成就,2008年底,全国23个疟疾流行省(市、自治区)中,95%以上的县(市、区)疟疾发病率已降至万分之一以下,仅有87个县(市、区)超过1/万。疟疾发病率还在进一步缩小,2012年全国全年疟疾发病人数已降至3000以下,截至2017年我国已无本地感染的疟疾病例。我国疟疾疫情已达到《世界卫生组织消除疟疾行动指南》的疟疾消除标准,并于2021年通过WHO疟疾消除认证。但近年来随着国际交往日益频繁,输入性疟疾呈上升趋势,各省(市、自治区)均有输入性疟疾病例报道,2018年输入性疟疾2600多例,输入性疟疾防治仍是当前乃至今后相当长时间工作重点,对我国疟疾消除工作产生重要的影响。

（二）流行环节

疟疾流行需具备下列三个环节：

1. 传染源

外周血中有配子体的患者和带虫者是疟疾的唯一传染源，但配子体的数量、成熟程度及雌雄比例影响着传染源的作用。间日疟原虫配子体常在原虫血症后2~3 d出现，恶性疟原虫配子体在原虫血症后7~11 d才出现，故间日疟患者在发病早期即具有传染作用。

2. 传播媒介

疟疾的感染途径主要是阳性雌按蚊叮人皮肤；此外，输血和经胎盘也可感染。我国传播疟疾的按蚊主要是中华按蚊；其次是微小按蚊、嗜人按蚊和大劣按蚊。蚊虫种群数量、寿命、嗜血习性、吸血次数与疟疾流行有关。

3. 易感人群

除了遗传因素、高疟区成人及从母体获得一定抵抗力的婴儿外，一般人对疟原虫普遍易感。

（三）流行特征

由于疟原虫及传播媒介习性不同，疟疾流行具有下列特征：

1. 地方性

地方性指疟疾在一个地区经常存在，每年发病率虽有波动，但连年流行并未间断。我国疟区曾分为四类，即中疟区：年发病人数大于10万人；低疟区：年发病人数大于1万人，少于10万人；散发区：年发病人数小于1万人；无疟区。

2. 季节性

随地形、气候、媒介及疟原虫种类的差异，疟疾传播季节及发病高峰时间亦不相同。在北纬25°以南地区，疟疾传播时间为9~12个月，发病高峰多在6~10月；在北纬25~33°以北地区，传播时间为6~8个月，发病高峰常在8、9月；在北纬33°以北地区，传播时间为3~6个月，发病高峰期为8、9月。

3. 流行性

主要指爆发流行，以一个地区发病率（包括死亡率）超过常年水平急剧增长为特征，在水灾及社会动乱年代易发生爆发流行。既往，在我国间日疟主要流行于安徽、湖北、江苏、河南等省；恶性疟主要流行于广东、广西、云南、海南、贵州和海南等省区；三日疟在长江南北各省有散在病例；卵形疟只在云南和广东有少数病例。

（四）影响因素

1. 自然因素

自然因素，如温度、湿度和雨量等都对疟疾流行过程有重要影响。疟原虫孢子增殖期的长短取决于温度条件。在16~30 ℃，温度愈高，疟原虫在蚊体内发育愈快。在低于15 ℃

或高于30 ℃时,疟疾不能传播,称为休止期。所以,疟疾具有明显的季节性。疟疾的地理分布也是由温度决定的。世界上在全年最高气温月(7月份)平均温度低于15.6 ℃等温线的两极或高寒地带没有疟疾发生。按蚊的活动亦受温度支配,冬季由于按蚊有滞育现象,一般不发生疟疾的传播,亦不出现新感染。

2. 社会因素

政治、经济、文化、卫生水平、及人类的社会活动等均可以直接或间接影响疟疾的传播与流行。如战争可加剧人员流动,大量无免疫力人群进入疟区,或从外地输入传染源,加剧疟疾流行,甚至导致疟疾暴发。交通运输事业的发展使疟疾的分布地域扩大,而文化和经济的发达使得卫生水平提高,进而采取有效的防治措施之后,疟疾的散布变慢,流行区缩小。

目前我国疟疾已消除,但由于媒介按蚊的广泛存在和输入病例的增多,疟疾复燃甚至重新流行的可能性依然存在,仍需高度警惕,加强防治力度。

(五)防治原则

加强落实灭蚊和传染源防治的综合措施;解决治疗抗氯喹疟疾药物的研制和生产供应;严格执行流动人口疟疾管理和检测制度;疟疾消除阶段,我国疟疾防治是执行因地制宜、分类指导、突出重点的方针。

1. 治疗

疟疾治疗要做到既解除病人疾苦,又及时控制传染源,防止疟疾传播。常用抗疟药可分为作用于红内期原虫的药物,如磷酸氯喹(chloroquine)、咯萘啶(pyronaridine)、甲氟喹啉(mefloquine)、青蒿素(artemisinine)及蒿甲醚(artemether)等;杀灭红外期原虫及红内期配子体的药物,如伯氨喹(primaquine)和乙胺嘧啶(pyrimethamine),具有抗复发和切断传播的作用。

对间日疟现症患者常采用氯喹和伯氨喹治疗,休止期治疗可用伯氨喹啉加乙胺嘧啶。恶性疟可单用氯喹,对其抗氯喹株,宜采用几种抗疟药联合治疗方案。国内研制的咯萘啶、蒿甲醚、青蒿琥酯对抗氯喹株有较好疗效。重症疟疾首选青蒿素类药物。

2. 预防

包括个体预防和群体预防。个体预防系疟区居民或短期进入疟区的个人,为了防蚊叮咬、防止发病或减轻临床症状而采取的防护措施;群体预防是对高疟区、爆发流行区或大批进入疟区较长期居住的人群,除包含个体预防的目的外,还要防止传播。要根据传播途径的薄弱环节,选择经济、有效、易为群众接受的防护措施。预防措施有:蚊媒防制、预防服药和疫苗预防。

(1)蚊媒防制。灭蚊和使用蚊帐及驱蚊剂。详见第十章第一节。

(2)预防药物。常用为氯喹(chloroquine),对于抗氯喹的恶性疟,可用哌喹(piperaquine)、哌喹加乙胺嘧啶(pyrimethamine)或乙胺嘧啶加伯氨喹(primaquine)。无论个体还是群体进行预防服药时,每种药物疗法不宜超过半年。

(3)疫苗预防。疫苗接种是疟疾防治的最理想手段。根据作用时期的不同,疟疾疫苗主要有红前期疫苗、红内期疫苗和蚊期传播阻断疫苗。根据疫苗形式,疟疾疫苗主要有亚单位疫苗和全虫减毒疫苗两种。目前进入临床研究阶段的红前期、红内期和蚊期传播阻断疫苗已有近40种,其中,红外期亚单位疟疾疫苗RTS,S/AS01的效果最好。最近的Ⅲ期临床研究结果显示,RTS,S/AS01免疫后一年,被免疫者的疟疾发作和脑型疟的发生效率分别可下降50.4%和47.3%。

3. 疫情监测

疫情监测可以及时、准确地掌握人群发病、媒介种群密度和防治措施落实,预测发病趋势,为及时调整防治策略、技术方案提供依据。监测内容包括暴发的疫情报告、发病率、死亡率、个案调查、现场观察、人口及环境调查、蚊媒情况等。搞好疫情监测,对于考核疟疾防治效果,完善防治策略和巩固防治成果均有重要的意义。值得一提的是,我国疟防专家在疟疾消除中独创的"1,3,7"疫情处置模式已被WHO采纳。

(夏　惠)

第四节　杜氏利什曼原虫

利什曼原虫生活史中有前鞭毛体(promastigote)及无鞭毛体(amastigote)两个时期,前者寄生于节肢动物(白蛉)的消化道内,后者寄生于人和脊椎动物的单核巨噬细胞内,通过白蛉传播。由利什曼原虫感染而引起的疾病,称利什曼病,广泛分布在亚、欧、非、拉丁美等洲的许多国家。本病是严重危害人体健康的人兽共患寄生虫病,也是WHO重点防治的热带病。

利什曼病有以下3种:① 内脏利什曼病(visceral leishmaniasis,VL),由杜氏利什曼原虫(*Leishmania donovani*)所致。在印度,患者皮肤常有暗的色素沉着并伴有发热,故又称kala-azar,即黑热的意思(黑热病);② 皮肤利什曼病(cutaneous leishmaniasis,CL),由热带利什曼原虫(*Leishmania tropica*)和墨西哥利什曼原虫(*Leishmania mexicana*)所致;③ 黏膜皮肤利什曼病(mucocutaneous leishmaniasis,MCL),由巴西利什曼原虫(*Leishmania brazil-iensis*)所致。见表4-6。在我国,杜氏利什曼原虫是主要的致病虫种,引起的黑热病曾是我国五大寄生虫病之一。

表4-6　寄生于人体的主要利什曼原虫致病、虫种及分布

疾病名称	虫种名称	流行地区
内脏利什曼病	杜氏利什曼原虫	东半球
	婴儿利什曼原虫	东半球
皮肤利什曼病	硕大利什曼原虫	东半球
	热带利什曼原虫	东半球
	墨西哥利什曼原虫	西半球
黏膜皮肤利什曼病	巴西利什曼原虫	西半球

一、形态

（一）无鞭毛体

无鞭毛体（amastigote），又称利杜体（Leishman-Donovan body，LD body），寄生于人和其他哺乳动物的单核/巨噬细胞内，在骨髓或淋巴结等穿刺液制片中，可散在于细胞外。虫体呈卵圆形，大小为(2.9～5.7) μm×(1.8～4.0) μm。经姬氏或瑞氏染色后，细胞质呈淡蓝或淡红色。胞膜薄，深染后易看清。内有一个较大而明显的位于虫体一侧的圆形核，呈团块状，染成红色或淡紫色。细小、杆状的动基体（kinetoplast）位于核旁，染成紫红色（图4-14）。在染色良好或更高放大倍数时，可见虫体前端红色颗粒状的基体（basal body）上发出一条根丝体（rhizoplast）。基体靠近动基体，在普通显微镜下难以区分。

（二）前鞭毛体

前鞭毛体（promastigote），又称鞭毛体，是由无鞭毛体期在白蛉消化道内转化而成，为利什曼原虫的感染期。虫体的形态及长度因发育阶段不同而异，成熟的虫体呈梭形或长梭形，前半部较宽，后半部较细，前端有一根伸出体外的鞭毛，为虫体的运动器官。虫体大小为(14.3～20) μm×(1.5～1.8) μm，胞核位于虫体中部，动基体在其前部。基体在动基体之前，并由此发出一根鞭毛游离于体外，鞭毛的长度与虫体的长度大致相等（图4-15）。活的前鞭毛体运动活泼，鞭毛不停摆动，常以虫体前端聚集成团，排列呈菊花状。有时也可见到短粗形或长椭圆形前鞭毛体，这与发育程度有关。

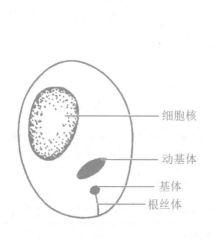

细胞核
动基体
基体
根丝体

图4-14　杜氏利什曼原虫无鞭毛体

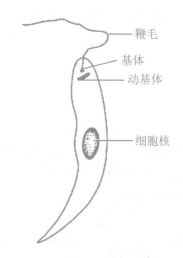

鞭毛
基体
动基体

细胞核

图4-15　杜氏利什曼原虫前鞭毛体

二、生活史

杜氏利什曼原虫生活史需要白蛉和人或哺乳动物两个宿主，犬是重要的保虫宿主。

（一）在白蛉体内发育

当雌性白蛉叮刺病人或受感染的动物时，血液或皮肤内含无鞭毛体的巨噬细胞被吸入其胃内。经24 h，巨噬细胞破裂散出的无鞭毛体伸出鞭毛，发育为早期前鞭毛体。48 h后卵圆形的前鞭毛体发育为粗短形或梭形前鞭毛体，并以纵二分裂法繁殖。第3、4 d出现大量成熟前鞭毛体，在数量剧增的同时，活动力增强，虫体逐渐向白蛉前胃、食道和咽部移动。一周后发育为具感染力的前鞭毛体，大量聚集在口腔及喙（图4-16）。

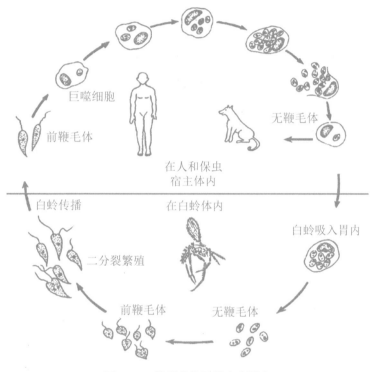

图4-16　杜氏利什曼原虫生活史

（二）在人体或哺乳动物内发育

当有前鞭毛体的阳性雌白蛉叮刺健康人或易感动物时，在白蛉口腔和喙部的前鞭毛体随唾液进入宿主的皮下组织。一部分前鞭毛体可被多形核白细胞吞噬消灭；一部分通过受体介导的细胞内吞作用侵入巨噬细胞，失去前鞭毛，形成纳虫空泡（parasitophorous vacuole），虫体变圆，逐渐转化为无鞭毛体。在巨噬细胞内无鞭毛体分裂增殖到一定数量，使得巨噬细胞破裂，释放出多个无鞭毛体再侵入其他巨噬细胞，重复以上过程（图4-16）。

前鞭毛体侵入巨噬细胞过程经历了黏附与吞噬两步。黏附的途径大体可分为两种：一种为配体—受体结合途径，另一种为前鞭毛体黏附的抗体和补体与巨噬细胞表面的Fc或C3b受体结合途径。另有研究表明，在原虫质膜中分子量为63 kDa糖蛋白（GP63）能与巨噬细胞表面结合发挥吸附黏附作用。前鞭毛体侵入单核/巨噬细胞后形成纳虫空泡，失去其鞭毛的体外部分，向无鞭毛体期转化。无鞭毛体在纳虫空泡内可进行二分裂繁殖。由于原虫表膜上的糖蛋白可抗溶酶体所分泌的各种酶作用，且其体表能分泌超氧化物歧化酶，对抗巨噬细胞内氧化代谢物,无鞭毛体可大量繁殖至数百个,最终致单核/巨噬细胞破裂。游离的无鞭毛体又进入其他单核/巨噬细胞,重复上述增殖过程。

三、致病

杜氏利什曼原虫主要引起内脏利什曼病。杜氏利什曼原虫对宿主内脏环境有高度的适应性,无鞭毛体主要寄生在肝、脾、骨髓、淋巴结等器官的巨噬细胞内。原虫的大量繁殖、巨噬细胞的破坏及其代谢产物的刺激引起巨噬细胞、浆细胞的大量增生而发生一系列的肝、脾、淋巴结肿大等病理变化,导致全身症状,如长期不规则发热、肝脾肿大、贫血、鼻出血、消瘦、全血细胞数减少等。

人体对杜氏利什曼原虫无先天免疫力(故黑热病多见于婴儿及儿童)。在感染期间,患者的体液免疫和细胞免疫能力低下,出现免疫缺陷,易并发其他感染,如不及时治疗,死亡率可高达90%以上,但经特效药物治疗后痊愈率可达95%以上。治愈后可产生稳固的获得性免疫,尤其细胞免疫对同种原虫引起的再感染有很强的抵抗力。

由于利什曼原虫虫种(或亚种)的不同,以及宿主免疫应答的差异,利什曼病会出现复杂的免疫现象。一类有自愈倾向,如热带利什曼原虫引起的东方疖;另一类无自愈倾向,如黑热病。无自愈倾向的黑热病患者表现为免疫缺陷,易并发各种感染性疾病,如病毒、细菌、螺旋体、原虫、蠕虫等病原生物感染。并发症是造成黑热病患者死亡的主要原因,当治愈后这种易并发感染的现象则随之消失。由此可见杜氏利什曼原虫感染不仅伴随有特异性细胞免疫的抑制,还可能导致机体对其他抗原产生细胞免疫和体液免疫反应能力的降低,即非特异性免疫抑制。免疫力低下的原因,可能与原虫繁殖快速、产生抗原过多以及机体处于免疫无反应(anergy)状态有关。

我国河南、山东及新疆等地在已有黑热病史的健康人皮肤内查到利什曼原虫,即患者体内的原虫未被完全清除,仍保持低密度水平,但患者对再感染已有很强的免疫力,属于带虫免疫(premunition)。这种具有带虫免疫的患者,需要较大剂量的锑剂或芳香脒类才可治愈,否则可成为重要的传染源,这是利什曼病防治工作中不可忽视的问题。

脾肿大是黑热病最主要且严重的体征,出现率达95%以上。无鞭毛体在巨噬细胞内繁殖,破坏巨噬细胞,刺激巨噬细胞、浆细胞大量增生,血流受阻及纤维组织增生而导致脾肿大。脾淋巴滤泡的数量显著减少且萎缩。脾界限一般达左肋缘下10 cm内,也有严重者超过脐部,甚至达耻骨上缘。患儿脾重甚至可超过1000 g。早期脾较软,晚期由于纤维组织增生而变硬。脾表面光滑,边缘整齐,触压无痛感。

贫血是黑热病重要症状之一,出现较晚,是由于脾功能亢进,血细胞在脾内遭到大量破坏所致。血液中红细胞、白细胞及血小板均减少,即全血细胞减少。若患者脾肿大严重,常同时伴有血细胞的显著减少,脾切除后可迅速好转。此外,免疫溶血也是产生贫血的重要原因。有实验表明:患者的红细胞表面附有利什曼原虫抗原。杜氏利什曼原虫的代谢产物中有1~2种抗原与人红细胞抗原相同,因而机体产生的抗利什曼原虫抗体有可能直接与红细胞膜结合,在补体参与下破坏红细胞从而造成贫血。黑热病患者伴有细菌感染时,贫血常更加严重。严重的贫血提示病情进入危重期。血小板的减少约在发病两个月后出现,下降速度快。由于血小板减少,患者常发生鼻出血、牙龈出血等症状。

血清改变。患者血清中最明显的改变是白蛋白大量减少,加之浆细胞增生,球蛋白量显著增高,导致白蛋白与球蛋白的比例倒置,IgG 滴度升高。白蛋白的减少可能与由肝脏损伤所致合成减少,以及肾脏受损后白蛋白自尿中排出相关。

血尿及尿蛋白的出现。患者发生肾小球淀粉样变性使尿排出白蛋白量增加,肾小球内免疫复合物的沉积使肾受损,可能出现尿蛋白及血尿。

我国黑热病还有以下特殊临床表现:

(1)皮肤型黑热病。常见于印度、苏丹,在我国多出现在平原地区。部分黑热病患者用锑剂治愈后数年甚至十余年后可发生皮肤黑热病。病人面部、四肢或躯干等部位出现多个含有利什曼原虫的皮肤结节。结节呈大小不等的肉芽肿或暗色丘疹状,常见于面部及颈部,有的酷似瘤型麻风,两者易混淆,在结节内可查到无鞭毛体。据资料统计,皮肤损害与内脏病变并发者占 58.0%;一部分病人(32.3%)的皮肤损害发生在内脏病变消失多年之后,称为黑热病后皮肤利什曼病(post-kalar-azar dermal leishmaniasis);还有少数(9.7%)皮肤损害者是既无内脏感染又无黑热病病史的原发病人。皮肤损伤多数为结节型,少数为褪色型。褪色型患者皮肤出现色素减退的斑疹,多见于颈面部、前臂、大腿内侧,可逐渐蔓延至全身。斑疹大小不一,小似针尖,大至 1 cm 左右,有时甚至联合成片。

(2)淋巴结型黑热病。此型患者无黑热病病史,病变局限于淋巴结,临床表现主要是全身多处浅表淋巴结肿大,以腹股沟和股部最多见,其次是颈部、腋下和上滑车,再次是耳后、锁骨上和腋窝处,肿大的淋巴结大小不一,一般如花生米和蚕豆大小,局部无明显压痛或红肿。患者一般情况大多良好,少数可有低热和乏力,肝、脾很少触及,嗜酸性粒细胞常增多。摘取淋巴结作连续切片常可查见利什曼原虫。多数患者可以自愈,在北京、新疆先后有过报道,在内蒙古额济纳旗荒漠黑热病疫区内较常见。

四、诊断

(一)病原学检查

检出病原体即可确诊。在黑热病患者的脾、肝、骨髓或皮肤组织检查无鞭毛体是确诊黑热病的最可靠手段,应注意与播散型组织胞浆菌病鉴别。

1. 穿刺检查

(1)涂片法。以骨髓穿刺涂片法最为常用。穿刺部位常选择髂骨,此处穿刺简便安全,原虫检出率高达 80%~90%。淋巴结穿刺多选在腹股沟、颈部等肿大的淋巴结,检出率较低为 46%~87%,但最安全。脾、肝穿刺检查阳性率虽高,达 90.6%~99.3%,但有引起大出血的危险。对疑似皮肤型黑热病人,可从皮肤病变明显处刮取或抽取少量组织液做涂片检查,经姬氏或瑞氏染色后镜检查找胞浆呈淡蓝色、细胞核和动基体呈紫色的无鞭毛体。

(2)穿刺物培养法。若穿刺物中虫体少不易发现时也可将穿刺液接种于 NNN 培养基中培养,提高检出率。用无菌方法将上述穿刺物接种于 NNN 培养基,置 22~25 ℃温箱内。约 1 周后若在培养物中查见运动活泼的前鞭毛体,即可判为阳性结果。穿刺物培养法优点为检出率高于涂片法,缺点是耗时较长,约需1周时间。使用Schneider氏培养基可缩短培养时间,3 d即可查见前鞭毛体。

（3）动物接种法。把穿刺物接种于易感动物体内,如金地鼠、BALB/c小鼠等,1~2个月后取肝、脾作印片或涂片,瑞氏染液染色镜检,此法较少用。

2. 皮肤活组织检查

在皮肤结节处用消毒针头刺破皮肤,取少许组织液,或用手术刀刮取少许组织作涂片,染色镜检。

（二）免疫学诊断

1. 循环抗原检测

单克隆抗体-抗原斑点试验(McAb-AST),诊断黑热病阳性率可达97.03%,假阳性率为0.20%。此法操作简单,敏感度高、特异性高,重复性好,仅需微量标本即可。该法还可用于反映现行感染、疗效考核等优点。

2. 抗体检测

酶联免疫吸附试验(ELISA)、间接血凝试验(IHA)、对流免疫电泳(CIE)、间接荧光试验(IF)、直接凝集试验(DA)等均可采用。斑点-ELISA的阳性率较高,但查抗体方法常与其他疾病出现交叉反应,在诊断利什曼病上有其局限性,且抗体短期内不易消失,不宜用于疗效考核。

3. 利什曼素皮内试验

利什曼素皮内试验(leishmanin intradermal test),简便易行,较早且较广泛地应用于黑热病流行病学调查。将0.1 mL抗原液(每毫升含107个前鞭毛体)注入前臂屈侧皮内,用等量抗原稀释液作对照,48 h后观察结果。若注入利什曼抗原后引起局部红晕和硬结,其直径等于或大于0.5 cm,或大于对照者为阳性。虽然在黑热病整个病程中皮肤的利什曼素皮内试验均呈阴性,直至治愈1个月后开始转为阳性,这对诊断现症病人无意义;但是此反应一旦出现阳性,可保持数十年甚至终生,这对防治效果的考核及流行病学调查均有较大应用价值。

（三）分子生物学诊断

1. 聚合酶链反应

聚合酶链反应(polymerase chain reaction,PCR),是一种高效的体外DNA扩增技术,检测黑热病效果好,敏感性、特异性均高。国内学者曾采用PCR法扩增L.d种特异性k-DNA片段用于诊断黑热病,阳性率为95.5%(21/22),与骨髓涂片符合率达91%(20/22),全部对照均为阴性。采用逆转录-聚合酶链反应(RT-PCR)诊断黑热病,该法较rDNA为模板的PCR法敏感高出100倍。对于不易采集骨髓标本的婴幼儿患者,此技术具有很高的应用价值。

2. k-DNA探针杂交法

该法敏感、特异,取材方便,可用于犬利什曼病的现场流行病学调查及防治。

3. Dip-stick法

该法将免疫印迹、薄层层析和分子克隆技术相结合,将利什曼原虫重组抗原rk39制备成Dip-stick试纸条,阳性反应为蓝色条带。该法可用于内脏利什曼病的诊断,阳性率达100%。因该法无需昂贵仪器和设备、操作简单、携带方便,便于推广,我国亦已采用该法检测黑热病。

五、流行

(一)分布

黑热病广泛流行于88个国家。在亚洲主要流行于印度、中国、孟加拉和尼泊尔;东非、北非、欧洲的地中海沿岸地区和国家,苏联的中亚地区,中、南美洲的部分国家也有此病流行。2010年WHO报告:全球约3.5亿人受到感染的威胁;每年因利什曼病而死亡的人数为5.7万人,共有1200万人感染利什曼原虫,新增病例达100万~200万人。在我国,黑热病流行于长江以北的17个省(市、自治区)。由于我国在黑热病流行区开展了大规模的查治病人、杀灭病犬和消灭传播媒介白蛉的防治工作,1958年就已基本消灭了黑热病。近年来,内脏利什曼病主要分布在我国的西北部,西南部分区域也有病例报道,其中发病率最高的是新疆、甘肃、四川三省。非流行区病例主要是去流行区务工的成年人,且以男性体力工作者为主,而流行区则以婴幼儿为主。另外,新疆、内蒙古都证实有黑热病的自然疫源地存在,少数地区出现疫情回升,引起大规模流行所需的自然因素和社会因素仍然存在。近年来,对我国山丘疫区和平原疫区利什曼原虫分离株的分子核型、基因组DNA基因型分析的研究表明,我国利什曼原虫虫种复杂,新疆克拉玛依亦有婴儿利什曼原虫引起皮肤利什曼病的报告。

(二)流行环节

1. 传染源

利什曼病为人兽共患寄生虫病,除在人与人之间传播外,也可在人与动物、动物与动物之间传播。病人、病犬以及某些野生动物均可为该病的传染源。

2. 传播途径

主要通过白蛉叮刺传播,偶可经口腔黏膜、破损皮肤、胎盘或输血传播。经流行病学调查,可传播利什曼病的白蛉有20余种,主要有以下四种白蛉:① 中华白蛉(*Phlebotomuschinensis*):我国黑热病的主要媒介,分布广,除新疆、甘肃西南和内蒙古的额济纳旗外均有存在;② 长管白蛉(*P. longiductus*):仅见于新疆;③ 吴氏白蛉(*P. wui*):为西北荒漠内最常见的野生野栖型蛉种;④ 亚历山大白蛉(*P. alexandri*):分布于甘肃和新疆吐鲁番的荒漠。白蛉的出现随季节消长,5月以后逐渐增多,至8月底呈下降趋势。我国黑热病的分布与白蛉的地理分布相一致。

3. 易感人群

人群普遍易感,当婴幼儿感染或非流行区健康人进入疫区后,临床表现更为严重。但易感性随年龄增长而降低,病后免疫力持久。

(三)流行特征

根据流行病学上传染源的差异,黑热病可大致分为三种不同的类型:人源型、犬源型和自然疫源型,分别以印度、地中海盆地和中亚荒漠内的黑热病为典型代表。我国幅员辽阔,黑热病的流行范围广,按流行区的地势、地貌区分,可分成平原、山丘和荒漠三种不同的疫区,它们在流行历史、寄生虫与宿主的关系以及免疫等方面,存在明显的差异,各有其特点。

1. 人源型

人源型,又称为平原型,多见于平原地区,分布在黄淮地区的苏北、皖北、鲁南、豫东以及冀南、鄂北、陕西关中和新疆南部的喀什等地。与印度的黑热病极为相似,犬类很少感染,主要是人的疾病,以大龄儿童及青少年为主,婴儿极少感染。患者为主要传染源,常出现大的流行。传播媒介为家栖型中华白蛉和新疆长管白蛉。这些流行地区黑热病已被控制,近年未再发现新病例,偶可发现皮肤型黑热病。

2. 犬源型

犬源型,又称为山丘型,多见于西北、华北和东北的山丘,分布于甘肃、宁夏、青海、陕北、冀东北、辽宁、川北和北京市郊各县,与地中黑地区的黑热病相似。此型主要是犬的疾病,病人散在,一般不会形成大的流行。大多数患者为10岁以下儿童,婴儿的感染率较高,成人很少感染得病,犬为主要传染源及保虫宿主。传播媒介为近野栖型或野栖型中华白蛉。这类地区为我国目前黑热病主要流行区。

3. 自然疫源型

自然疫源型,又称为荒漠型,多分布新疆和内蒙古的某些荒漠地区。与中亚荒漠内的黑热病相似。主要是某些野生动物的疾病。人的感染主要见于婴幼儿,2岁以下患者占90%以上。病例散发,传染源可能是野生动物。当人进入这些地区可发生淋巴结型黑热病。传播媒介为野栖蛉种,主要是吴氏白蛉,其次为亚历山大白蛉。动物宿主迄今尚未发现。

有人认为,黑热病的分布与土壤的理化性质有关,长江以北主要是碱性土壤,中华白蛉的分布面广,数量多;而长江以南主要是酸性土壤,中华白蛉极为罕见。有些地区,还可见到上述各种类型的中间过渡型。在西北犬源型黑热病流行的山丘地区,很可能同时存在自然疫源型,犬的感染可来自某些野生动物中的保虫宿主。

六、防治

在流行区采取查治病人、杀灭病犬和消灭白蛉的综合措施是预防黑热病行之有效的办法。

(一)治疗病人

1. 药物治疗

(1) 五价锑化合物(pentavalent antimonials)。此为首选药物,包括葡萄糖酸锑钠(斯锑黑克)和葡甲胺锑酸盐,对利什曼原虫有很强的杀伤作用。葡萄糖酸锑钠低毒高效,疗效可达97.4%,在我国长期被用于一线治疗。近年来,报告应用脂肪微粒结合五价锑剂治疗黑热病获极好疗效,治愈迅速。

(2)非锑剂。包括戊烷脒(喷他脒,pentamidine),二脒替(司替巴脒,stilbamidine)等。具有抗利什曼原虫活力,但药物毒性大且疗程长,适用于少数经锑剂反复治疗无效的病人。

2. 脾切除治疗

适用于药物治疗无效、脾高度肿大,伴有脾功能亢进者,可考虑脾切除治疗。

（二）杀灭病犬

在我国山丘疫区,犬为主要传染源,对病犬应做到定期检查、早发现、早捕杀,这是防治工作中的关键。对于流行区的犬可推广使用含杀虫剂的项圈。

（三）传播媒介的防治

消灭传播媒介白蛉是防治黑热病的根本措施;此外,应加强个人保护,防止白蛉叮咬。消灭传播媒介白蛉必须根据白蛉的生态习性,因地制宜地采取适当对策。在平原地区采用室内滞留喷洒杀虫剂或闭门烟熏杀灭中华白蛉,可有效阻断传播途径。在山区、丘陵及荒漠地区对野栖型或偏野栖型白蛉,采取避蛉、驱蛉措施,以减少或避免白蛉的叮刺。

(常雪莲)

第五节　锥　　虫

锥虫属于肉足鞭毛门(Sarcomastigophora),已发现的有20余种,主要寄生于鱼类、两栖类、爬行类、鸟类和哺乳类动物体内。寄生哺乳动物的锥虫依其感染途径分为两大类:涎源性锥虫和粪源性锥虫,其中寄生于人体的锥虫有布氏锥虫(*Trypanosoma brucei*)、克氏锥虫(*T. cruzi*)和蓝氏锥虫(*T. rangeli*)。布氏锥虫包括三个亚种,即冈比亚锥虫(*T. brucei gambiense*)、罗得西亚锥虫(*T. brucei rhodesiense*)和布氏布氏锥虫(*T. brucei brucei*),前两者可感染人体,后者主要感染牛、羊等动物;但近年有实验表明经过在动物宿主传代后,也可对人体形成感染。粪源性锥虫为克氏锥虫(*T. cruzi*)。

锥虫寄生于血液、淋巴液、脑脊液或组织细胞内,引起锥虫病(trypanosomiasis),被列入严重危害人类健康的全球十大热带病。我国尚无本地人体锥虫感染,但已有输入性病例报道。

一、冈比亚锥虫与罗得西亚锥虫

冈比亚锥虫与罗得西亚锥虫可引起非洲锥虫病(African trypanosomiasis)或称非洲睡眠病(African sleeping sickness),传播媒介为舌蝇类,通过其唾液传播,又称为涎源性锥虫或非洲锥虫。

（一）形态与生活史

1. 形态

两种锥虫形态相似，以锥鞭毛体形式在人体血液、淋巴液和脑脊液中寄生。锥鞭毛体（trypomastigote）具有多形性（pleomorphism），在血液中可分为细长型、中间型和粗短型。血中虫数多时以细长型为主，虫数少时以粗短型为主。细长型大小为（20～40）μm×（1.5～3.5）μm，前端较尖细，胞核1个位虫体中部，动基体位于虫体后部近末端，从该处发出一鞭毛，与虫体表膜相连形成较长的波动膜，在虫体前端游离的鞭毛长达6μm。细长型为快速分裂期，以纵二分裂法繁殖。粗短型大小为（15～25）μm×（1.5～3.5）μm，鞭毛短或不游离，形成的波动膜较短。粗短型不增殖。锥虫凭借鞭毛和波动膜的伸缩进行波浪状螺旋运动。经姬氏或瑞氏液染色，胞质呈淡蓝色，内含深蓝色的异染质（volutin）颗粒；细胞核居中，呈红色或红紫色，有核膜及核仁；动基体呈深红色，点状。波动膜为淡蓝色。中间型形态介于细长型和粗短型之间。

2. 生活史

生活史包括在脊椎动物和在舌蝇体内的发育（图4-17）。人体感染早期寄生在血液、淋巴液内，晚期可侵入脑脊液。在三型锥鞭毛体中，仅粗短型锥鞭毛体对舌蝇具有感染性。当舌蝇吸入有锥鞭毛体的血液后，锥鞭毛体经其食道、前胃抵达中肠；随之，细长型锥鞭毛体死亡，仅粗短型锥鞭毛体在中肠内发育为细长型锥鞭毛体，以二分裂法繁殖。约在感染10d后，锥鞭毛体从中肠经前胃到达下咽，然后进入唾腺，转变为上鞭毛体（epimastigotes），其形态特点为动基体位于胞核前方，鞭毛与波动膜较短。经过增殖最后转变为循环后期锥鞭毛体（metacyclic trypomastigote），其外形短粗，无鞭毛，大小约为15μm×2.5μm。循环后

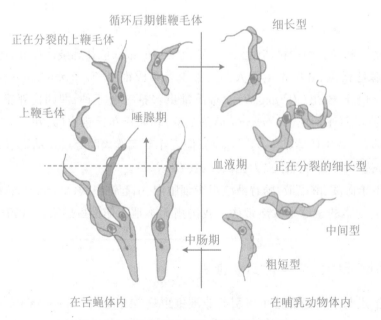

图4-17　冈比亚锥虫与罗得西亚锥虫生活史

期锥鞭毛体成熟后从舌蝇唾液腺细胞游离,合成表被,成为对人具有感染性的时期。当受染舌蝇刺吸人血时,循环后期锥鞭毛体随涎液侵入人体皮下组织发育为细长型,经增殖后再侵入淋巴液及血液内发育繁殖。可分裂的细长型先转变为中间型,随之成为不分裂的粗短型。这种细长-粗短型转换的特异性环境信号和分子激发机制尚不详。

（二）致病

两种锥虫侵入人体后的基本过程包括虫体在组织增殖所致的局部初发反应,在体内播散的血淋巴期,侵入中枢神经系统的脑膜脑炎期。初期虫体在局部增殖,炎性细胞浸润,形成局部红肿的锥虫下疳。继之侵入血液和淋巴液,淋巴结和脾脏均肿大,脑组织水肿,脑脊液中蛋白和白细胞均增高。心脏和脑组织出现伴有血管周围淋巴细胞、浆细胞和单核细胞浸润的炎性病变,并可有水肿和出血,致心肌炎、心外膜炎及心包积液。在晚期患者可有脑电图改变和昼夜睡眠节律的改变,肝脏肿大,肝细胞变性,门静脉血管周围有单核细胞浸润。脑皮质充血水肿,偶见出血,出现弥漫性软脑膜脑炎,神经元变性,胶质细胞增生。因免疫复合物与红细胞结合致溶血性贫血,红细胞数和血红蛋白量降低,血小板减少。锥虫感染可引起宿主免疫抑制,降低对锥虫及其他病原体的免疫保护反应,从而易发生继发感染。

两种锥虫所致病程显著不同,冈比亚锥虫病呈慢性过程,病程可持续数月至数年,其间可有多次发热,但症状较轻。有时并无急性症状,但可出现中枢神经系统异常。罗得西亚锥虫病则呈急性过程,病程为一般为3～9个月。患者多表现显著消瘦、高热和衰竭。有些病人在中枢神经系统未受侵犯之前即已死亡。

1. 锥虫下疳期

患者被受染舌蝇叮咬后约1周,局部皮肤肿胀,中心出现一红点,形成硬结,有痛感,此即为锥虫下疳(trypanosomal chancre)。"下疳"部位皮下组织可见淋巴细胞、组织细胞及少量嗜酸性粒细胞和巨噬细胞浸润,有时可见锥虫。病变约持续3周后即可消退。

2. 全身系统症状期

感染后5～12 d,出现锥虫血症。由于虫体表面抗原间隔一段时间便发生变异,致使原产生的特异性抗体失去效应,从而导致锥虫血症出现交替上升与下降现象,其间隔时间为2～10 d。锥虫血症高峰可持续2～3 d,伴有发热、头痛、关节痛、肢体痛等症状。发热持续数日,自行消退,隔几日后体温可再次升高。此期可出现全身淋巴结肿大,尤以颈后、颌下、腹股沟等处明显。肿大淋巴结质坚韧,无压痛,不粘连,直径约1 cm,称Winterbottom氏征,在冈比亚锥虫病较明显。其他体征有深部触觉过敏(Kerandel氏征)和脾肿大等。可伴有腹泻、食欲减退及皮肤瘙痒、贫血等症状,也可有充血性心衰、心电图改变和血沉升高,以及腹水、肺水肿、渗出性心包炎、内分泌系统紊乱和肾上腺功能紊乱等症状。脾肿大和淋巴结肿大是该期重要特征。

3. 中枢神经系统受累期

发病数月或数年后,锥虫可侵入中枢神经系统。常见病变为弥漫性软脑膜炎,脑皮质充血和水肿,神经元变性,胶质细胞增生晚期脑组织与周围神经可有脱髓鞘现象,并发展为皮质下萎缩与脑室扩大。患者起初是性格改变、表情淡漠、言语迟钝、举止缓慢或双目呆滞,不主动求食,随后出现嗜睡,继而出现肌张力增加、震颤、痉挛或抽搐,可并发各种感染。最后出现昏睡、昏迷与死亡现象。

(三) 诊断

诊断取患者血液涂片染色镜检虫体,也可取淋巴液、脑脊液、骨髓穿刺液、淋巴结穿刺物等涂片染色检查。应用浓集法可显著提高检出率,如血细胞比容管离心结合显微镜检查,检出率可比血膜法提高数倍。也可利用酶联免疫吸附试验、免疫荧光抗体试验、凝集试验等免疫学方法检测抗原帮助诊断。DNA探针和PCR技术用于锥虫病诊断,特异性、敏感性均较高。必要时,也还以采用动物接种的方法诊断锥虫病。

(四) 流行与防治

1. 流行

冈比亚锥虫分布于西非和中非,罗得西亚锥虫分布于东非和南非,估计每年有2.5万病人。有些国家和地区近年来有扩大流行趋势,甚至形成暴发流行。冈比亚锥虫病的主要传染源为病人及带虫者,以20~40岁男性感染率较高。牛、猪、山羊、犬等动物可能是保虫宿主。主要传播媒介为须舌蝇(*Glossina palpalis*)。罗得西亚锥虫病的传染源包括动物和人。非洲羚羊、牛、狮、鬣狗等动物为其保虫宿主。主要传播媒介为刺舌蝇(*G. morsitans*)、淡足舌蝇(*G. pallidipes*)等。在流行区,冈比亚锥虫和罗得西亚锥虫引起的动物锥虫病还导致肉类、乳类及肥料和牲畜缺乏。锥虫病已构成严重的公共卫生问题,成为流行区社会和经济发展显著的阻滞因素。我国尚无传播锥虫病的媒介昆虫,亦无此病本地原发病例报道,仅有个别输入性病例的报道。

2. 防治

防治措施包括发现和及时治疗病人,以及消灭舌蝇。常用药物有舒拉明钠(suramin sodium),对该病早期疗效良好,但有的病人可产生蛋白尿、皮炎、胃肠不适,此药禁用于肾功能不良者。对引起中枢神经系统损害的病人,可用美拉胂醇(melarsoprol),但需住院治疗。对于美拉胂醇治疗反应不佳的患者,可选用二氟甲基鸟氨酸(difluoromethylornithine,DFMO)治疗。晚期患者可用锥虫胂胺(fryparsamide)治疗。本病迄今为止尚无可用的疫苗,故宜采用综合措施进行预防和控制,包括改变媒介昆虫滋生环境,防蝇灭蝇,加强个人防护等。

二、克氏锥虫

克氏锥虫(*Trypanoma cruzi*)通过传播媒介(锥蝽)的粪便经皮肤伤口或黏膜感染人体,故又称粪源性锥虫。本虫寄生于人体及其他脊椎动物的血液及组织细胞时,会引起克氏锥虫病或称恰加斯病(Chagas disease)。因本虫主要分布于南美和中美,故又称美洲锥虫病(American trypanosomiasis)。

（一）形态与生活史

1. 形态

克氏锥虫有三种不同形态：① 无鞭毛体(amastigote)：球形或卵圆形，直径为2.4～6.5 μm，有核和动基体，鞭毛很短或无。寄生在宿主(人或其他脊椎动物)细胞内，如单核巨噬细胞、肌肉细胞(尤其是心肌细胞)及胶原细胞内，亦见于锥蝽肠内。② 上鞭毛体(epimastigote)：纺锤形，长20～40 μm，动基体在核的前方，游离鞭毛自核的前方发出。只寄生于锥蝽消化道内。③ 锥鞭毛体(trypomastigote)：大小为(11.7～30.4) μm×(0.7～5.9) μm，外形弯曲如新月状，游离鞭毛自核的后方发出。存在于宿主血液及锥蝽的后肠内(循环后期锥鞭毛体)。

2. 生活史

克氏锥虫的生活史包括在传播媒介锥蝽体内和在人或脊椎动物体内的发育两个阶段。在锥蝽体内的发育，一般需10～15 d。当锥蝽吸入含锥鞭毛体的血液数小时后，锥鞭毛体先在前肠内失去游离鞭毛，后转变为无鞭毛体，在肠上皮细胞内增殖；然后再转变为球鞭毛体(spheromastigote)，进入中肠发育为上鞭毛体，以二分裂法增殖。在吸血后第3～4 d，上鞭毛体出现于直肠，并附着于上皮细胞上，第5 d后发育为循环后期锥鞭毛体。

循环后期锥鞭毛体为感染期，当染虫锥蝽吸血时，该期锥鞭毛体随粪便排出于哺乳动物体表，并经皮肤伤口或黏膜进入人体，也可通过口腔、鼻黏膜或眼结膜而侵入，这种传播方式称为后位传播或污染传播，有别于非洲锥虫的前位传播或接种传播。进入人体的循环后期锥鞭毛体即可侵入吞噬细胞或非吞噬细胞，转变为无鞭毛体，开始二分裂增殖，形成假包囊，内含数百个无鞭毛体，继之转变为小而活动的锥鞭毛体。含假包囊的细胞破裂后锥鞭毛体经淋巴系统进入血流。血液内的锥鞭毛体再侵入组织细胞内发育为无鞭毛体。

此外，宿主还可通过输血、母乳、胎盘或食入阳性锥蝽粪便污染的食物而获得感染。

（二）致病

克氏锥虫的潜伏期为1～2周。急性期，被锥虫侵入的部位有炎症反应，起初为一过性荨麻疹。感染1～2周后，受叮咬局部出现结节性肿胀，称为恰加斯肿(Chagoma)。如侵入部位在眼结膜，则可出现无痛性炎性单侧眼眶周围水肿、结膜炎及耳前淋巴结炎，称视神经节症候群，即Romana征，此为急性恰加斯病典型体征。但大多数患者并无此体征，而于感染后2～3周出现虫血症，可持续数月。以后锥虫侵入组织细胞，会引起许多器官出现炎性病变，以心肌受累最常见。病人的表现为头痛、倦怠和发热、广泛淋巴结肿大及肝脾肿大；还可出现颜面部或全身水肿、呕吐、腹泻、心动过缓、心悸或脑膜炎等症状。此期持续4～5周，大多数患者自急性期恢复，有些患者则转为慢性期。约30%的患者在原发感染后10～20年后发展为慢性。慢性期心脏病变可进一步加重，主要表现为心肌炎，出现节律紊乱、充血性心力衰竭和血栓性栓塞症状。脑栓塞为最常见的临床表现，肺、肾栓塞次之。巨食管(megaesophagus)和巨结肠(megacolon)亦为本病的重要临床表现，此系食管和结肠因其相关神经节被破坏而极度扩张，蠕动减弱或消失所致。病人吞咽和排便均感极度困难，甚至发生肠梗阻与肠穿孔现象。此外,病人还会出现体重下降、贫血及恶病质等现象。

(三)诊断

急性期可以采用血涂片(薄、厚血膜)染色镜检。在隐匿期或慢性期,可用血液、脑脊液及淋巴结和脾穿刺物接种小鼠体或用3N培养基培养,或试用人工饲养的未受感染的锥蝽幼虫饲食受检者血液,10～30 d后检查锥蝽肠道内有无锥虫。慢性期在血中及组织内很难找到锥虫,可试用免疫学检查法。分子生物学检查方法,如PCR、LAMP等技术,对于检测虫数极少的血液标本有很高的检出率。

(四)流行与防治

克氏锥虫病广泛分布于中美洲和南美洲,多见于巴西、墨西哥、阿根廷和委内瑞拉,主要在居住条件差的农村流行,受威胁人口近1亿,感染者在1000万人以上,80%的患者是幼年感染。多种野生动物和家养哺乳动物都是本病的保虫宿主,如犬、猪、狐、袋鼠、熊、猫、家鼠等。存在克氏锥虫血症的动物和人是该病的传染源。传播媒介锥蝽可栖息于人房内,多在夜间吸血。锥蝽雌雄成虫、幼虫、若虫均能吸血。

硝基呋喃类衍生物苄硝唑(benznidazole,BZL)和硝呋莫司(nifurtimox,NFX)是美洲锥虫病抗寄生虫治疗的主要药物,对急性期患者有一定效果,能降低血中虫数,使临床症状减轻,减少死亡率。综合防治以预防感染为重点,包括改善居住条件、控制和消灭锥蝽、消灭动物储存宿主及健康教育等。杀灭室内锥蝽可采用滞留喷洒杀虫剂。对孕妇与献血者应加强锥虫检查。

(方 强 李江艳)

第六节 巴 贝 虫

巴贝虫属于顶复门寄生虫,寄生于人及多种哺乳动物、鸟类等脊椎动物的红细胞内,其导致的巴贝虫病(babesiosis)症状与疟疾相似。重要的有微小巴贝虫(*Babesia microti*)、歧异巴贝虫(*B. bigenmina*)、牛巴贝虫(*B. bovis*)和马巴贝虫(*B. equi*)。

一、形态与生活史

人巴贝虫病是通过硬蜱在人与动物之间传播。蜱吸食脊椎动物血液时,配子体期虫体进入蜱的消化道内,发育为配子进行有性生殖;形成的虫体进一步发育,穿入肠道细胞内分裂繁殖;虫体可经由血淋巴播散到蜱的各处组织,包括蜱的卵巢组织,由此巴贝虫也可侵入卵内寄生,经卵传递给子代蜱。巴贝虫侵入蜱的唾液腺细胞内,可发育形成子孢子。当人被阳性硬蜱叮咬时,子孢子进入人体组织液、血液,然后黏附并侵入红细胞,进行无性生殖。形成的虫体大小为1～5 μm,其形态呈圆形、椭圆形、梨形、环形或"四联型"。可多个虫体寄生于同一红细胞内(图4-18)。除硬蜱叮咬感染外,还可经输血或胎盘感染。

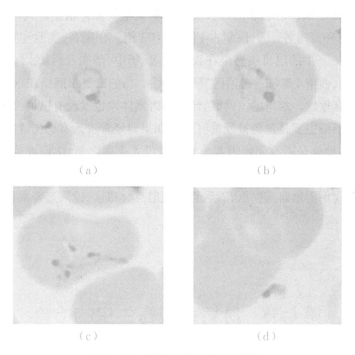

（a）　　　　　　　　　　　（b）

（c）　　　　　　　　　　　（d）

图4-18　巴贝虫病患者血液涂片

二、致病与诊断

　　潜伏期为1~3周,病情严重程度与患者年龄、有无脾脏切除及感染虫种有关。巴贝虫在红细胞内寄生繁殖,可分泌毒素,通过激活血管活性酶类和影响出凝血机制,导致宿主微循环障碍。同时受染红细胞可互相黏聚,阻塞毛细血管而使脏器发生缺血和坏死。常见病变是肝脏淤血、肝细胞肿胀及坏死,脾脏及骨髓增生,脑膜和脑实质充血及水肿,肾脏肿胀和出血,肾小管充满血红蛋白管型,上皮细胞肿。感染微小巴贝虫者病情较轻,多呈亚临床感染或带虫者。而被双歧巴贝虫感染则病情较重,常见症状有寒战、发热,体温一般为38~40℃,同时有出汗、头痛、肌肉和关节疼痛、恶心、呕吐、不同程度的溶血性贫血、黄疸、肝脏及脾脏肿大等症状;严重感染者可出现低血压、肾衰竭、弥散性血管内凝血、昏迷甚至发生死亡。脾切除者及HIV感染者是巴贝虫感染的高危人群,症状较严重,病死率高。

　　本病的诊断可作血液涂片,用吉氏或瑞氏染色后镜检,在成熟红细胞内,有多个环状或梨形小体,颇似恶性疟原虫,但常排列成"十"字形四联小体,细胞内无色素颗粒、无配子体,受染红细胞不胀大,需与疟原虫鉴别。对可疑患者,可用动物接种法或IFA、PCR技术。凡有脾切除史,近期内未到过疟疾流行区,无近期输血史而血涂片检查发现有独特的细胞学特征者,应考虑巴贝虫病。

三、流行与防治

　　全球迄今已有100多例报告,死亡10余例。欧洲人体病例主要由歧异巴贝虫引起,传播媒介为篦子硬蜱。美国报道的人体病例主要由微小巴贝虫引起,传播媒介为肩突硬蜱。啮齿类动物如白脚小鼠、大鼠、非洲狒狒及松鼠猴是主要储存宿主。我国有6例人体病例报道,分别是台湾和云南各2例,内蒙古1例,浙江1例。在家畜、实验动物及鼠类中,均发现有巴贝虫的感染。牛的巴贝虫感染在我国华南、华中、华东及西南12个省(市、自治区)都有发现,在华中、西南4省(市、自治区)呈流行性。马的巴贝虫感染在东北、华北及西北7省、市、自治区也有发现。四川的恒河猴、台湾的野鼠体内也发现有巴贝虫感染。

预防巴贝虫感染主要是避免被硬蜱叮咬。如果要经常进入有感染危险地区,应使用驱蜱剂,离开时仔细检查是否有硬蜱附着。宠物在带入家庭之前,应检查是否有蜱。除防止蜱传播外,还应警惕带虫者作为献血员经输血传播。对患者给予奎宁+克林霉素治疗。对出现溶血的严重病例需输血或换血,随后静脉注射克林霉素,或阿奇霉素加奎宁,或阿奇霉素加克林霉素。

(陶志勇)

第七节　脉管系统寄生虫的检查

由于脉管系统内寄生虫的寄生部位及离体途径不同,决定了病原学检查方法存在差异。本节主要介绍适用于疟原虫、利什曼原虫、锥虫、丝虫、血吸虫和巴贝虫的病原学检查方法。

一、血膜染色法

疟原虫可以寄生在红细胞内,丝虫的微丝蚴可以出现在外周血中。因此,血膜染色法是诊断疟疾和淋巴丝虫病常规的病原学诊断方法。由于巴贝虫也可寄生于红细胞内,弓形虫的滋养体寄生在血液的有核细胞内,锥虫的鞭毛体寄生于血液内,故血膜染色法也可用于巴贝虫病、弓形虫病和锥虫病的诊断。

血膜染色法检查疟原虫的操作步骤有采血、血膜制片、固定、溶血、染色和镜检。

(一)采血

可从患者耳垂或指尖取血,婴儿可于足部取血。先用75%酒精棉球擦拭取血部位,待干后,右手持一次性采血针迅速刺入耳垂或指尖皮肤,挤出血滴涂片。鉴于疟原虫在外周血中的分布密度与疟疾发作的时间有关,因此间日疟宜在发作后数小时采血;恶性疟适宜在发作初期采血,此时可见大量环状体,10 d左右才可见配子体。

(二)血膜制片

采血后,血膜应尽快制作,以防凝固。疟原虫检查常制成厚血膜或薄血膜,厚血膜取血量较多,红细胞较集中,在疟原虫数量较少时便于发现,从而提高检出率,但因制片时血细胞相互堆积挤压,疟原虫皱缩变形,疟原虫的形态识别应特别仔细,缺乏经验者较难辨认。薄血膜取血量少,涂面大,疟原虫分散,但虫体形态结构清晰,且可参考被寄生红细胞的形态特征,故易于作虫种鉴别;在实际检查中,通常在同一张玻片上同时做厚、薄血膜(图4-19),以便比较观察。

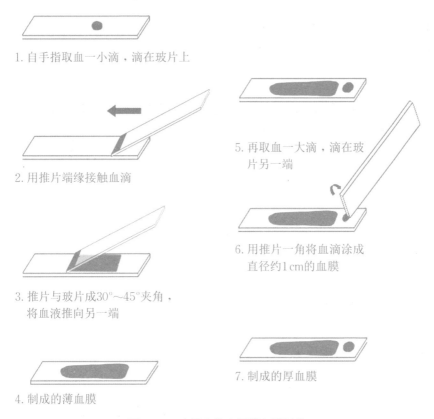

1. 自手指取血一小滴,滴在玻片上

2. 用推片端缘接触血滴

3. 推片与玻片成30°~45°夹角,将血液推向另一端

4. 制成的薄血膜

5. 再取血一大滴,滴在玻片另一端

6. 用推片一角将血滴涂成直径约1cm的血膜

7. 制成的厚血膜

图4-19　疟原虫检查厚薄血膜制作

1. 薄血膜制片

取一洁净载玻片,蘸取少许血液在载玻片1/3与2/3交界处。左手持载玻片两端边缘,右手握边缘光滑(最好为磨口边缘)的推片。将推片一端置于血滴之前,并与载片形成30°~45°夹角,轻压血滴,待血液沿推片端缘扩散时,均匀而迅速适当地用力向前,制成薄血膜。血量不宜太多或太少,两玻片间的夹角要适宜,否则过小血膜太薄,过大血膜过厚。如果取血量多,宜采用小夹角;取血量少,可采用大些的夹角。推片时用力要均匀,速度要适中,一次推成,切勿中途停顿或重复推片。理想的薄血膜,应是一层均匀分布的血细胞,无裂缝,整个血膜呈舌形,末端呈扫帚状。

2. 厚血膜制片

另取约60 μL血液滴于载玻片的另一端1/3处,以推片的一角,将血滴自内向外作螺旋形展开,使之成为直径0.8~1 cm、厚薄均匀的厚血膜。厚血膜为多层血细胞的重叠,约等于20倍薄血膜的厚度。过厚则血膜易脱落,过薄则达不到浓集虫体的目的,也不能与薄血膜区别。

实际操作中,将厚、薄两种血膜涂在同一张玻片上,方法是将玻片分成六等份,将厚血膜涂在第三格的中央,薄血膜涂在第四格前缘至第六格中部,一、二格准备贴标签及编号用。厚、薄血膜需用蜡笔画线分开,以免溶血时影响薄血膜或薄血膜用甲醇固定时影响厚血膜。

若检查微丝蚴时,需取约60 μL血液,涂成直径1.5~2.0 cm圆形或2.5 cm×1.5 cm长方形厚血膜,应厚薄均匀、边缘整齐。平放、隔夜自然干燥。

（三）固定和溶血

血涂片必须充分晾干,避免染色时血膜脱离。用小玻璃棒蘸取甲醇或无水酒精轻轻抹过薄血膜,使血细胞固定。如果厚、薄血膜在同一玻片上,切勿将固定液流到厚血膜上。应先在厚血膜上滴加蒸馏水进行溶血,待数分钟后血膜呈灰白色时,将水倒去,晾干后,再与薄血膜一起用甲醇固定染色。

（四）染色

疟原虫血涂片常用的染色方法有姬氏染色（Giemsa's stain）、瑞氏染色（Wright's stain）和荧光素吖啶橙染色。

1. 姬氏染色法

此法染色效果良好,血膜褪色较慢,保存时间较久,染色技术也易掌握,但染色时间长,适用于染大批量血片标本。

（1）染色液配置。将姬氏染剂粉1 g置于研钵中,先加入少量甘油充分研磨,分次加入甘油再磨,直至50 mL甘油加完,研磨半小时以上,将研磨液倒入棕色试剂瓶中。然后用少量甲醇冲洗钵中甘油染粉,重复多次,倒入玻璃试剂瓶,甲醇总量为50 mL,塞紧瓶口,并充分振荡、摇匀,置65 ℃温箱内24 h或室温阴暗处1~2周后,过滤后使用。

（2）染色方法。先将姬氏染液用pH为7.0~7.2的磷酸盐缓冲液作1:20稀释,用蜡笔分别在厚、薄血膜染色区两端划出染色区,以防滴加染液时外溢。将稀释后的姬氏染色液滴加覆盖已固定的血片染色区,室温下染色30 min,再用上述缓冲液或自来水,流水冲洗血膜,注意不要对着血膜冲洗。血片晾干后镜检。若血片用磷酸盐缓冲液冲洗,则色泽更鲜艳。此外,还可使用快速姬氏染色法,操作如下:姬氏染液1 mL,加缓冲液5 mL,如前法染色5 min后用缓冲液冲洗,晾干后镜检。

2. 瑞氏染色法

此法操作简便,适宜临床诊断,但甲醇蒸发快,若掌握不当,易在血片上发生染色液的沉淀,并较易褪色,保存时间短,用于临时性检验。

（1）染色液配制。称取瑞氏染剂粉0.2~0.5 g置于研钵中,先加入3 mL甘油充分研磨,然后加少量甲醇,研磨后倒入棕色试剂瓶内,重复几次用甲醇冲洗研钵中的甘油溶液,甲醇总量为75 mL,倒入试剂瓶内直至用完为止。充分摇匀,塞紧瓶口,置于阴暗处。室温1~2周后,过滤后使用,或者放入37 ℃温箱24 h后过滤备用。

（2）染色方法。因为瑞氏染剂含较高浓度的甲醇,所以薄血膜不需要先固定,而厚血膜则需先经溶血,待血膜干后才能染色。染色前先将溶过血的厚血膜和薄血膜一起用蜡笔划好染色区。分别向厚、薄血膜染色区滴加瑞氏染液覆盖,30 s~1 min后滴加等量蒸馏水,轻轻摇动玻片,使染色液和蒸馏水充分混合,此时出现一层灿铜色浮膜,3~5 min后,倾斜玻片,勿先倒去染液,而是用水缓慢从玻片一端,流水冲洗玻片数秒,注意不要对着血膜冲洗,至血膜呈现紫灰色为止,晾干后镜检。

（五）镜检

将血涂片置于光学显微镜的油镜下观察。疟原虫的红细胞内期可分为环状体、大滋养体、裂殖体和配子体等发育阶段。在薄血膜的镜检过程中,需要与疟原虫形态相似的类似物区别开来。例如,单个血小板附着于红细胞上,易被误认为环状体或发育中的滋养体,而成堆的血小板易被误认为成熟裂殖体。鉴别要点是血小板中央部常呈紫红色颗粒状结构,周边部分着色浅,但不如疟原虫紫红色的胞核与浅蓝色的胞质分得清楚。此外,还有染液沉淀颗粒以及偶有细菌、真菌、白细胞碎片和尘粒重叠于红细胞上,与环状体或滋养体相似。鉴别要点是这些类似物大多呈一种颜色,通过细调显微镜焦距,可以观察出这些类似物与红细胞不在同一焦平面上。在厚血膜的镜检中,血膜经溶血后,红细胞轮廓已消失,疟原虫皱缩变形,虫体比薄血膜中的略小;有的疟原虫胞质着色很深,胞核模糊不清,初学者较难识别。检验人员必须经过一段时间的严格训练,在充分掌握薄血膜中各种疟原虫的形态特征后,才能认清厚血膜中的疟原虫。当厚、薄血膜涂在同一片上时,应先检查厚血膜,发现疟原虫后如鉴定虫种有困难,可再仔细观察薄血膜,以节约时间,提高镜检率。

血膜染色法也是诊断丝虫病最常用的方法。由于丝虫成虫寄生于淋巴系统,但产出的微丝蚴主要在血循环中,且具有夜现周期性,故采血应在晚9时至次晨2时之间进行为宜。若在夜间取血不方便时,可用海群生白天诱出法,方法是嘱咐受检者口服2~6 mg/kg体重海群生,于服药30 min后采血,但对低密度感染患者易漏诊。此外,罗阿丝虫、常现丝虫、欧氏丝虫则应在白昼取血,且夏季查见的微丝蚴较冬季多。

血膜染色法检查微丝蚴的操作步骤与疟原虫厚血膜制作相似。一般取3大滴血,滴在洁净的玻片上,用另一玻片之角将血涂布成直径1~1.5 cm大小的椭圆形厚血膜,让血膜干透。微丝蚴除了用姬氏染色和瑞氏染色法以外,还可用德氏(Delafield)苏木素染色法。镜检时,在低倍镜下,微丝蚴为细长、无色透明、头端钝圆、尾端尖细、呈不同弯曲的虫体。注意在血膜上有时留有棉纤维,状似微丝蚴,应加以鉴别。棉纤维的长短粗细不等,两端多呈折断状,内部常见纵行条纹。

血膜染色法检查微丝蚴,不仅可以避免漏检,还可鉴别虫种和定量计数微丝蚴。该法常用于门诊,亦可以流行区用于普查、筛查,但操作较为复杂。此外,检查微丝蚴还可用新鲜血片检查法、血离心浓集法和薄膜过滤浓集法。

新鲜血片检查法方便快捷,但不能鉴定虫种,适于门诊使用,其操作方法是自耳垂或指尖取血1大滴于玻片上,加蒸馏水1滴溶血,加盖玻片后在低倍镜下观察呈蛇形游动的微丝蚴。另外,也可用离心浓集法以提高检出率,适合于住院患者。血离心浓集法的操作方法是取静脉采血1~3 mL,用肝素或枸橼酸钠抗凝,加9倍量蒸馏水溶血,离心沉淀,取沉渣镜检。

薄膜过滤浓集法是取待检者的静脉血,经抗凝和溶血后通过微孔滤膜或核孔滤膜,血内如果有微丝蚴则阻滤于膜上。该法是以含有0.1 mL 5%枸橼酸钠抗凝剂的注射器抽吸患者末梢血0.6 mL,再吸9 mL 1%洗洁净液混匀,充分溶血。取下针头接上过滤器。此过滤器内装有一层含微孔(孔径5 μm)的薄膜,膜下垫一层湿滤纸,慢慢推动注射器内芯,使已溶血的悬液通过滤器。再以生理盐水注入滤器洗膜3次。取出滤膜置于有0.1%亚甲蓝染液的皿内染色3 min,水洗,待干后经二甲苯透明,置玻片上覆加盖玻片镜检。

二、溶血离心沉淀法

溶血离心沉淀法是一种快速、准确地诊断疟疾的经典方法。溶血离心沉淀法的主要优点是不需要使用特殊的仪器设备,且操作方法简易,使用成本也较低,很多实验室都可以实现,故该法在基层医院仍有着一定的应用。

(一)原理和试剂

溶血离心沉淀法的主要试剂是白皂素,其通过破坏正常红细胞的渗透性而发生溶血,疟原虫从红细胞内释放出来。由于白皂素破坏了正常的红细胞,而被疟原虫寄生的红细胞密度发生变化,因此离心后又使疟原虫浓集于试管底部,使单位面积内含虫数量增多,再结合染色的方法,从而提高了疟原虫的检出率,故又称浓集湿血片染色法。

(二)操作方法

溶血离心沉淀法的操作方法如下:将离心管内加入0.02%的白皂素蒸馏水溶液1 mL,取受检者耳垂血一大滴滴入该试管内,混匀后按1500~2000 rpm,离心5 min,吸去上清液,底部沉渣摇匀。取一滴于干净玻片上,再用直径为1.5~2.0 mm的铁丝棒依次蘸取0.4%的伊红液和吉氏原液,先后于该玻片上液体混匀,然后覆以22 mm×22 mm盖片,即可在油镜下检查,镜检10 min查不见疟原虫者为阴性。经该法处理后的标本,白皂素液破坏了大部分正常红细胞,少量未被破坏的红细胞边缘紫色呈锯齿状。感染疟原虫的红细胞对染料的吸附力较正常红细胞为强,除少数感染小滋养体期的红细胞发生变形外,其他含各期疟原虫的红细胞皆不变形,且着色较深,疟原虫胞浆染为深蓝色,核为紫红色,疟色素为褐色,在镜下较易识别。

(三)注意事项

溶血离心沉淀法在操作时需注意,配制含有皂素的裂解液需要与红细胞混合,并充分裂解后,才可以进行离心。试管内白皂素与血液混合后放置时间及离心时间均不宜过长,否则会出现絮状物,影响检查结果。

三、穿刺检查法

穿刺检查法适用于利什曼原虫的无鞭毛体和锥虫的锥鞭毛体检查。

（一）骨髓穿刺

以髂骨穿刺常见,患者侧卧以暴露髂骨部位。选择17～20号带有针芯的干燥无菌穿刺针,从髂骨前上棘后约1 cm处刺入皮下,当针尖触及骨面时,再缓慢钻入骨内0.5～1.0 cm,即可拔出针芯,接2 mL干燥注射器,抽取骨髓液。取少许骨髓液作涂片,甲醇固定,染色检查。

（二）淋巴结穿刺

适用于淋巴结型黑热病的诊断。穿刺部位一般选腹股沟部,先将局部皮肤消毒,用左手拇指和食指捏住一个较大的淋巴结,右手用一干燥无菌6号针头刺入淋巴结。稍待片刻,拔出针头,将针头内淋巴结组织液滴于玻片上,做涂片染色检查。淋巴结穿刺检出率低于骨髓穿刺,但淋巴结内原虫消失较慢,且淋巴结穿刺简便、安全,故仍有一定价值。

（三）皮肤活检

适用于疑似皮肤型的黑热病患者,可在明显皮损处作局部消毒,用注射器刺破皮损处,抽取组织液做涂片;或用无菌解剖刀切一小口,刮取皮肤组织做涂片。涂片经瑞氏或姬氏染色后镜检。若未见原虫,可割取小丘疹或结节,做组织切片染色检查。

四、体液内微丝蚴检查法

对慢性或晚期丝虫病人,可取乳糜尿、乳糜腹水、睾丸鞘膜积液等体液离心涂片或染色后,镜检微丝蚴,但检出率常较低,需经离心浓集后取沉渣镜检。

（一）操作方法

微丝蚴偶尔在尿液和胸腹腔积液检查中发现,取3～5 mL尿液或常规取积液,用生理盐水稀释混匀后,以2000 rpm离心5～10 min,取沉渣镜检。若是含乳糜的液体,大量的脂肪会影响微丝蚴的检查,需加等量乙醚,用力振荡,使脂肪充分溶于乙醚,静置数分钟待溶解在乙醚中的脂肪随乙醚上浮,然后用吸管去除上层的脂肪层,加水稀释10倍后,以1500～2000 rpm离心3～5 min,取沉渣涂片直接镜检活微丝蚴或染色镜检。若是睾丸鞘膜积液,需要在睾丸局部皮肤常规消毒后,用注射器刺入鞘膜腔,并抽取鞘膜积液,直接涂片检查,或离心后取沉渣镜检。

（二）注意事项

体液内微丝蚴检查法在操作过程中,如果体液中因蛋白含量高而呈胶状,可先加抗凝剂,然后用水稀释10倍,以1500～2000 rpm离心5～10 min,吸取离心沉淀镜检。

五、毛蚴孵化法

毛蚴孵化法(miracidium hatching method)是依据血吸虫卵内的毛蚴在适宜温度的清水中,短时间内可孵出的特性而设计,适用于早期血吸虫病患者的粪便检查。其特点是将沉淀法和孵化法结合进行,可提高检出率。

（一）操作方法

毛蚴孵化法的操作步骤：取粪便约30 g，先经重力沉淀法浓集处理，将水洗沉淀法后的粪便沉渣倒入孵化瓶（三角烧瓶）内，加凉开水或去氯水至瓶口，在20～30 ℃的条件下，经4～6 h后毛蚴陆续破壳而出，用肉眼或放大镜观察结果。可见水面下呈白色点状物作直线来往游动，即是毛蚴。必要时可用吸管吸出白色点状物镜检。如无毛蚴，每隔4～6 h（24 h内）观察一次。1.0％～1.2％盐水能抑制虫卵孵化，因此在暑天高温情况下，毛蚴在短时间内孵出，可用1.0％盐水或冰水冲洗粪便沉渣抑制毛蚴的孵出，最后二次改用室温清水，以清除盐分（图4-20）。

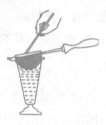
1. 以竹签挑取粪便30 g，通过铜丝网调研滤入盛满清水的锥形杯内

2. 静置20～30 min

3. 倒出上层粪液，留下沉淀物

4. 加清水至满杯

5. 再静置20～30 min，倒去上层粪液。如此反复数次，直至上层液澄清为止

6. 倒去上层液后，将沉淀物倒入三角烧瓶中

7. 加清水至瓶颈处

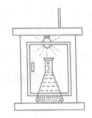
8. 将三角烧瓶置于25～30 ℃中进行孵化

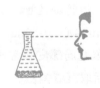
9. 孵化4～6 h后即可开始观察。观察时将烧瓶对着光，目光向瓶颈平视

图4-20　血吸虫病诊断的毛蚴孵化法

（二）注意事项

在实际工作中，也可将用沉淀法处理后的粪便沉渣置于三角烧瓶内，不加水，或将粪便置于吸水纸上，再放在20～30 ℃温箱中过夜。检查前再加清水，2 h后就可见毛蚴孵出。应用此法，保证毛蚴孵出时间一致，数量也较多。

六、环卵沉淀试验

环卵沉淀试验(circumoval precipitin test,COPT)是诊断血吸虫病常用的血清学检测方法,其原理是虫卵内成熟毛蚴分泌的可溶性虫卵抗原(soluble egg antigen,SEA)透过卵壳上的微孔渗出,与待检者血清中特异性抗体结合后,在虫卵周围出现光学显微镜下可见的指状或泡状沉淀物,即为阳性反应(图4-21)。

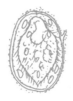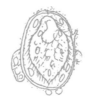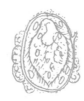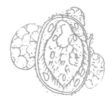

图4-21 环卵沉淀试验阳性反应示意图

环卵沉淀试验的敏感性高(94.1%～100%),假阳性率较低(2.5%～5.6%),且具有经济和操作简易等优点。因此,COPT不仅可作为临床治疗病人依据,还可作考核治疗效果、流行病学调查及监测疫情。

环卵沉淀试验常用的方法有蜡封片法和双面胶纸条法。其中,用双面胶纸条制成特定式样操作,省却石蜡封片,操作较简单。

(一)蜡封片法

在玻片上加受试者血清2滴,用毛笔蘸取熔化的石蜡在血清四周划相距20 mm的蜡线,避免虫卵受压;用小针挑取100～150个日本血吸虫干卵,加入血清中混匀后加24 mm×24 mm盖玻片,石蜡密封四周,置37 ℃温箱48～72 h,镜下观察结果。

在实际操作中,在受试血清中加入的干卵数会影响到结果,一般以100～150个为宜,且虫卵加入血清后须使虫卵均匀分散,切勿成块。

(二)双面胶纸条法(DGS)

取双面胶纸条(厚度约300 μm)一块,裁剪成50 mm×23 mm长条,用打孔器做两个直径16 mm的圆孔,两孔相距约8 mm。双面胶纸条的一面有专门的覆盖纸,将含有50个圆孔的胶纸条卷成一卷,备用。取双面胶纸条卷,剪成含有2个圆孔的胶纸条,将粘胶面紧贴在洁净的载玻片上。揭去双面胶纸条上的覆盖纸,在圆孔内加入干卵100～200个,然后用定量移液器加入受检者血清50 μL,将血清与干卵混匀。用镊子将22 mm×22 mm的盖玻片小心地覆盖在圆孔上,并在盖玻片的四角稍加压力,使它与胶纸粘牢。将标本片置于37 ℃湿盒内,经48～72 h后,观察反应结果。

在实际操作中,为保持胶纸条的黏性,应注意粘胶面的洁净,确保其与玻片紧贴。进行试验时,用移液枪加50 μL血清于胶纸条圆孔中央,用针头将干卵与血清混匀,加盖玻片时,从一侧压盖,避免气泡产生。同时,在盖玻片的四角稍加压力,使其黏合严密,避免血清挥发,影响结果判读。

（三）结果判断

在虫卵周围出现泡状、片状或细长卷曲状折光性沉淀物,根据沉淀物面积及性状,判定反应强弱。强阳性反应(＋＋＋):虫卵周围有大泡状、球状或环状沉淀物,大于虫卵面积,或细长沉淀物等于或大于虫卵长径的2倍;阳性反应(＋＋):虫卵外周有泡状沉淀物,面积大于虫卵面积的1/2,或棒状沉淀物等于或大于虫卵长径;弱阳性反应(＋):虫卵外周局部有小球状沉淀物,累计面积小于虫卵面积的1/2,或指状沉淀物小于虫卵直径;阴性反应(－):虫卵周围无沉淀物,或仅出现小于10 μm的泡状沉淀物。在试验中,应准确掌握COPT的阳性反应标准。阳性反应的特征,即在虫卵周围的呈现沉淀物,并有明显的折光。此外,可根据环沉率(100个卵中阳性虫卵数)做出报告,环沉率大于5%为阳性结果。注意在计算环沉率时,须计数100个成熟虫卵的反应,凡不成熟虫卵或破壳虫卵,不应计数。

目前,环卵沉淀试验有塑料管法、PVF抗原片法、组织内环卵沉淀反应和酶联环卵沉淀反应等改进方法。塑料管法是用聚乙烯塑料管采集血样,分离血清,并在管内加入干卵进行孵育。PVF抗原片法以PVF膜为载体,将干卵用5%棉胶液黏附剂预置其上,试验时加待检者血清即可。该法简便易行,且抗原片便于携带和邮寄、还可保存实验结果。同时,加卵数量一致,可达标准化。组织内环卵沉淀反应是以感染动物肝组织的石蜡切片为抗原,省却了干卵的制备,其敏感性和特异性与常规法无显著性差异。酶联环卵沉淀反应是先在酶标反应板中进行环卵沉淀试验,洗去待检血清后加入酶标记的羊抗人IgG孵育,经洗涤后加入联苯胺底物显色。虫卵周围及虫卵内有棕色沉淀物即为阳性,反之为阴性。该法具有高度敏感性、特异性,平均环沉率显著高于常规法,且总试验时间可缩短24 h出结果。

七、直肠活组织检查

由于血吸虫慢性感染者或晚期患者的肠壁组织增厚,虫卵排出受阻,粪检不易查到虫卵,可进行直肠活组织检查虫卵。

（一）操作方法

检查前受检者应先行排空粪便。受检者行左侧卧位或胸膝位,先将直肠镜的前端和镜筒涂抹液状石蜡和甘油等润滑剂,将直肠镜经肛门缓慢插入约6 cm,抽出镜芯,灯光下自可疑病变处钳取米粒大小的直肠黏膜组织,用生理盐水冲洗后,置于两块载玻片间轻压或做切片,镜检虫卵。最后,用棉签取次硝酸铋粉或白芨粉于黏膜破损处进行止血处理。

（二）注意事项

直肠活组织检查需要注意受检者有无出血史,并测定凝血时间。禁忌证:严重痔疮、肛裂和极度虚弱者。检获的虫卵,可仔细区分活卵、近期变性卵、远期变性卵和死卵。活卵椭圆形,淡黄色,卵壳薄而边缘整齐,内含毛蚴或卵黄细胞及胚细胞;近期变性卵灰白至淡黄色,卵壳薄或不均匀,内含萎缩的毛蚴或折光均匀的颗粒;虫卵死亡后形态变化明显的称为远期变性卵。死卵呈黑灰色,卵壳增厚和边缘不清,卵黄细胞和胚细胞分解成大量的碎片或颗粒卵内毛蚴成团块状。此外,对未治疗患者检出的虫卵,无论死活均有参考价值;对有治疗史的患者,如有活卵或近期变性卵,表明受检者体内有成虫寄生;若为远期变性卵或死卵,则提示受检者曾经有过血吸虫感染。综上,检获虫卵的临床意义应结合病史、临床表现和免疫诊断结果等综合判断。目前,流行区血吸虫病患者大多经过一次或多次治疗,检查到活卵的病例很少,并且此方法有一定的危险性,故不适于大规模应用。

八、尼龙绢筛集卵法

尼龙绢筛集卵法主要用于血吸虫卵的浓集,是诊断慢性血吸虫病的首选方法,可显著提高检出率。

(一)操作方法

将尼龙绢裁成扇形,两边用聚氨酯黏合剂黏合而成锥形。取30~50 g粪便,置于杯内,用少量水将粪便搅匀,置于60目铜丝筛中,粗筛过滤后的粪液,下接下口有两个重叠的尼龙筛(120目在上,200目在下)收集,用一定压力的自来水边洗边筛,移去铜丝筛,继续淋洗,直至流水变清为止,继而将留有粪液的200目尼龙筛浸泡在20% NaOH溶液中消化10 min,自来水冲洗去掉细渣,吸取筛内粪渣镜检虫卵,也可将沉渣倒入三角烧瓶内做血吸虫毛蚴孵化。该法优点是费时短、虫卵丢失少,并可避免在自然沉淀过程中孵出的毛蚴在换水时被倒掉。

(二)注意事项

操作过程中,首先要求粪便必须新鲜,无农药、化肥或化学品污染;其次,应特别注意的是尼龙筛在使用前后均应经来苏液浸泡,自来水冲洗干净,避免虫卵嵌在筛孔中造成交叉污染。若筛孔的孔径被破坏,可显著影响检出率。实际应用中,若沉淀涂片镜检发现血吸虫卵,则不必做血吸虫毛蚴孵化实验。

九、杜氏利什曼原虫的培养

(一)制备NNN培养基

取Bacto琼脂(Difco)1.4 g,NaCl 0.6 g,双蒸水90.0 mL混合,加热溶解,121 ℃ 15 min高压灭菌,冷却至50 ℃。加新鲜无菌去纤维兔血(4 ℃可保存10 d)10 mL,混匀,分装入消毒试管内,每管4 mL,制成斜面。4 ℃下直立试管,使培养基斜面底部积有冷凝水,快速冷却可增加冷凝水。将试管置于37 ℃培养箱中,24 h后取出,检查无菌后方可使用。放入4 ℃冰箱冷藏,备用。

(二)培养方法

无菌抽取患者骨髓、淋巴结穿刺液或皮肤刮取物,加0.2 mL洛氏液混合,迅速注入培养基内,塞紧试管盖防止污染,置于22~28 ℃孵箱中培养,10~20 d后吸取试管底部混合液,涂片,镜检前鞭毛体。

十、杜氏利什曼原虫动物接种法

取病人骨髓穿刺液适量,加入0.5 mL无菌生理盐水稀释,或用病鼠捣碎的肝、脾组织研磨成匀浆,按1∶10比例加入无菌生理盐水稀释。取0.5~1 mL稀释液注射于田鼠、BALB/c小鼠或长爪沙鼠的腹腔或睾丸内,1个月后感染会波及全身,处死小鼠,取肝、脾或睾丸,剪开,用剖面直接涂片,姬氏染色,镜检。若无虫体,可连续传代2~3次或更多次。动物接种法是诊断黑热病非常有价值的方法。

(孙恩涛)

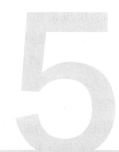

第五章
神经系统寄生虫

寄生于人体神经系统的寄生虫种类很多,这些均非神经系统的专性寄生虫,神经系统(主要是脑部)仅是虫体在全身寄生和造成损害的器官之一。这些寄生虫主要有卫氏并殖吸虫、斯氏狸殖吸虫、血吸虫、曼氏裂头蚴、猪囊尾蚴、细粒棘球蚴、多房棘球蚴、旋毛虫、广州管圆线虫、粪类圆线虫、棘颚口线虫、麦地那龙线虫、溶组织内阿米巴、福氏耐格里属阿米巴、卡氏棘阿米巴、刚地弓形虫、锥虫以及疟原虫等。本章主要介绍广州管圆线虫和致病性自生生活阿米巴。

第一节　广州管圆线虫

广州管圆线虫(*Angiostrongylus cantonensis*)成虫主要寄生于鼠肺动脉血管。幼虫可侵入人体,引起嗜酸性粒细胞增多性脑膜脑炎和脑膜炎。

一、形态与生活史

成虫呈线状,两端略细,角皮透明光滑,具微细横纹。头端钝圆,中央有一小圆口,缺口囊。雌虫大小为(17～45) mm×(0.3～0.66) mm,尾端呈斜锥形,肛门开口于虫体近末端,阴门开口于肛孔之前。子宫双管型,白色,与充满血液的肠管缠绕成红(或黑褐)白相间的螺旋纹,颇为醒目。雄虫大小为(11～26) mm×(0.21～0.53) mm,尾端略向腹面弯曲。交合伞对称呈肾形,交合刺2根,等长。第三期幼虫大小为(0.41～0.49) mm×(0.024～0.030) mm,体表有2层外鞘,头端稍圆,尾端尖细。

成虫寄生于终宿主鼠的肺动脉内,亦可见于右心。每条雌虫一天产卵数为7000～15000个。虫卵产出后在肺毛细血管内发育成熟,孵出一期幼虫,幼虫穿破毛细血管进入肺泡,沿呼吸道移行至咽喉部,随着吞咽入消化道,然后随宿主粪便排出体外。一期幼虫被吞入或主动侵入中间宿主螺蛳或蛞蝓体内后,在中间宿主内脏、肌肉等处寄生,在适宜条件下发育成二期、三期(感染期)幼虫。鼠类等终宿主因食入含有三期幼虫的中间宿主、转续宿主以及被幼虫污染的食物而感染。

人是由于食入生的或半生的中间宿主螺类(福寿螺、褐云玛瑙螺等)、蛞蝓或转续宿主蛙、蜗牛、鱼、虾、蟹,生吃被幼虫污染的瓜果、蔬菜或饮用被幼虫污染的水而感染(图5-1)。广州管圆线虫在人体内的移行、发育大致上同鼠类。由于人是本虫的非正常宿主,在人体内虫体停留在第四期幼虫或幼龄成虫(性未发育成熟)。幼虫也可以寄生在眼前房、后房、视网膜等处。但如果幼虫进入人体肺部也可发育至成虫阶段,有报道在2岁以下婴幼儿死亡病例尸检时发现肺部有成虫寄生。

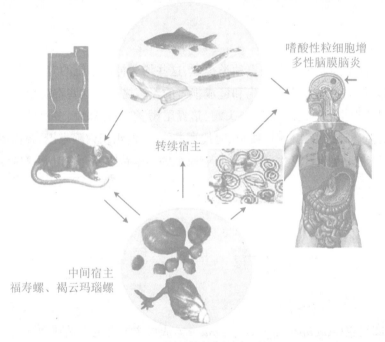

图5-1　广州管圆线虫生活史

二、致病与诊断

广州管圆线虫目前已被认为是引起内脏幼虫移行症的重要寄生虫。由于虫体移行以及死亡虫体可引起组织损伤及炎症反应,其幼虫在人体内移行,侵犯中枢神经系统,引起嗜酸性粒细胞增多性脑膜脑炎或脑膜炎,以脑脊液中嗜酸性粒细胞显著升高为特征。病变集中在脑组织,除大脑及脑膜外,还包括小脑、脑干及脊髓等处,也可侵犯眼。成虫损害肺及心。广州管圆线虫引起的炎症反应的特点有:① 血管反应,脑部血管扩张;② 嗜酸性炎症反应,虫体周围大量嗜酸性粒细胞浸润,甚至形成嗜酸性肉芽肿或脓肿;③ 肉芽肿反应,在死虫周围可见单核细胞、巨噬细胞聚集,损伤的组织间有淋巴细胞、浆细胞和粒细胞浸润。

临床症状和体征:有急性剧烈头痛、颈项强直等脑膜脑炎表现,可伴有颈部运动疼痛、恶心、呕吐、低度或中度发热。头痛一般为胀裂性乃至不能忍受,起初为间歇性,以后发作渐频或发作期延长,出现持续性头痛。严重病例可有嗜睡、昏迷症状,甚至死亡。

据温州同批感染的47例患者临床分析表明,潜伏期最短1d,最长27d。主要症状有头痛(91.5%),躯体疼痛(93.6%),游走性疼痛(70.2%),皮肤触摸痛(63.8%),低中度发热(53.2%)或高热(4.3%)。此外,还有鼻部、眼部或肺部广州管圆线虫病的报道。国内有报道2岁以下婴幼儿感染,症状比成人更严重,易造成误诊。

诊断本病主要依据有无生食或半生食中间宿主螺类(福寿螺、褐云玛瑙螺等)等的流行病学史、典型的临床症状与体征。检查可见脑脊液压力升高,脑脊液外观混浊或乳白色,白细胞升高,其中嗜酸性粒细胞超过10%,多数在20%~70%。本病病原学诊断比较困难,可在脑脊液、眼或其他部位检获虫体,但阳性率低。有时可在脑部手术中发现活的虫体。对于疑似病例可检查未食用完的福寿螺或褐云玛瑙螺中的幼虫。免疫学诊断有一定参考价值,常用的方法有皮内试验、酶联免疫吸附试验、间接荧光抗体试验、成虫冰冻切片免疫酶染色试验、酶联免疫印迹试验等。头颅X线、CT检查也有助于本虫的诊断。

三、流行与防治

在世界范围内,广州管圆线虫分布于热带、亚热带地区。在我国,广东、广西、海南、云南、辽宁、福建、浙江、上海、北京、香港、台湾等地均有报道。此虫感染主要是由人们的不良饮食习惯引起,太平洋的一些岛屿、泰国以及我国浙江、台湾、福建等沿海一带居民都有生吃或半生吃螺、虾、鱼、蟹及其制品的习惯,这些都与本病的传播有关。2006年6~9月,北京发生了因生食福寿螺而引发广州管圆线虫病暴发性流行的公共卫生事件,确诊病例160人,患者发病前均有在餐馆食用凉拌螺肉史,在所就餐餐馆的螺肉中检出了广州管圆线虫三期幼虫。

广州管圆线虫病是人兽共患寄生虫病,终宿主主要是鼠类,人是非正常宿主。除此之外,还可寄生于几十种哺乳动物,包括啮齿类、犬类、猫类及食虫类。其中主要是啮齿类,尤其是鼠类是主要的传染源。

阿苯达唑和甲苯达唑对本病有良好疗效。治疗本病除给予上述药物治疗外,还应强调对症及支持治疗。预防的关键措施是不吃生的或半生的螺。灭鼠以消灭传染源对预防本病有重要意义。实验证明,幼虫可经损伤或完整皮肤侵入动物,为此,应预防在加工螺蛳过程中受感染。

预防本病要大力开展卫生宣教工作,增强群众自我保护意识。不吃生或半生的中间宿主(螺类)及转续宿主的肉,不吃生菜、不饮用生水;对淡水螺食物要加强监测和管理,从事螺肉加工人员要避免感染。注重环境卫生和灭鼠工作,灭鼠以控制传染源对预防本病有十分重要意义。阿苯达唑对本病有良好疗效,若能得到及时的诊断与治疗,则效果好、预后佳。此外,对一些症状要对症治疗,例如,对于颅压过高患者需先行降颅压治疗,以防出现脑水肿、脑疝等严重并发症；使用杀虫药时应联合抗炎药，以防止虫体死亡崩解所诱发的严重炎症反应。

第二节　致病性自生生活阿米巴

在自然界存在着多种营自生生活的阿米巴，广泛分布于水体、淤泥、尘土和腐败植物中，其中有些为兼性寄生虫，可以侵入人体的中枢神经系统、眼部和皮肤，引起严重损害甚至死亡。致病种类主要以双鞭毛阿米巴科的耐格里属（*Naegleria*）和棘阿米巴属（*Acanthamoeba*）为多见。

一、形态与生活史

两类阿米巴均有滋养体和包囊期。

（一）耐格里属阿米巴

滋养体有阿米巴型和鞭毛型。在人体组织中寄生的为阿米巴型滋养体。此型狭长或椭圆形，直径最长可达10～35 mm，一端有钝性的伪足，虫体形态可以快速连续变化。滋养体有一泡状核，核仁大而居中。胞质颗粒状，内含食物泡等，侵入组织的滋养体细胞质可见吞噬的红细胞。二分裂繁殖可形成包囊。在不适宜环境中或在蒸馏水中阿米巴型滋养体从一端长出2根或多根鞭毛，呈鞭毛型。其运动活泼，不取食，不分裂，亦不直接形成包囊，常在24 h后又转为阿米巴型。滋养体在外界干燥环境条件下形成包囊，组织内不能形成包囊。包囊呈球形，直径7～10 μm，囊壁光滑有微孔，核与滋养体的核相似（图5-2）。

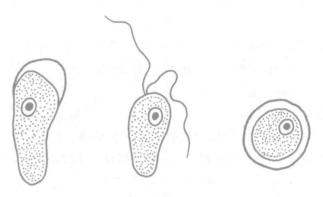

图5-2　福氏耐格里阿米巴滋养体与包囊

（二）棘阿米巴属阿米巴

多见于被粪便污染的土壤和水体中，滋养体呈长椭圆形，长15～45 mm，体表有细小的棘刺状伪足（acanthopodia），做无定向缓慢运动。胞核呈泡状。包囊呈球形，外壁有皱纹，内壁光滑而呈多形性。棘阿米巴在外界不良条件下形成包囊,在利于生长的条件下脱囊而成滋养体,经损伤的皮肤黏膜或角膜侵入人体,寄生在眼、脑等部位,血行播散至中枢神经系统。

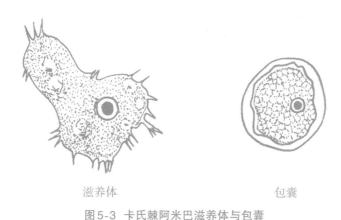

滋养体　　　　　　　　　　　包囊

图5-3　卡氏棘阿米巴滋养体与包囊

二、致病与诊断

自生生活致病性阿米巴具有突破人体防御机能,侵入人体并在人体内繁殖而致病。耐格里属阿米巴致病的主要虫种是福氏耐格里阿米巴(*N. fowleri*)。当人们在水中游泳、划船、戏水或用未消毒处理的河水洗鼻时,耐格里属阿米巴可侵入鼻腔黏膜并增殖,然后沿嗅神经移行,穿过筛状板上行入脑部寄生,导致脑组织损伤,引起原发性阿米巴脑膜脑炎(primary amoebic meningoencephalitis,PAM)。患病表现为急性型,受染者大多为健康的青少年,起病急、病程短、预后差、死亡率高。本病潜伏期1～7 d,早期以上呼吸道症状为主,伴高热、头痛、呕吐,1～2 d后出现脑水肿、昏迷症状,病人多在1周内死亡。病理切片可见类似细菌性脑膜炎的特征,以中性粒细胞浸润为主,少数为嗜酸性粒细胞、单核细胞或淋巴细胞,宿主组织中仅可检出滋养体而无包囊。

棘阿米巴中的致病虫种主要是卡氏棘阿米巴(*A. castellanii*),主要感染对象为免疫力低下的人群,例如,虚弱、营养不良、应用免疫抑制剂或AIDS病患者。棘阿米巴在外界不良条件下形成包囊,在利于生长的条件下脱囊而成滋养体,经皮肤黏膜、开放性伤口、外角膜伤口或呼吸道吸入滋养体等途径侵入人体,寄生在眼、脑等部位,随血液循环至中枢神经引起肉芽肿性阿米巴性脑炎。也可通过嗅神经直接侵入中枢神经系统导致疾病。病程呈亚急性或慢性过程,临床以脑部肉芽肿性占位性病变为主。潜伏期较长,脑脊液中以淋巴细胞为主。病灶中滋养体和包囊可同时存在。棘阿米巴引起的角膜炎主要发生在健康人群,与佩戴角膜接触性隐形眼镜有关。由于虫体包囊耐干燥,可存在于空气的浮尘中,亦可污染角膜接触(隐形)眼镜或镜片冲洗液,而致慢性或亚急性角膜炎症和溃疡。患者眼部有异物感、畏光、流泪、视力模糊等症状,反复发作可致角膜溃疡甚至角膜穿孔。近年来随着隐形眼镜使用的增多,该病的发病率逐渐增高。

诊断本病以询问病史并结合病原学检查为主,脑脊液或角膜刮片显微镜检查仍为最直接可行的方法。病灶刮取物行革兰染色、瑞氏染色镜检，观察有无滋养体或包囊。但阳性率与取材部位、制片质量、患者用药、检验人员经验等有关。血清学方法无法作为早期诊断，但可用组织切片进行间接免疫荧光实验或通过免疫酶技术检测滋养体。也可提取病变组织的DNA，进行PCR扩增特异性基因片段或用DNA探针进行检测。虫种鉴定除应用免疫学方法外，还可用同工酶电泳分析和DNA序列分析。

三、流行与防治

致病性自生生活阿米巴在世界很多国家均有报道，主要分布于温带、亚热带及热带地区，我国也有报道。

目前尚无理想的药物，对中枢神经系统感染可用两性霉素B，国外已有治疗成功的病例，但死亡率仍高达95%以上，建议与磺胺嘧啶同时使用。对于棘阿米巴角膜炎，药物可用洗必泰（氯己定）、聚六甲基双胍和苯咪丙醚，既可联合使用，也可单独使用，或与抗菌药物（如抗真菌药）联合应用。药物无效者，可行角膜成形术或角膜移植，但术后常有复发。皮肤阿米巴病应保持皮肤清洁，药物可用喷他脒。为预防本病，在不流动的或温热的水中游泳时，应注意避免鼻腔接触水，加强水源（包括游泳池水）的管理；佩戴隐形眼镜者，应加强自我防护，严格清洗消毒镜片，不戴隐形眼镜游泳。

第三节　神经系统的寄生虫检查

一、脑脊液离心镜检

脑脊液中可能检查到的寄生虫有：肺吸虫卵、日本血吸虫卵、细粒棘球绦虫原头蚴、粪类圆线虫幼虫、棘颚口线虫幼虫、广州管圆线虫幼虫、溶组织内阿米巴滋养体、致病性自生生活阿米巴滋养体或包囊及弓形虫滋养体等。这些虫卵或虫体在脑脊液中数量非常少，容易漏检。

取脑脊液 2 mL，2000 rpm，离心 5 min，去上清液，取沉渣，直接涂片，镜检。对于致病性自生生活阿米巴及弓形虫的检查，涂片后甲醇固定，瑞氏或姬氏染色镜检。

二、动物接种

（一）刚地弓形虫动物接种

刚地弓形虫对宿主的选择性不强，所有实验动物均可感染，一般选择小白鼠为实验动物。小白鼠为急性感染，一般经腹腔感染，3 d 后即可死亡。小鼠腹腔中有大量腹水，腹水中含弓形虫滋养体。如果为弱毒成囊虫株，在感染 3 周后陆续对脑组织压片可检查到包囊。

将18～25 g重的小白鼠腹部皮肤消毒,取患者体液0.5～1 mL,用无菌注射器经腹腔接种,观察小鼠发病情况,如出现竖毛、萎缩、进食减少,且出现腹水,则抽取腹腔液涂片镜检。若为阴性,再取此鼠的肝、脾或脑组织研磨成匀浆,按1∶10比例加入无菌生理盐水稀释,进行第二代接种,若仍为阴性,可连续传代2～3次或更多次,以达明确诊断。

(周书林)

第六章
皮肤与组织寄生虫

皮肤与组织寄生虫是一类入侵人体后,在人体皮肤与组织内寄生,或幼虫在皮肤组织内移行,引起临床疾病的寄生虫。

人可作为该类寄生虫的正常宿主,寄生虫在人体完成发育、繁殖等生活史必须阶段;或作为其转续宿主或非正常宿主,虫体偶然寄生于人体,并可长期在宿主皮下和组织中寄生、移行。该类寄生虫主要通过对宿主皮肤和组织的机械损伤,或其代谢产物所致宿主的超敏反应引起宿主皮肤与组织病变。此类寄生虫病的严重程度因寄生虫种类、寄生部位、寄生虫数量,以及人体的免疫状态不同而表现各异。皮肤与组织寄生虫引起的疾病多为人兽共患寄生虫病,病原学检查较为困难,方法也较特殊,常用皮肤或活组织检查方法查找病原体确诊,该病具有明显的地方性和自然疫源性。病史、流行病学及免疫学诊断资料常具有重要的辅助诊断价值。

可寄生于人体皮肤与组织内的寄生虫包括线虫、绦虫、吸虫、原虫以及医学节肢动物中的部分种类。本章主要介绍旋毛形线虫、麦地那龙线虫、美丽简线虫、异尖线虫、铁线虫、斯氏狸殖吸虫、曼氏迭宫绦虫、刚地弓形虫、肉孢子虫、疥螨、蠕形螨、蝇蛆、虱、潜蚤以及舌形虫等。

第一节　旋毛形线虫

旋毛形线虫(*Trichinella spiralis*),简称旋毛虫,成虫和幼虫分别在同一宿主小肠和肌细胞内寄生,多种动物和人可作为本虫宿主,所致旋毛虫病(trichinellosis)是一种危害很大的动物源性人兽共患寄生虫病。

一、形态与生活史

（一）成虫

主要寄生于宿主的十二指肠和空肠上段,乳白色,细小线状,后端稍粗。雌雄异体,雄虫大小为(1.4～1.6) mm×0.04 mm;雌虫大小为(3.0～4.0) mm×0.06 mm。虫体内的前半部有口和咽管,口圆形,肛门位于尾端(图6-1)。咽管较长,咽管后段的背侧面为单核杆细胞组成的杆状体,杆细胞分泌物通过微管排入咽管腔,具有消化功能和抗原性。雌、雄虫的生殖系统均为单管型。雄虫的管状睾丸内充满精子,接输精管、储精囊和射精管,射精管和直肠均开口于泄殖腔。无交合刺,虫体尾端具一对耳状交配附器。雌虫体后部为卵巢,前方接短窄的输卵管,子宫较长,后段近阴道处已含成熟幼虫。阴门开口于虫体前部1/5处。新生幼虫自阴门产出,大小为124 μm×6 μm。

（二）幼虫囊包

幼虫寄生于宿主的横纹肌细胞内,形成大小为(0.25～0.5) mm×(0.21～0.42) mm梭形的囊包,幼虫长约1 mm,对宿主具感染性(图6-1)。囊内通常含1～2条幼虫,也可多达6～7条。囊包具有两层囊壁,由成肌细胞蜕变及增生的结缔组织构成,内层厚,外层薄。

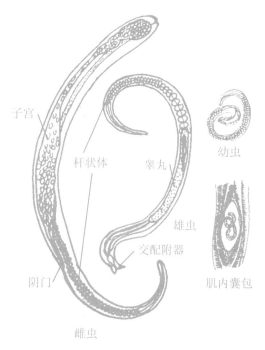

图6-1　旋毛虫形态

（三）生活史

旋毛虫成虫、幼虫均寄生于同一宿主,在发育和完成生活史过程中,无外界的自生生活阶段,必须更换宿主才能完成生活史(图6-2)。

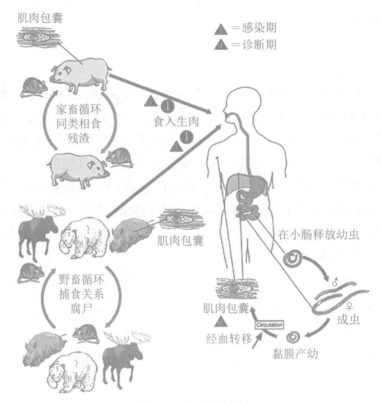

图6-2　旋毛虫生活史

宿主主要通过食入含活幼虫囊包的肉类及其制品感染旋毛虫。在胃液和肠液的作用下,在十二指肠及空肠上段囊包中的幼虫在数小时内逸出,钻入肠黏膜内发育。在感染后48 h内,幼虫经4次蜕皮后,发育为成虫,寄生于十二指肠及空肠前方肠壁上。雌、雄虫交配后,雌虫重新侵入肠黏膜内,或侵入腹腔或肠系膜淋巴结处寄生。雌虫子宫内虫卵约在感染后的5~7 d后发育为幼虫并开始排出,每条雌虫一生可产蚴1500~2000条,多者可达10000条。雌虫产蚴期持续4~16周或更长,寿命一般为1~2个月,也有可达3~4个月者。雄虫大多在交配后死亡。

产于肠黏膜内的新生幼虫,经淋巴管或小静脉,随淋巴和血循环至全身各器官、组织及体腔,但幼虫只有到达横纹肌内寄生才能发育长大。幼虫对肌细胞的机械和化学刺激可引起局部炎症细胞浸润,纤维组织增生,约在感染后1个月,在幼虫周围形成囊包。囊包中幼虫对新宿主具有感染性,如未被新宿主吞食,约半年后囊包两端开始钙化,幼虫随之死亡,最后整个囊包钙化。但有时钙化囊包内的幼虫可继续存活数年,甚至长达30年之久。

二、致病

旋毛虫的致病与宿主食入幼虫囊包量、幼虫活力、幼虫侵犯部位以及宿主对旋毛虫的免疫力等诸多因素有关。轻者可无症状,但多数临床表现复杂多样,重者若未及时诊治,可在发病后3~7周内死亡。本病死亡率国外为6%~30%,国内约为3%,暴发流行时可高达10%。旋毛虫致病过程可分为虫体侵入、幼虫移行及囊包形成连续的三个阶段。

（一）侵入期

小肠内幼虫脱囊并侵入肠黏膜发育为成虫的过程。以肠道病变为主,故又可称肠型期。由于成虫摄食肠绒毛以及幼虫对肠壁组织的侵犯,可引起肠道广泛炎症。受累部位出现充血、水肿、出血,甚至形成浅表溃疡。这一阶段患者出现恶心、呕吐、腹痛、腹泻等症状,可伴有厌食、乏力、低热等全身反应。这一阶段病程约1周。

（二）幼虫移行期

幼虫移行期指新生蚴侵入肌组织引起血管炎和肌炎的过程。以肌肉病变为主,故可称为肌型期。幼虫侵入横纹肌后,引起肌纤维变性、肿胀、排列紊乱、横纹消失,虫体附近的肌细胞坏死、崩解。肌间质出现轻度水肿和不同程度的炎症细胞浸润。临床多发,突出症状为全身肌肉酸痛、压痛,尤以腓肠肌、肱二头肌、肱三头肌疼痛明显。幼虫移行时可使病人出现急性临床症状,如急性全身性血管炎,严重感染常可引起水肿（眼睑、面部常见）或水肿、发热和血中嗜酸性粒细胞增多等。重症患者可出现吞咽与语言障碍、局灶性肺出血、肺水肿、胸腔积液、心肌炎、心包积液等;累及中枢神经者可致颅内高压。患者可因心力衰竭、毒血症、呼吸道并发症等而死亡。

（三）囊包形成期

受损肌细胞修复过程,即恢复期。寄生部位的肌细胞随着虫体的长大、卷曲,逐渐膨大呈纺锤状,形成梭形的囊包包绕虫体。囊包形成的同时,急性炎症消退,患者全身症状逐渐减轻或消失,但肌痛可持续数月。重症患者可呈恶病质,也可并发肺炎或脑炎甚至导致死亡。

三、诊断

（一）病原学检查

病原学检查为确诊的最可靠的方法,但感染早期和轻度感染者往往不易检出。

1. 活组织检查法

自发病10 d以上患者疼痛肌肉（多为腓肠肌或肱二头肌）取样,做压片或切片镜检,查找旋毛虫幼虫囊包。由于取样局限,该法阳性检出率不高（仅50%）,尤其是早期或轻度感染者不易查见。故阴性结果不能排除感染本虫的可能性。在检查中发现肌纤维横纹消失、间质水肿等病变均有助于诊断。对患者吃剩的肉食品,亦应同时作压片镜检,或动物接种,以资佐证。

2. 人工消化法

待检肌肉经人工胃液消化后,取沉渣镜检囊包。本法可提高检出率,多用于动物旋毛虫病检查。

（二）免疫学诊断

免疫学方法是目前旋毛虫病临床选择的主要辅助诊断方法。常采用脱囊幼虫或其可溶性成分和分泌代谢物作诊断抗原进行血清抗体检测。

(1) 皮内试验(ID)。方法简便快速、敏感性高,但特异性较差。患者常在感染后2周出现阳性反应,阳性率达90%;3周以上,可达96.3%;感染后数年,甚至20年仍可呈阳性反应。还与其他蠕虫感染有一定的交叉反应,正常人有4.1%~7.4%的假阳性反应。

(2) 环蚴沉淀试验(CLP)。脱囊幼虫与待检血清一起孵育,阳性率达97.6%。此方法敏感性较高,特异性较好,可检出轻度感染和做早期诊断,但活虫来源较困难。改用冻干幼虫,可提高实用价值。

(3) 间接血凝试验(IHA)。用可溶性抗原致敏绵羊红细胞,抗体阳性检出率高达96%,除与血吸虫病和肝炎患者有部分呈假阳性反应外,对其他寄生虫感染无交叉反应。

(4) 皂土絮状试验(BFT)。一般在感染后两周可出现阳性反应。阳性率可高达97%,且假阳性反应极少。国外已将本法列为常规检测法之一。

(5) 间接荧光抗体试验(IFA)。以幼虫切片作抗原。可用于早期及轻度感染者检查。

(6) 酶联免疫吸附试验(ELISA)。此法用于急性期病人的诊断效果较佳。目前国内已被广泛应用于人、畜旋毛形线虫病诊断和血清流行病学的调查。国外已被列为商品猪宰杀前常规检测方法之一。

其他诊断方法有放射免疫试验(RIA)、免疫印迹(Western-blotting)、补体结合试验及胶乳凝集试验等。选用2~3种方法同时进行检测,可提高临床诊断准确度。患者的流行病学和病史(包括感染史)以及其他实验检查(如外周血中嗜酸性粒细胞及血清中肌组织特异的酶活性)结果,可为本病诊断做综合分析提供线索。

四、流行与防治

(一) 分布

旋毛虫病呈世界性分布,但以欧美发病率较高。国内各地均有动物感染。我国人体旋毛虫病自1964年在西藏首次发现以后,相继在云南、贵州、甘肃、四川、广西、吉林、辽宁、黑龙江、河南、湖北、福建、广东、江西、内蒙古、天津等省(市、自治区)和香港均有病例报告,其中云南发病例数最高,仅其下辖的普洱市自2005~2014年就发生4起人体旋毛虫病暴发。近年各地发病人数呈增多趋势。

(二) 流行因素

旋毛虫病是一种动物源性寄生虫病,主要在哺乳动物之间流行。目前已知有120多种动物有自然感染。国内已发现猪、犬、猫、鼠、熊、狐等10余种动物中有较高的旋毛虫感染率。动物之间由于相互蚕食形成的"食物链"而传播,构成人类感染的来源。猪是人类感染旋毛虫的主要传染源。猪的感染主要由于吞食了含有旋毛虫幼虫囊包的肉屑、鼠类或污染的饲料。据报道,在我国除上海、海南和台湾外,其他省(市、自治区)均有猪感染旋毛虫报道,个别地区感染率可高达50.2%。

人的主要感染方式是生食或半生食含幼虫囊包的动物肉(尤其是猪肉及其制品),暴发流行与食肉习惯有关,发病者中吃生肉者占90%以上。幼虫囊包具较强的抵抗力,耐低温,在−15 ℃下可存活20 d,−12 ℃可活57 d,腐肉中能存活2~3个月。其经熏烤、腌制和曝晒等也不易被杀死。另外,切生肉的刀和砧板若污染有旋毛虫幼虫囊包,也可成为传播因素。

（三）防治

治疗患者的常用药物有阿苯达唑、甲苯达唑等。开展卫生宣教,把住"口关",不吃生的或半生的肉类,是预防感染的关键措施。加强肉类检疫和食品卫生管理。改善养猪方法,提倡圈养,查治牲畜,扑灭鼠类以减少传染源。

第二节　麦地那龙线虫

麦地那龙线虫(*Dracunculus medinensis*)的成虫寄生在人和多种哺乳动物组织内,引起麦地那龙线虫病(dracunculiasis)。据估计,全世界每年有500万~1000万病人。国内于1995年首次报告在安徽阜阳一男童体内检获本虫。

一、形态与生活史

（一）形态

成虫细长,乳白色。雌虫长60~120 cm,宽0.9~2.0 mm。镜下可见体表有细密的环纹,子宫双管型,其内充满大量的第一期幼虫。雄虫长12~40 mm,宽0.4 mm,末端向腹面卷曲,具交合刺2根。

第一期幼虫(杆状蚴)长550~760 μm,宽15~30 μm,体表可见显著的纤细环纹,尾尖细,尾长约占体长的1/3,于肛门后方体尾交界处两侧有尾感器1对。第一期幼虫在水中较为活跃,若被中间宿主剑水蚤吞食,适宜温度下经12~14 d在其体内发育为感染期幼虫。

（二）生活史

含感染期幼虫的剑水蚤随饮水被人或动物食入后,幼虫在十二指肠内逸出,钻入肠壁并移行至全身皮下组织。雌虫交配后受精,于感染后10~14个月出现于皮下,产出第一期幼虫,引起宿主强烈的超敏反应,结果皮肤表面出现丘疹、形成水疱,继而皮肤破溃。与水接触时,雌虫头端从破溃部位伸出皮肤,体壁和子宫破裂,释出大量的第一期幼虫。子宫内幼虫产出后,虫体伸出部分崩解,其余则缩回皮下组织内。当破溃部位再次与水接触时,又重复这一过程,幼虫产尽而雌虫即全部排出,伤口随之愈合。

二、致病与诊断

感染期幼虫在体内移行及发育时,虫体经过或所在部位常无明显病变。雄虫交配后在皮下组织内死亡,除虫体周围引起纤维变性外,无其他严重损伤。本虫致病主要是雌虫移行至皮肤时,释放的幼虫及大量代谢产物引起的宿主组织强烈的超敏反应。患者可出现皮疹、腹泻和局部水肿等症状。自虫体前端破裂处逸出的幼虫可致皮肤表面丘疹,并发展为水疱。水疱内为无菌黄色液体,镜下见大量巨噬细胞、嗜酸性粒细胞和淋巴细胞。溃疡如继发感染,可致脓肿。虫体还可侵及神经系统引起瘫痪。在组织深部的雌虫不抵达皮肤的,虫体死后的崩解物释放出大量抗原,可诱发无菌性脓肿、关节炎等。

水疱破溃后,用少许冷无菌水置伤口上,取伤口处液体涂片,低倍镜下可检幼虫。也可用手术自肿块内取成虫或抽取肿块内液体,或置生理盐水中洗涤取沉淀物,镜检幼虫(图6-3)。检出幼虫或自伤口获取伸出的雌虫是最可靠的确诊依据,但需与皮下寄生的裂头蚴相鉴别。免疫学诊断可用皮内试验,或用冻干幼虫固相抗原的IFA检测特异性抗体,后者阳性率可达97%。血检常见嗜酸性粒细胞增高。

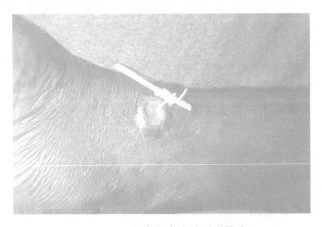

图6-3　组织内取出麦地那龙线虫

三、流行与防治

麦地那龙线虫病为WHO定为限期消灭的疾病,原先广泛流行于印度、巴基斯坦、西南亚和非洲等热带、亚热带地区许多国家,现仅在非洲一些国家流行,是重要的热带病之一。日本、朝鲜和我国人体感染仅见个例报告。当发现虫体自皮肤溃破处显露时,可用小棒卷虫、线拉取虫或手术取虫治疗。治疗药物有甲硝唑、尼立达唑、甲苯达唑等。本虫感染是由于人饮用含剑水蚤的水所致,应避免饮用不洁生水,以预防本虫感染。

第三节　美丽筒线虫

美丽筒线虫(*Gonylonema pulchrum*)寄生于多种哺乳动物口腔与食道黏膜及黏膜下层,偶可寄生于人体。

一、形态与生活史

(一) 形态

成虫细长,乳白色,反刍动物体内寄生者较大,在人体内者较小。国内从人体获得的标本,雄虫长21.00~30.68 mm,宽0.16~0.23 mm,雌虫长32.00~68.80 mm,宽0.20~0.37 mm。体表可见纤细横纹,虫体前段背、腹面各具4纵行排列的大小不等,数目不同具明显花缘状表皮突,起自前端各2行,另2行起自颈翼的起始处。近头端两侧各有颈乳突1个,其后有1对波浪状的颈翼。口小,位于前端正中,左右两侧各有1个分为3叶的侧唇。侧唇背、腹侧各有间唇1个。唇的外圈有1领环。领环外左右侧各有1头感器,其外圈有8个小乳突。雄虫尾部有明显的膜状尾翼,左右不对称,交合刺2根,左刺细长,右刺甚短。泄殖孔前后可见多对乳突(图6-4)。雌虫尾部不对称,呈钝锥状,略向腹面弯曲。阴门在虫体后部,肛门稍前方,略隆起。子宫粗大,双管型,含有大量虫卵。虫卵呈椭圆形,大小为(50~70) μm×(25~45) μm,壳厚而透明,自虫体产出时,内含已发育的幼虫。

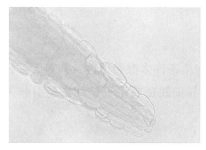

头部　　　　　　　　　　　尾部(雄虫)

图6-4　美丽筒线虫

(二) 生活史

成虫寄生于终宿主口腔、咽和食管黏膜或黏膜下层。雌虫产出的含蚴卵可由破损的黏膜进入消化道并随粪便排出。虫卵若被中间宿主甲虫或蜚蠊吞入,卵内幼虫在其消化道孵出,并穿过肠壁进入血体腔,发育为囊状的感染期幼虫。终宿主吞食含此期幼虫的昆虫,或饮用被本期幼虫污染的生水或食物后,幼虫即破囊而出,侵入胃或十二指肠黏膜,然后向上移行至食管、咽或口腔黏膜内寄生,约2个月后发育为成虫。

二、致病与诊断

由于本虫可在黏膜及黏膜下层自由移动,寄生部位呈现小疱和白色的线状隆起。患者口腔内有虫样蠕动感、麻木感,甚至影响说话,出现声音嘶哑等症状。血检嗜酸性粒细胞增多,可占白细胞数的20%。取出虫体后症状即自行消失。

根据口腔症状和病史可作出初步诊断,用针挑破有虫体处的黏膜,取出虫体作虫种鉴定可确诊本病。

三、流行与防治

美丽筒线虫在动物体内的寄生已遍及全球,人体寄生呈散发性分布。国内已有病例报告的地区有北京、天津、黑龙江、辽宁、内蒙古、甘肃、陕西、青海、四川、河北、河南、山西、山东、上海、江苏、湖北、湖南、福建、广东等19个省(市、自治区)。感染者以青壮年为多数,最小的6岁,最大的62岁,无性别差异。不良饮食习惯与较差的卫生条件是导致人体感染的主要因素,如有些患者曾因烤食或炒食螳螂、蝗虫、甲虫等昆虫而感染。研究证明,幼虫能在甲虫体内越冬,亦可由于中间宿主落水后幼虫逸出至外界而污染蔬菜、食物及水源,从而引致人感染。

本病的主要治疗方法是挑破寄生部位黏膜取出虫体。预防措施有宣传教育,注意饮食卫生,不吃甲虫、蜚蠊,不喝生水等。

第四节　异　尖　线　虫

异尖线虫成虫寄生于海栖哺乳动物,幼虫寄生于许多海鱼体内。能对人体致病的主要类属于异尖线虫属(*Anisakis*)等5个属。其中,异尖线虫属第三期幼虫是引起人类异尖线虫病(anisakiasis)的最常见病原。

一、形态与生活史

异尖线虫成虫唇瓣具齿状嵴,无中间唇,食管后端膨大。雄虫尾部钝圆锥形,多对乳突分布于泄殖孔前后。交合刺2根,可等长或不等长。雌虫阴门位于虫体前半部。我国海域鱼体内的异尖线虫幼虫大小不一,按体长、体宽、胃长及尾长可分为Ⅰ、Ⅱ、Ⅲ型,其中以Ⅰ型为主。第三期幼虫虫体无色、略透明,两端较细,大小为(12.5～22.5) mm×(0.34～0.62) mm。头端有融合的唇块,无唇瓣,腹侧有一明显的钻齿。腹侧稍后为排泄管开口。尾短略圆,其端部有一角皮小棘,称尾突。胃与肠的连接处呈斜形,无胃盲囊及肠盲囊。

异尖线虫的生活史目前尚未完全阐明。成虫寄生于海栖哺乳动物的胃中,第三期幼虫则见于多种海产鱼类的肌肉、肠系膜、胃、肠、肝及腹腔中。人类因食入含有第三期幼虫的鱼肉或鱼内脏而引起感染,但幼虫不能在人体内发育成熟。

二、致病与诊断

异尖线虫幼虫可在人体消化道的各个部位寄生,且以胃肠壁占绝大多数(图6-5)。寄生处及其周围胃肠黏膜明显水肿,有出血点、淤血斑及糜烂性溃疡。肠壁增厚可达正常的3～5倍,并引起肠狭窄和肠梗阻。胃异尖线虫病患者表现为上腹部绞痛,具间歇性加剧的特点,并伴有恶心呕吐。肠异尖线虫病患者临床表现有剧烈腹痛、恶心、呕吐、低热、腹胀,继而有便秘、腹泻、柏油样黏液便等症状。异尖线虫幼虫可移行至消化道以外的脏器寄生，肉芽组织包绕虫体形成的肿块，往往被疑为恶性肿瘤，诊断十分困难。

图6-5　胃异尖线虫病(幼虫寄生于胃壁)

取可疑组织做病理检查，并发现虫体是本病确诊的可靠依据。胶乳凝集试验诊断本病效果很好，该方法操作简单，重复性好并容易判断结果。

三、流行与预防

异尖线虫病为一种人兽共患病，主要见于日本、荷兰、英国、美国，太平洋的一些岛国也有人体感染的报告。我国渤海、黄海和东海海域捕捞的多种鱼类体内，均发现有大量异尖线虫幼虫寄生。不吃生鱼，或将鱼肉经−20℃冷冻24 h再食用是预防本病的关键性措施。

（杨小迪）

第五节　铁　线　虫

铁线虫(*Gordiacea*)，又名毛细线虫(hair worms)、发形蛇(hair snake)或马鬃虫(horsehair worms)，属袋形动物门(Aschelminthes)线形纲(Nematomorpha或Gordiacea)动物，为铁线虫纲蠕虫。与医学有关的虫种属铁线虫目(Gordioidea)、铁线虫科(Gordiidae)的铁线虫属(*Gordiu*)和索虫科(Chordodidae)的*Chordodes*、*paragordius*及*Parachordodes*属等。成虫常生活于淡水或潮湿的土壤中，幼虫寄生于昆虫体内，偶然感染人体。

一、形态与生活史

成虫细长(图6-6),体型较大,圆线形,似铁丝或细绳状,长10~100 cm,宽0.3~3 mm,颜色变化较大,有黄、灰、棕褐或黑褐色。虫体前端钝圆,口腔位于头部顶端或前端腹面。虫体壁较厚、粗糙,最外为角质层,虫体表面有许多小乳突,雌雄异体。雄虫一般较小,尾部卷曲,末端分叉,呈倒"V"字形,分叉部分的前腹面为泄殖孔。雌虫尾短尖钝。雄体的精巢和雌体的卵巢数目多,成对排列于身体的两侧。生活时虫体呈深棕色,在体外非常活跃,常有自行打结的习性。

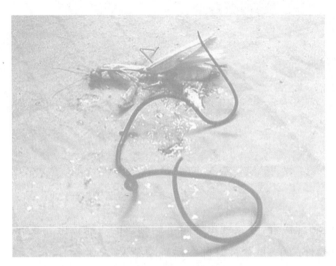

图6-6 铁线虫成虫

虫体生活于沼泽、池塘、溪流、沟渠等水中,人们通过饮水或吞食含有幼虫的宿主(如昆虫、鱼类、螺蛳等)而感染,也可能是在池塘等水体中游泳时接触成熟期的幼虫或成虫,它们自尿道逆行侵入尿道,上行至膀胱内寄生。虫体侵入人体后可进一步发育至成虫,并可存活数年。铁线虫偶可感染人体,感染途径可能是因为接触水或饮用生水时感染幼虫。在消化道中,虫体可分泌一种物质缓解肠液对它的破坏而继续发育。大多数虫体随粪便排出体外,也有经尿道排出。寄生于膀胱内的虫体至少可存活3~4年。

成虫在水中营自生生活,雌雄交配后,雄虫死亡。雌虫在虫卵成熟后,在水边产卵,一次可产卵150万~600万枚,雌虫产卵后死亡。虫卵粘连呈索状,可长达15~20 cm,卵在水中发育的时间与水温有关,卵在水温13 ℃时约需35 d发育成熟,10 ℃时则需74 d。孵出的幼虫很小,约0.25 mm,无消化管,其体中部有一横隔,将虫体分为前后两部分,前部具有一能伸缩的吻和多个向后突出的棘,后部有表浅的横纹。在水中发育孵出幼虫后可被水生昆虫食入或钻入其体壁进入血腔,依靠身体表面吸取宿主体内的脂肪而发育。适宜的中间宿主包括蚱蜢、蟋蟀和甲虫等,有时也感染蜈蚣和水蛭,幼虫在这些昆虫体内蜕皮后成为稚虫。当这些小昆虫被较大的节肢动物,如龙虱、螳螂或蝗虫等,转续宿主食入,稚虫可继续发育。当宿主接触水或昆虫死亡后落水,这些成熟、白色软皮的稚虫自昆体内逸出进入水中,虫体颜色逐渐加深,体壁逐渐变硬,发育为成虫,营自生生活。

若孵出的幼虫24 h内未能进入昆虫体内,可在水中成囊,囊壁是由幼虫末端的分泌物待冷后凝结而形成的。一般水温较低时易成囊,水温较高时不易成囊,幼虫在水中生活超过24 h未成囊者易死亡,成囊幼虫在水中至少能存活2个月,在潮湿的土壤中存活1个月。当成囊幼虫被昆虫吞食后,囊壁溶解,幼虫逸出并穿过昆虫肠壁到血腔内进行发育。幼虫只能在适宜的中间宿主,如蚱蜢、蟋蟀和甲虫等昆虫体内才能生长;有时也能感染蜈蚣及水蛭。若成囊幼虫被不适宜宿主如螺蛳或鱼等食入,囊壁不能被消化;若再被适宜宿主食入时,幼虫仍能继续发育。

二、致病与诊断

铁线虫致病机制可能与虫体在膀胱及尿道内移行的机械刺激有关,一旦虫体随尿排出,症状亦随之逐渐消失。有报道,患泌尿道疾病3年的妇女从尿道排出虫体后症状消失。铁线虫也可寄生于眼眶形成肿块并引起红肿,疼痛,以及寄生于外耳道处导致极度瘙痒。寄生于眼眶部及外耳道的病例极为罕见,其途径可能是稚虫自口侵入颊部而移行至眼眶下或耳部。

铁线虫寄生于消化道的患者一般无明显症状,偶尔表现慢性消化不良及腹痛、腹泻等症状。寄生泌尿道的患者以女性多见,均有泌尿道刺激症状以及非特异性的膀胱刺激症状,膀胱镜检可见三角区呈慢性炎症,临床表现有腹部疼痛、尿频、尿急、尿痛、血尿、放射性腰痛以及会阴炎和阴道炎等。

诊断依据:① 病史接触自然水体,会阴部接触过塘、沟水或潮湿草地的患者;生吃昆虫、鱼类、螺类等食物和饮用生水者。② 从尿中或粪便中检获虫体。③ 临床上有尿道刺激症状,久治不愈,应考虑作膀胱镜检;尿常规检查多有轻度异常,尿中可含少量蛋白及红、白细胞,但查不到铁线虫虫卵。

三、流行与防治

铁线虫呈世界性分布,主要见于温带和热带地区;欧洲、南美、北美、非洲、马来西亚、日本、英国、坦桑尼亚、斯里兰卡、印度和加拿大等地均有报道。我国流行于山东、湖北、广东、陕西、河南、新疆、四川、云南、广西、福建等省(市、自治区),呈散发性。目前世界已报道的病例数超过50例,我国20例以上,但实际数可能远较已报告者为多。

铁线虫病的防治以预防为主,特别要注意饮水卫生,不喝野外生水,避免生食铁线虫中间宿主(昆虫、鱼和螺蛳),避免在野外不洁水中游泳等。手术取虫为首选治疗方法,也可辅以抗线虫药物驱虫。

(湛孝东)

第六节　斯氏狸殖吸虫

斯氏狸殖吸虫(*Pagumogonimus skrjabini*)仅见于我国报道。该虫主要为童虫寄生于人体皮下,引起狸殖吸虫病,又称皮下型并殖吸虫病。

一、形态与生活史

雌雄同体,成虫虫体狭长,大小为(11.0~18.5) mm×(3.5~6.0) mm,前宽后窄,长与宽之比为(2.4~3.2):1,最宽处在腹吸盘稍后水平,两端较尖。腹吸盘稍大于口吸盘,位于体

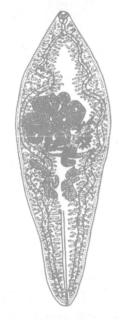

图6-7　斯氏狸殖吸虫成虫

前约1/3处。童虫期的虫体长已明显大于体宽。体表具单生型或混生型皮棘,但以前者为主。卵巢位于腹吸盘后侧方,分支细而多,呈珊瑚状。睾丸2个,呈长条形,分4~6支,左右并列,位于体中、后1/3间部(图6-7)。

虫卵金黄色,呈椭圆形或圆形,有的形状不对称,大小平均为71 μm×48 μm,卵壳厚薄不均匀,后端较厚,具卵盖,近卵盖处最宽。囊蚴圆球形,直径≥420 μm。

生活史与卫氏并殖吸虫相似。自然感染的果子狸、犬、猫、豹为本虫的保虫宿主和终末宿主。人是本虫的非正常宿主,人体感染后检获的虫体绝大多数为童虫,少见发育成熟并产卵者。已报道的第一中间宿主有几种淡水螺类,如泥泞拟钉螺、微小拟钉螺、中国小豆螺、建瓯拟小豆螺等;第二中间宿主为淡水蟹类,如锯齿华溪蟹、雅安华溪蟹、河南华溪蟹和僧帽石蟹等。此外,在水生节肢动物红娘华体内发现本虫的囊蚴。蛙、鸟、鼠等多种动物可作为斯氏狸殖吸虫的转续宿主。人体可能因误食这些动物未煮熟的肌肉而感染。

二、致病与诊断

本虫引起的疾病是人兽共患吸虫病的一种。侵入人体的虫体绝大多数停留在童虫阶段,在皮下组织内游走移行,造成局部器官或全身性病变——幼虫移行症(larva migrans)。常见临床症状为游走性皮下包块或结节,多见于胸背部、腹部,亦可出现在头颈、四肢、腹股沟、阴囊等处。包块边界不清,多靠近皮下,无明显红肿。手术摘除切开包块可见隧道样虫穴,有时能查见童虫,镜下可见嗜酸性粒细胞肉芽肿、坏死渗出物及夏科雷登晶体等。血液检查见嗜酸性粒细胞明显增加。

免疫学诊断或皮下包块活组织检查是本病的主要诊断方法(见卫氏并殖吸虫)。

三、流行与防治

在我国甘肃、山西、陕西、河南、四川、重庆、云南、贵州、湖北、湖南、浙江、江西、福建、广西、广东15个省(市、自治区)发现斯氏狸殖吸虫报道。国外无报道。

本虫虽可使人体致病,但一般不能在人体内发育成熟,人不能成为传染源。病兽和病畜是重要的传染源。该虫的保虫宿主种类多且数量大,捕食蟹类而获得感染的机会也多,排出虫卵入水感染中间宿主的机会也大,尤其在人迹罕至的山区,本病主要在野生动物中流行,构成了此病的自然疫源性。

防治措施主要有加强卫生宣传教育,防止人体感染。治疗首选药物为吡喹酮。

(王雪梅)

第七节 曼氏迭宫绦虫

曼氏迭宫绦虫(*Spirometra mansoni*)属于假叶目、裂头科、迭宫属,成虫主要寄生于犬科、猫科动物体内,偶然寄生于人小肠中,裂头蚴常寄生于人体组织器官,引起裂头蚴病(sparganosis)。

一、形态与生活史

(一)成虫

成虫呈带状,长60～100 cm,宽0.5～0.6 cm。头节细小呈指状,其背腹面各具一条纵行的吸槽。颈部细长,链体约由1000个节片组成。成节与孕节结构基本相似,均具有发育成熟的雌、雄生殖器官各一套。雄性生殖孔开口于节片的前部中央,睾丸呈小泡状散布于节片中部,有320～540个。阴道开口于雄性生殖孔之后,纵行于节片中部,细管状,其另一端接输卵管。卵巢分两叶,位于节片的后部中央,卵黄腺散布在节片四周的皮质区。子宫开口于阴道孔之后,位于节片中部,呈螺旋状盘曲,基部宽而远端窄小呈金字塔形(图6-8)。

(二)虫卵

呈椭圆形,浅灰褐色,大小为(52～76) μm×(31～44) μm,一端有卵盖,两端稍尖,壳较薄,内含一个卵细胞和多个卵黄细胞(图6-8)。

(三)裂头蚴

大小为(30～360) mm×0.7 mm,带状,乳白色,前端稍膨大,头节与成虫者相似,体表具横纹,但虫体不分节。伸缩能力很强,在组织中常收缩成团。

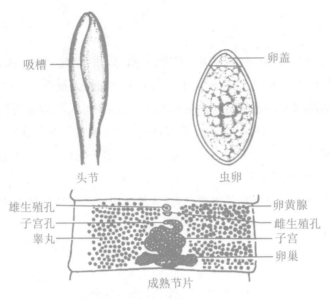

图6-8 曼氏迭宫绦虫形态

曼氏迭宫绦虫需要经3个不同的宿主完成生活史。猫、犬、虎、豹和狐等肉食动物为终宿主,剑水蚤为第一中间宿主,蛙为第二中间宿主。而蛇、鸟类和猪等多种脊椎动物可作为转续宿主。人既可作为它的第二中间宿主和转续宿主,也可作终宿主。

成虫寄生于终宿主的小肠内。虫卵随宿主粪便排出体外,需入水才能进一步发育。在适宜温度下,虫卵在水中经3~5周发育,孵出椭圆形或近圆形、周身被有纤毛的钩球蚴。钩球蚴常在水中做无定向的螺旋式游动,如被第一中间宿主剑水蚤吞食,在其体内经3~11 d的发育成为一种长椭圆形的原尾蚴。原尾蚴大小为260 μm×(44~100) μm,前端略凹,后端带有尾球(内含6个小钩),随剑水蚤若被蝌蚪吞食后,逐渐发育成裂头蚴。裂头蚴移行能力很强,并能分泌蛋白酶,有助于其在组织内移行。随着蝌蚪发育为成蛙,虫体移行至蛙的肌肉间隙中寄生。蛇类、鸟类或部分兽类等为本虫的转续宿主,它们捕食含裂头蚴的蛙后,裂头蚴不能在其肠内发育为成虫,而是穿过肠壁,移行至腹腔、肌肉及皮下组织等处寄生。猫、犬等终宿主吃了含有裂头蚴的第二中间宿主或转续宿主后,裂头蚴进入终宿主小肠,经3周发育为成虫并开始产卵。成虫在猫体可存活3年半(图6-9)。

人体通常以局部敷贴或生食含裂头蚴的蛙肉方式而感染裂头蚴,也可因误喝入含原尾蚴的剑水蚤而感染裂头蚴。近期也有按民间偏方食入活蝌蚪治病而感染裂头蚴的报道。裂头蚴的寿命较长,在人体内可存活12年,最长达35年。

二、致病与诊断

曼氏迭宫绦虫成虫很少寄生于人体,且寄生后其致病作用弱,多无明显症状或可有腹部不适、微痛,恶心、呕吐等症状。

裂头蚴在人体的致病远较成虫为重,其严重性与其寄生和移行的部位有关。根据国内报道,其寄生部位依次为眼、四肢躯体皮下、口腔颌面部、生殖系统、脑、乳房、消化道和呼吸道。被寄生的部位可形成直径1～6 cm的嗜酸性肉芽肿囊包,其中有囊腔形成,囊壁为纤维结缔组织,囊腔内可盘曲1～10余条裂头蚴。患者出现局部肿胀、游走性皮下包块,可有疼痛、奇痒症状。眼裂头蚴病较常见,多累及眼睑或眼球,以寄生于眼睑最为常见;患者出现眼睑红肿、结膜充血、畏光流泪、奇痒、有虫爬感,严重时出现视力障碍,甚至失明。脑裂头蚴病临床症状酷似脑瘤,常出现阵发性头痛、癫痫、颅高压症状,甚至瘫痪、死亡,极易误诊。

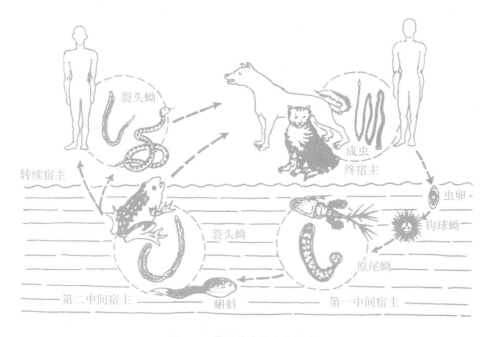

图6-9 曼氏迭宫绦虫生活史

此外,部分裂头蚴侵入人体组织后可进行芽生增殖,引起增殖裂头蚴病(proliferative sparganosis)。这是一种罕见的裂头蚴病,目前全球仅发现16例,可能是由于裂头蚴的变异或人体免疫力降低等因素所致,其预后很差。

粪检节片或虫卵可确诊曼氏迭宫绦虫成虫的感染。裂头蚴病则主要经手术取虫鉴定,必要时可以进行动物感染实验,鉴定成虫予以确诊。询问病史有一定参考价值。脑裂头蚴病综合采用CT、MRI等影像技术有助于诊断。免疫学检查可作为辅助诊断手段,特别手术前免疫学检查对诊断有较大帮助,具体可用裂头蚴抗原作皮内试验、间接免疫荧光、ELISA,患者感染后30 d可检出阳性反应,但与猪囊虫病患者有部分交叉反应。

三、流行与防治

(一)分布

曼氏迭宫绦虫成虫寄生于人体的病例报告国内外较少见。国外仅见于日本、苏联等地。国内报道近20例,分布于上海、广东、台湾、四川和福建等省市。裂头蚴病多见于朝鲜、日本、印度尼西亚、菲律宾、马来西亚和越南等东亚和东南亚国家,美洲、非洲、大洋洲及欧洲也有记录。国内已有1000多例报道,来自27个省(市、自治区),其中以广东最为多见。

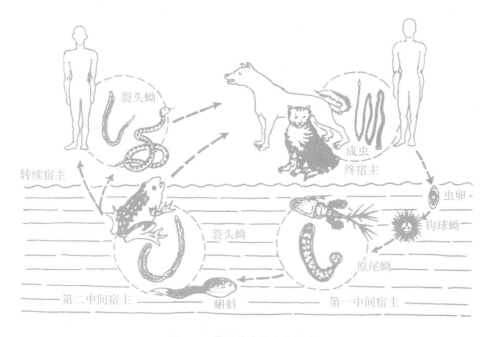

感染者年龄从未满1~62岁,以10~30岁感染率最高,男性多于女性,各民族均有。

(二)流行因素

本病流行主要与民间有用蛙肉外敷治疗疖肿或生食蝌蚪治疗疾病的习俗有关。民间传说蛙有清凉解毒作用,故习用生蛙肉贴敷眼、口颊和外阴等部位伤口或脓肿,导致蛙肉中的裂头蚴直接经皮肤或黏膜侵入人体;生食或半生食蛇、猪及其他转续宿主动物肉的不良习惯,也均可使人食入裂头蚴。裂头蚴穿过肠壁,移行至人体各部位寄生。近年来,生食蛇血、蛇胆及各种野味所致感染呈上升趋势,应予以重视。此外,饮用生水或游泳时,如饮入含有原尾蚴的剑水蚤也可使人获得感染。也有原尾蚴直接经皮肤侵入或经眼结膜侵入的零星报道。

本病预防主要是加强卫生宣教,不用生蛙肉贴敷治病,不食生的或半生的肉类,不生食蝌蚪、不饮生水。成虫寄生可用槟榔、南瓜子联合驱虫,或用阿苯达唑、吡喹酮等药驱虫治疗。裂头蚴寄生主要靠手术摘除,术中应谨慎仔细,务必将虫体特别是头节取尽,以避免复发。也可服用吡喹酮或用40%酒精奴夫卡因2~4 mL局部杀虫治疗。增殖裂头蚴病多用保守疗法。

(方 强 李江艳)

第八节 刚地弓形虫

刚地弓形虫(*Toxoplasma gondii*)是专性细胞内寄生原虫,广泛寄生于人和多种动物有核细胞内,引起弓形虫病(toxoplasmosis)。该虫是一种重要的机会致病原虫(opportunistic protozoa),尤其是宿主免疫功能低下时,可致严重后果。

一、形态

弓形虫生活史较复杂,整个生活史期包括5种形态,即滋养体、包囊、裂殖体、配子体和卵囊。前2种形态见于中间宿主和终宿主体内,后3种形态仅见于终宿主体内。其中滋养体、包囊、卵囊等是对人体致病及与传播有关的发育阶段。

(一)滋养体

在中间宿主有核细胞内分裂繁殖,是宿主急性感染阶段的虫体形态,呈纺锤形或椭圆形,以内二芽殖、二分裂及裂体增殖方式繁殖。快速增殖的滋养体又称速殖子(tachyzoite),数个甚至十多个被宿主细胞膜包围的虫团称假包囊(pseudocyst)。在包囊内缓慢增殖或相对静止的阶段称缓殖子(bradyzoite)。急性弓形虫病病变组织中,速殖子可游离于细胞外,也可见于细胞内(图6-10)。速殖子大小为(4~7) μm×(2~4) μm,经瑞氏或姬氏染色后可见胞质呈淡蓝色,胞核紫红色,核位于虫体中央稍近钝圆端,核常呈红色颗粒状。分裂中的虫体可见2个胞核,此时速殖子变宽大而呈梭形。当速殖子增殖至一定数目时,宿主细胞膜破裂,速殖子释出,再侵入其他细胞继续繁殖。游离的滋养体呈弓形或新月形,活虫体无色透明,一端较尖,一端圆钝。

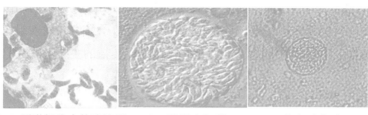

(a)巨噬细胞内的速殖子　　(b)组织内包囊　　(c)组织内包囊

图6-10　刚地弓形虫

(二)包囊

圆形或椭圆形,直径为5～100 μm,为慢性感染阶段虫体在宿主组织内的存在形式,多见于脑、骨骼肌、心肌及眼内。包囊壁由虫体分泌形成,内含数个至数百个滋养体,称缓殖子。缓殖子形态与速殖子相似,但增殖缓慢。包囊破裂后释出的缓殖子可再侵入新的宿主细胞形成包囊,或形成假包囊进行快速增殖。

(三)裂殖体

裂殖体寄生于终宿主猫科动物小肠绒毛上皮细胞内。成熟的裂殖体长椭圆形,内含4～29个新月形裂殖子,呈扇状排列。

(四)配子体

配子体由裂殖子发育而成。雄配子体为圆球形,直径约10 μm,姬氏染色核呈红色,核质疏松;雌配子体为圆形,直径为15～20 μm,核小而致密,呈深红色。雌、雄配子体发育成熟后为雌、雄配子。

(五)卵囊

卵囊由雌、雄配子受精结合后的合子发育而来。圆形或椭圆形,直径为10～12 μm,囊壁分2层,光滑透明,刚排出时囊内含均匀的颗粒物质。成熟后卵囊内含2个孢子囊(sporocyst),每个孢子囊内含4个新月形的子孢子。卵囊是经猫粪便向外界传播的感染阶段。

二、形态和生活史

弓形虫生活史包括有性生殖和无性生殖阶段。有性生殖仅见于终宿主猫科动物(主要为家猫)小肠上皮细胞内。无性生殖阶段在人及其他多种动物的有核细胞内,包括猫科动物肠上皮细胞及肠上皮细胞以外的其他有核细胞内进行。因此,弓形虫的中间宿主种类繁多,分布广泛,从爬行类、鸟类至哺乳类和人。猫既可作为终宿主,又可作为中间宿主。除此之外,弓形虫对寄生的组织细胞亦无选择性,任何有核细胞均可被感染。

中间宿主,如人、猪、牛、羊、鼠等,摄入猫粪中的卵囊或动物肉类中的包囊或速殖子后,虫体侵入肠壁,经血或淋巴进入单核吞噬细胞内寄生,并扩散至脑、淋巴结、肌肉、肝、心和肺等全身各组织器官,并在细胞内分裂繁殖,直至细胞破裂,释出的速殖子再侵入新的细胞。免疫功能正常的机体,滋养体在宿主细胞内增殖减慢,形成包囊。包囊在其体内可存活数月至数年,甚至终生。当宿主免疫力低下,或长期使用免疫抑制剂,肿瘤放疗与化疗,器官移植以及HIV/AIDS患者等,组织内包囊破裂,缓殖子释出并侵入组织细胞内大量繁殖。包囊是中间宿主之间、中间宿主与终宿主之间相互传播的主要形式(图6-11)。

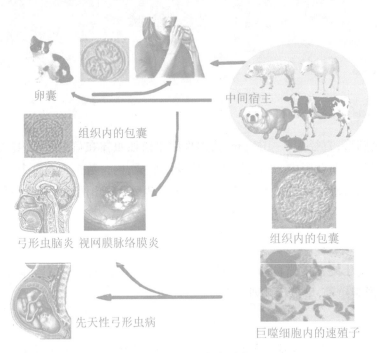

卵囊　　组织内的包囊　　弓形虫脑炎　视网膜脉络膜炎　　先天性弓形虫病　　中间宿主　　组织内的包囊　　巨噬细胞内的速殖子

图6-11　弓形虫生活史

家猫(或其他猫科动物)可通过捕食中间宿主,食入包囊或速殖子而感染;家猫食入被含卵囊猫粪污染的食物后亦可被感染。入侵的虫体主要在肠黏膜上皮细胞内分裂增殖。经数代裂体繁殖后,部分裂殖子发育为雌、雄配子体,经减数分裂后成雌、雄配子,两者受精成为合子,继续发育成为卵囊,随猫粪便排出体外。卵囊须在外界适宜条件下经2~4 d才能发育成熟并具感染性。

猫感染后,虫体除在肠上皮细胞内进行有性生殖外,尚可在其他组织细胞内进行无性生殖而形成包囊或假包囊,其发育过程与在其他中间宿主体内相同。

三、致病

(一)毒力相关抗原

弓形虫感染致病的严重程度与虫株毒力和宿主的免疫状态密切相关。根据虫株对小鼠的致死力、培养细胞的侵袭力、虫株的繁殖速率等可将弓形虫分为强毒株和弱毒株。例如,已长期传代保种至今的RH株为目前国际公认的强毒株,ME49是弱毒株。中国大陆分离虫株以Chinese1占优势,具有独特的效应分子调节宿主的免疫反应。研究发现,各株间的主要抗原虽然基本相似,但血清学、同工酶和DNA序列却存在差异。例如,用单克隆抗体识别的P_{23}抗原仅见于RH株和BK株等强毒虫株,未见于临床分离的弱毒虫株。P_{23}为速殖子表膜抗原,亦称毒力相关抗原。用弱毒株的单克隆抗体从8个弱毒株识别的P_{27}抗原,未见于强毒株。因此,目前认为这2种抗原组分是区别弓形虫株毒力强弱的标志。由于目前世界各地多采用强毒株(如RH株)制备诊断抗原,而人畜感染又多属弱毒株,致使虫株之间的抗原性差异在一定程度上可影响血清学诊断结果,出现假阴性。采用不同毒力虫株制备混合抗原或制备共同抗原,如由SAG1基因编码的表膜P_{30}抗原,可提高检测的敏感性和特异性。

(二)毒力相关基因

SAG2基因与弓形虫的毒力密切有关,是弱毒株基因组的特点,但仅局限于该基因的5'-末端,而3'-末端对于毒力表型没有明显影响。利用针对SAG2基因编码产物P22的单抗与弓形虫速殖子孵育,发现可以促进速殖子侵入宿主细胞。SAG5基因编码3个与SAG1蛋白家族高度相关的表面抗原,分别是SAG5A,SAG5B和SAG5C蛋白。检测发现,弓形虫速殖子阶段不表达SAG5A,而表达SAG5B,SAG5C,提示后两个基因与急性毒力关系更大。SAG5B的缺失与否是区别弱毒株(Ⅱ和Ⅲ型)或强毒株(Ⅰ型)弓形虫的标志。此外,B1基因有10个多态性位点,这些位点都可用以鉴别强毒株或弱毒株。

(三)期特异性抗原

期特异性抗原又称阶段特异性抗原。弓形虫感染后在宿主体内以两种形式存在,一种为速殖子,其速增殖引起急性感染;另一种为缓殖子,其在包囊内缓慢增殖引起隐性感染。宿主的免疫状态影响两种形式相互转变,其机制尚未明确。国外学者发现,用一株单克隆抗体识别的P_{30}期特异性抗原可作为缓殖子的表面标记,当缓殖子进入巨噬细胞内以后,该标记抗原在3 d内迅速减少直至消失;相反,用另一株单克隆抗体识别的速殖子期特异性表面标记P_{30}抗原,则在虫体进入细胞内第1 d可增加到22%,第3 d达100%。提示此种P_{30}抗原虽分子量相同,但具不同的编码基因。虫体由缓殖子向速殖子的转变,在有核细胞内经过几代的繁殖便可完成。有报告表明,γ-干扰素可诱导缓殖子的形成,从而明显抑制虫体的增殖,控制急性感染。

(四)临床类型

弓形虫病分为先天性与获得性两类。胎儿在孕期经胎盘传播感染虫体,引起先天性弓形虫病。在早孕期间的感染,多可导致死胎、流产、早产、畸胎和无脑儿、脑积水、小头畸形等;妊娠中、晚期感染,出生婴儿多呈隐性感染,以后可出现脑钙化灶、视网膜脉络膜炎、精神运动障碍等先天性弓形虫病症候,也可见发热、皮疹、消化道症状、肝脾肿大、心肌炎和癫痫等表现。获得性弓形虫病为出生后获得的感染,多无特异的临床表现,常见有淋巴结肿大,尤以颈后与颌下淋巴结肿大多见;也有不规则低热、脑炎、脑膜脑炎等。累及眼部以视网膜脉络膜炎为主要特征。成人感染一般多为无症状带虫状态,仅表现为血清抗体阳性。

当机体免疫功能受损时,隐性感染可转变为重症弓形虫病。重症弓形虫病常继发于艾滋病、霍奇金氏病、淋巴肉瘤、白血病及大剂量细胞毒或免疫抑制剂使用之后。弓形虫脑膜脑炎是艾滋病患者死亡的主要原因之一(图6-12)。

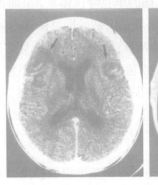 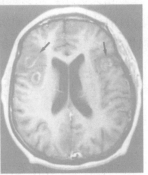

(a) CT　　　　　　(b)MRI

图6-12　弓形虫脑炎

四、实验诊断

(一)病原学检查

由于本虫寄生于细胞内,且无组织器官选择性,病原检查较为困难。对可疑患者的体液及病变组织可用以下方法检查。

1. 直接涂片法

急性感染患者取胸水、腹水、眼房水、脑脊液、羊水等离心沉淀,用沉渣作涂片,经瑞氏或姬氏染色后镜检;或将待检组织作切片或印片染色镜检,查找速殖子或包囊。此方法检出率较低。

2. 免疫酶染色法

将病变组织作冰冻切片,免疫酶染色检查弓形虫。可用酶标记抗弓形虫单克隆抗体进行直接染色,或用弓形虫特异性抗血清与酶标第二抗体作间接免疫酶染色。组织内弓形虫还可用过氧化物酶-抗过氧化物酶法(PAP法)检测。此方法对涂片染色可疑者可配合使用,提高检出率。

3. 虫体分离法

用患者体液或病理材料接种小鼠,1~3周后取小鼠腹腔渗出液查滋养体,或取鼠脑组织查包囊,或用培养细胞染色镜检,查假包囊或游离虫体。

(二)免疫学诊断

免疫学诊断是目前本病常用的重要实验诊断方法,若方法应用得当、结果判断准确,能达到较好的辅助诊断目的。急性期以检出特异性IgM抗体或循环抗原为可靠指标,也可观察特异性IgG抗体的动态变化;慢性期则以检测IgG抗体为主。

1. 染色试验

染色试验(DT)为弓形虫病特有的血清学诊断方法。其原理为:在含有辅助因子(补体)的新鲜血清参与下,待测血清中特异性抗体使虫体细胞变性而不为亚甲蓝着色。镜检见半数以上虫体不着色者为阳性;半数以上虫体着色者为阴性。该法必须用活速殖子为抗原,含辅助因子的正常血清须经筛选获得。

2. 间接血凝抑制试验

由于间接血凝抑制试验(IHA)简便、快速,具有良好的特异性与敏感性,加之商品试剂易得,故被广泛使用。此方法所测抗体在感染后出现较晚,较适宜用于隐性感染及血清流行病学调查。但该法重复性欠佳,偶因非特异性凝集出现假阳性反应。

3. 间接荧光抗体试验

间接荧光抗体试验(IFA)以荧光标记第二抗体,用完整的速殖子作抗原,检测待检血清中的IgM或IgG抗体。此法具有高度的特异性、敏感性与稳定性,简便快速。由于所测抗体多为虫体表膜抗原诱导的特异性抗体,因此具有早期诊断价值。血清中有类风湿因子或抗核抗体时可出现假阳性反应。

4. 酶联免疫吸附试验

酶联免疫吸附试验(ELISA)特异性高、敏感性强、简便快速、操作易自动化控制。用于检测患者血清特异性抗体或弓形虫循环抗原,已有多种改良ELISA广泛用于本病的实验诊断及血清流行病学调查。采用IgM抗体捕获试验(antibody-capture assay),以抗人IgM(μ链)抗体检测患者血清中IgM抗体,用于先天性以及急、慢性弓形虫病人IgM检测具有较满意效果,且可克服类风湿因子的干扰。

孕妇进行弓形虫病的血清学检测,有利于胎儿先天性弓形虫病预防和治疗。如孕前已知母亲血清学阳性,表明已获保护性免疫,胎儿无危险性,无需治疗;反之,孕前母亲血清学检查阴性,表明未获保护性免疫,胎儿具有感染弓形虫病的危险性,孕妇需自怀孕起每6周复查一次,若出现血清学阳性转化则需治疗。孕妇弓形虫感染的血清学监测结果及胎儿感染弓形虫病的危险性,应根据临床资料和两次血清样本中IgM和IgG抗体滴度的变化进行判断。

胎儿弓形虫感染,可检测胎血中的特异性IgM和IgA抗体,但应注意防止胎血被母血污染,从而出现假阳性。

近年来,将DNA探针技术及PCR用于临床弓形虫感染的检测,取得了较好效果。

五、流行与防治

弓形虫人群感染相当普遍,血清学调查国外人群抗体阳性率为25%~50%,少数地区可达80%以上。我国较大规模调查显示,人群血清抗体阳性率为0.329%~11.793%,平均5.3%。家畜阳性率可达10%~50%。由于本病对人畜危害大,尤其是婴儿的先天性感染可造成严重的损害,近年来已受重视。

家猫及多种家畜、家禽及野生动物为本病传染源。人类感染主要为食入被猫粪中卵囊污染的食物和水,或生食、半生食被感染的肉类及蛋、乳等。胎儿先天性感染来源于胎盘的垂直传播。速殖子也可经损伤的皮肤黏膜感染。也有经输血与器官移植传播本病的报道。

加强对畜、禽饲养、肉类加工的检疫及食品卫生的管理及监测,不食未熟肉类及蛋、乳制品,防止猫粪污染食物、蔬菜及饮水是预防弓形虫病的重要手段。定期对孕妇进行血清学检查,一旦发现感染应及时治疗或终止妊娠,防止先天性弓形虫病的发生。仅表现为血清抗体阳性的隐性感染者,一般不需治疗;但若当长期接受免疫抑制治疗时,则需严密观察。急性期患者常用的治疗药物有复方磺胺甲恶唑、乙胺嘧啶,孕妇治疗可用乙酰螺旋霉素,疗程中适当配伍使用γ-干扰素等细胞因子可提高疗效,目前药物治疗不足以在短期内杀灭组织内的包囊。

(计永胜)

第九节 肉孢子虫

肉孢子虫(*Sarcocystis sp.*)是一种广泛寄生于哺乳动物、鸟类和爬行动物小肠固有层和肌肉组织的细胞内寄生原虫,偶侵入人体,可致人畜共患的肉孢子虫病(sarcocystosis)。流产、体重减轻、脑炎和肌炎等致病作用主要发生在中间宿主中。

肉孢子虫属于原生动物门,孢子虫纲,球虫亚纲,真球虫目,肉孢子虫科,肉孢子虫属。本虫的虫种鉴别及分类尚未十分明确。一般认为,以人为终宿主的肉孢子虫有2种,即人肉孢子虫(*S. hominis*),中间宿主为牛;人猪肉孢子虫(*S. suihominis*),中间宿主为猪。它们均寄生于人体肠黏膜固有层,故统称人肠肉孢子虫。此外,以人为中间宿主的肉孢子虫寄生于人体肌肉组织,故称人肌肉孢子虫,即林氏肉孢子虫(*S. lindemanni*),其终宿主尚不明确,可能是食肉类哺乳动物、鸟类、爬行动物等。

一、形态与生活史

肉孢子囊(sarcocyst)寄生于中间宿主的横纹肌中,呈圆柱形或纺锤形,大小不等,长径1~5 cm,横径0.01~1 cm。囊壁内有许多间隔将囊内的缓殖子(bradizoitos)分割成簇。缓殖子呈新月形,大小为(12~16) μm×(4~9) μm,其结构与弓形虫缓殖子相似(图6-13)。

卵囊(oocyst)仅见于终宿主体内,成熟卵囊呈椭圆形,内含2个孢子囊(sporocyst),随终宿主粪便排出体外。囊壁薄而脆弱,常在肠内自行破裂,因此粪便中多见单个或成对出现的孢子囊。孢子囊呈椭圆形或卵圆形,无色透明,双层囊壁,每个孢子囊内含4个子孢子(sporozoite)。人猪肉孢子虫的孢子囊大小为(11.6~13.9) μm×(10.1~10.8) μm,人肉孢子虫为(13.1~17.0) μm×(7.7~10.8) μm。

肉孢子虫的完整生活史需两种宿主,包括有性生殖和无性生殖阶段。无性生殖阶段

（形成内含缓殖子的肉孢子囊）在中间宿主的组织（肌肉）中进行，导致形成孢子化卵囊的有性生殖阶段仅在终宿主体内发生，并且仅见于肠固有层。肉孢子虫的大多数虫种有特异的中间宿主，但对终宿主的选择不特异。最初，食肉动物和杂食动物（包括人类）被确认是本虫的终宿主，食草动物作为中间宿主。然而，在过去的几年中，陆续出现了一些陆生和野生的食肉动物和杂食动物作为其中间宿主的报道。

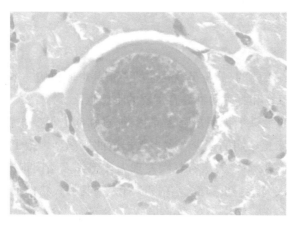

图6-13　人肉孢子虫孢子囊

由终宿主粪便中排出的成熟卵囊或孢子囊被中间宿主误食后，囊内子孢子在小肠内逸出，钻入肠壁血管，在血管壁内皮细胞中转化为裂殖体，经过几代裂体增殖后，释放出裂殖子，散布于全身，裂殖子侵入肌肉纤维中，形成肉孢子囊（在骨骼肌和心肌组织中多见）。肉孢子囊内滋养母细胞或称母细胞（metrocyte）大量增殖生成缓殖子。终宿主是通过吞食中间宿主肌肉中的肉孢子囊而被感染，囊内缓殖子在消化液作用下由肉孢子囊中释出，侵入小肠固有层，无需经过裂体增殖过程就直接发育为配子，进行有性生殖。雌雄配子受精结合后进一步发育为卵囊，卵囊在小肠固有层逐渐发育成熟后随粪便排出体外。

二、致病与诊断

感染人肠肉孢子虫后，肉孢子囊内缓殖子侵入肠黏膜固有层而致病；人肌肉孢子虫受染者，在急性期，裂殖体在血管壁内皮细胞中大量增殖，最终到达肌肉组织中形成肉孢子囊。肉孢子虫囊可破坏和压迫所入侵的肌细胞，造成压迫性萎缩和水肿等。若囊壁破裂，会释放出肉孢子毒素（sarcocysin），作用于神经系统和其他重要器官，引起过敏毒性反应，大量时可致死。

肉孢子虫感染后多数无临床症状，严重感染时，可导致消瘦、贫血、流产、脑炎、瘫痪和死亡。人体作为终宿主感染人肠肉孢子虫后，导致肠型肉孢子虫病，引起食欲不振、恶心、呕吐、腹痛、腹胀和腹泻等消化道症状，严重感染时可导致坏死性肠炎等；而人体作为中间宿主感染人肌肉孢子虫后，导致肌肉型肉孢子虫病，通常表现为发烧、头痛和局部肌痛、肌无力和皮下肿胀等肌炎症状，具体临床表现与寄生部位有关，如寄生于心肌，可引起心肌炎。重症患者可发生呼吸困难、瘫痪、心功能不全、心源性休克，甚至死亡。一般来说，免疫功能正常的人群通常不表现明显症状,但免疫受累的患者则会出现严重症状。近年来,有报道艾滋病患者的混合感染病例。

本病的诊断常用粪便直接涂片法或硫酸锌浮聚法,在粪便中发现虫体卵囊或孢子囊即可确诊。肌肉内的肉孢子囊可作组织活检,结合肌炎症状可确诊。肉孢子囊应与弓形虫包囊相区别。鉴别诊断可根据两者大小及囊内缓殖子大小而区分。血中嗜酸性粒细胞增多可作为本病的辅助诊断。

三、流行与防治

肉孢子虫病是一种重要的、甚至是致死性的人畜共患原虫病。本病在世界各地均有流行,一些虫种对人类、家畜和野生动物具有重要的临床意义。

由于人体感染本虫后一般无明显临床症状,加之临床上很少作肌肉的常规活检,导致当前肉孢子虫病的临床感染病例较少。大多数报道的肌肉型肉孢子虫病病例都发生在东南亚和印度。我国于1982年在云南省首次发现人体感染人猪肉孢子虫的临床病例;1986年首次报道人体感染人肉孢子虫病例。有报道对大理县的人猪肉孢子虫感染情况进行调查后,发现农村地区人群感染率为9.2%~62.5%,这可能与当地居民嗜食生猪肉的习惯有关。

目前肉孢子虫病的治疗仍处于探索阶段,尚无特效药物,以对症治疗为主。磺胺嘧啶、复方磺胺甲恶唑和吡喹酮对增殖阶段的肉孢子虫有抑制作用。本病的预防要注意个人饮食卫生,不食生或未熟的肉类,生熟食砧板分开;同时,加强肉类食品卫生检疫制度及家畜的科学饲养管理,处理好动物粪便,防止其污染食物和饮水。

(焦玉萌　靳小霞)

第十节　疥　　螨

疥螨(itch mite)为一种专性寄生于人和哺乳动物表皮层内的螨类,是疥疮(scabies)的病原体。人疥螨(*Sarcoptes scabiei*)寄生于人体。

一、形态与生活史

疥螨成虫乳白或浅黄色,虫体略呈圆形或椭圆形,背面隆起,个体微小。雌螨大小为(0.3~0.5) mm×(0.25~0.4) mm;雄螨大小为(0.2~0.3) mm×(0.15~0.2) mm。颚体位于前端,短小,螯肢呈钳状,须肢分为3节。躯体背面有横行的波状纹,鳞片状皮棘成列排列,躯体后半部有几对杆状的刚毛和长鬃。足4对,短粗且呈圆锥形。前两对足有带柄的吸垫。雌螨后两对足的末端均为1根长刚毛,而雄螨的第3对足末端均有1根长刚毛,第4对足末端为带柄的吸垫。雌螨躯体腹面后两对足之间的中央有一横裂的生殖孔,末端有一纵裂的阴道。雄螨的外生殖器位于第4对足基之间略后处。肛门位于体末,为一小圆孔。疥螨无气门(图6-14)。

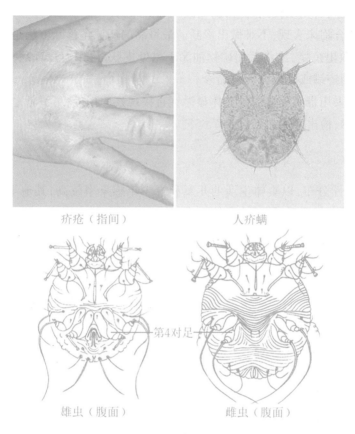

疥疮（指间）　　　　　　人疥螨

雄虫（腹面）　　　　　　雌虫（腹面）

图6-14　人疥螨与疥疮

疥螨包括卵、幼虫、前若虫、后若虫及成虫五个生活史期。虫体在宿主表皮角质层内寄生,啮食角质组织和淋巴液,并以其螯肢和足跗节末端的爪挖掘一条与体表平行的迂曲隧道,隧道最长可达10～15 mm。雄性成虫与雌性后若虫交配后不久,雄虫死亡。而雌虫即在隧道内产卵,每天产2～4个卵,一生可产40～50个卵。

疥螨的卵产出后经3～4 d孵出幼虫,大小为(0.12～0.16) mm×(0.1～0.15) mm,足3对,前2对足具柄状吸垫,后1对足有一长刚毛。经3～4 d蜕皮为若虫。若虫外形与成虫相似,有4对足,但生殖器官尚未发育成熟。后若虫已有雌雄之别,雌性后若虫交配后在其挖掘的隧道中,经2～3 d蜕皮为成虫。幼虫孵出到发育为成螨,一般需要8～22 d,平均约15 d。雌螨的寿命为5～6周。

二、致病与诊断

疥螨寄生部位常见于手指间、手腕屈面、肘窝、脐周、生殖器、乳房下、腹股沟、下肢、踝及脚趾间等皮肤嫩薄皱褶处,婴幼儿常累及全身。

疥螨的致病因素主要有:① 机械性损害,因雌螨挖掘隧道所致;② 超敏反应,由疥螨的排泄物、分泌物及死亡虫体的裂解产物引起。典型的皮损表现为丘疹、水疱及隧道,多为对称性分布。皮肤被搔破后,可继发细菌感染,导致脓疱、毛囊炎和疖肿等。皮损处剧烈瘙痒是疥疮最显著的症状,尤以夜间为甚,影响睡眠和健康。

根据病史结合临床表现,不难做出诊断。最可靠的病原学诊断方法是用消毒针头挑破隧道顶端表皮,取出疥螨,或将医用矿物油涂于患处皮肤,再用刀片轻刮,将刮出物置载玻片上,于镜下找到疥螨或其虫卵即可确诊。

有报道也可采用带有外光源的立体显微镜直接观察皮损处,可清晰地看到隧道内疥螨轮廓,能快速确诊,检出率为92.5%~97.65%。

三、流行与防治

疥螨呈世界性分布,以集体生活的儿童和青少年感染率较高;其他年龄组亦可感染。主要通过直接接触,如握手、同睡一床等方式传播。由于疥螨离开宿主后还可生存3~10 d,因此,也可经被褥、手套、鞋袜等间接传播,公共浴室的更衣间亦是重要的传播场所。个人卫生状况与本病的流行密切相关。疥疮的流行似有一定的周期性,可能与宿主免疫力的改变有关,同时与流动人口的增加亦有一定关系。

寄生于马、骆驼、牛、羊、猪、犬、兔和猫等哺乳动物的疥螨,在交叉感染人体时寄生时间短,症状也较轻;其中,犬、兔及猫的疥螨传播给人的病例已有报道,患者一旦停止接触,阻断继续传播后,便很快痊愈。

预防工作的关键是加强卫生宣传教育,注意个人卫生。例如,勤洗澡更衣,避免与患者接触,不使用患者的衣物;用煮沸或其他消毒方法处理患者用过的被服、手套等。常用治疗药物有5%~10%硫黄软膏、10%苯甲酸苄酯、10%优力肤霜、3%肤安软膏及复方敌百虫霜剂等。用药前应先用温水洗净患处,待干后再涂搽药物,疗程约1周,不出现新的皮损,即视为治愈。

(谷生丽)

第十一节　蠕　形　螨

蠕形螨(demodicid mite),俗称毛囊虫(hair follicle mite),属真螨目、前气门亚目、擒螨总科(Cheyletoidea)、蠕形螨科(Demodicidae)、蠕形螨属(*Demodex*),是一种小型永久性寄生螨,主要寄生于人体面部、颈部、肩背等体表部位的毛囊和皮脂腺内,引起人体蠕形螨病(demodicidosis)。寄生于人体的主要有毛囊蠕形螨(*D. folliculorum*)和皮脂蠕形螨(*D. brevis*)。

一、形态与生活史

毛囊蠕形螨和皮脂蠕形螨的形态基本相似,螨体狭长呈蠕虫状,乳白色,半透明。成虫长0.1～0.4 mm,雌虫略大于雄虫,分为颚体、足体和末体三部分(图6-15)。颚体宽短呈梯形,口器刺吸式,内具针状螯肢1对;须肢1对,分3节,端部具细爪;足粗短,4对,呈芽突状。雄性生殖孔位于足体背面的第2对足之间;雌性生殖孔在腹面第4对足之间。末体细长,表皮具有明显环状横纹;毛囊蠕形螨较细长,末端钝圆,末体占躯体全长的2/3～3/4;皮脂蠕形螨较粗短,末端呈锥状,末体占躯体全长的1/2。雌、雄虫均无肛道。

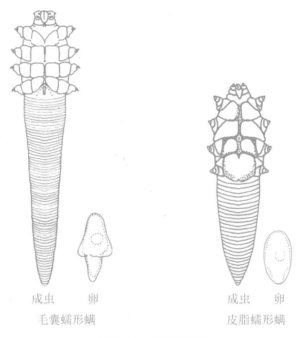

成虫　卵　　　　　　　　成虫　卵
毛囊蠕形螨　　　　　　皮脂蠕形螨

图6-15　蠕形螨形态

蠕形螨生活史包括卵、幼虫、前若虫、若虫和成虫五个时期。雌虫产卵于毛囊或皮脂腺内,卵为无色半透明,毛囊蠕形螨卵呈小蘑菇状或蝌蚪状,大小约40 μm×100 μm,皮脂蠕形螨卵呈椭圆形,大小约30 μm×60 μm,卵经2～3 d孵出幼虫。幼虫细长,足3对,各跗节具有1对三叉爪,约经3 d蜕皮为若虫。若虫形似成虫,比成虫细长,具足4对,生殖器官尚未发育成熟,末体横纹不清晰,不食不动,经2～3 d发育为成虫。完成一代生活史约需15 d。雌虫寿命为4个月左右,雄虫在交配后即死去。

毛囊蠕形螨主要寄生于人体的前额、鼻、鼻沟、颊部、下颌、眼睑周围和外耳道,也可寄生于头皮、颈、肩背、胸部、乳头、睫毛、大阴唇、阴茎和肛门等处的毛囊和皮脂腺内,颚体朝向毛囊或腺体底部,以毛囊上皮细胞、皮脂腺分泌物、角质蛋白和细胞代谢物等为食。一个毛囊内常有多个虫体寄居,一般为3～6个。皮脂蠕形螨常单个寄生于皮脂腺或毛囊中。

二、致病与诊断

绝大多数人体蠕形螨感染者无自觉症状,有时仅有轻微痒痛或刺痛感。蠕形螨为条件致病螨,可引起毛囊扩张、毛囊上皮变性。感染严重时,还可导致角化过度或角化不全以及真皮层毛细血管增生、扩张、皮脂腺分泌受阻等。此外,螨的代谢产物还可引起超敏反应,虫体进出活动携带病原体可致炎症反应,引起毛囊炎、皮脂腺炎症,表现为鼻尖及鼻翼两侧皮肤弥漫性潮红,可成批发生,经久不愈;严重时甚至可发生痤疮、疖肿。研究证明,蠕形螨还可引起睑缘炎、脱发症、外耳道瘙痒等;酒渣鼻患者常伴有毛囊蠕形螨感染,故多数人认为酒渣鼻的发生与毛囊蠕形螨感染密切相关。

根据患者症状和皮肤损伤情况,从毛囊或皮脂腺分泌物中检出蠕形螨即可确诊。检查蠕形螨的方法主要有以下几种:

(一)透明胶纸法

嘱被检对象于睡前将面部洗净,将透明胶纸粘贴于面部的鼻、鼻沟、额、颊及颏部等处,至次晨取下,贴于载玻片上镜检。检出率与胶纸的黏性,粘贴的部位、面积和时间有关。

(二)挤压刮拭法

用痤疮压迫器或洁齿器挤压或刮取局部毛囊或皮脂腺分泌物,亦可用手指挤压,然后将挤压刮出物移至玻片上,滴加1滴甘油使之透明,覆盖玻片,用镊子轻压,使油脂均匀地摊开,然后镜检。如为睑缘炎及脱发症患者,可拔取睫毛、头发置载玻片上,滴油封片镜检。

三、流行与防治

人体蠕形螨呈世界性分布,国外报道人群感染率为27%～100%,国内人群感染率一般在20%以上,最高达97.86%,男性高于女性。以毛囊蠕形螨感染为多见,部分患者可同时感染两种蠕形螨。感染年龄分布为4个月的婴儿至90岁老人,几乎各年龄组均可感染,尤以40～60岁年龄组感染率为高。检查方法、检查次数、取材部位和时间以及环境因素等均对检出率有影响。

本病预防要养成良好的个人卫生习惯,不用公共毛巾等盥洗器具。60℃以上高温可杀死螨虫。治疗药物可口服甲硝唑、伊维菌素、维生素 B_6 及复合维生素 B,外用药物甲硝唑霜、苯甲酸苄酯乳剂和二氯苯醚菊酯霜剂、桉叶油以及百部、丁香和花椒煎剂等均有一定疗效。

(赵金红)

第十二节 蝇 蛆

蝇类幼虫俗称蝇蛆(maggot)。蝇蛆种类繁多,可寄生于人或其他脊椎动物的组织、器官和腔道而致蝇蛆病(myiasis)。国内报告的蝇蛆病中,以眼蝇蛆病较为多见,其次为皮肤蝇蛆病。

一、形态与生活史

蝇幼虫体呈圆柱形,前尖后钝,无足缺眼,乳白色(图6-16),分为三个龄期。从卵内孵出的为一龄幼虫,很小,家蝇的一龄幼虫长约2 mm,蜕2次皮后,则为三龄幼虫。家蝇的三龄幼虫长达8~10 mm,除头节外,体分13节,3个胸节10个腹节。头节常缩在胸节内、仅见一对口钩(oral hook)外露。头咽骨为头节的主要部分,此骨为蝇幼虫前端的内骨骼,呈戟状,有重要的分类学意义。前气门1对位于第1胸节,由气室和指状突构成,其形态及指状突起分支因虫种而异,故可用于分类鉴定。后气门1对位于第8腹节后截面中央,由气门环、气门裂和气门钮构成,其形态特征在幼虫分类中有重要价值。腹部仅8节明显易见,第1~7节的腹面大多具带状腹垫,有类似伪足的作用,其上具许多棘状突起和小棘。小棘形态亦因虫种而异。小棘围绕体节呈环形分布,称为棘环。第9、10腹节位于第8腹节的腹面,第10腹节演化为一光滑的板状结构,其中央部为肛门开口,故称为肛板。在肛门周围肛板上有数个瘤状突起,称为肛瘤群。

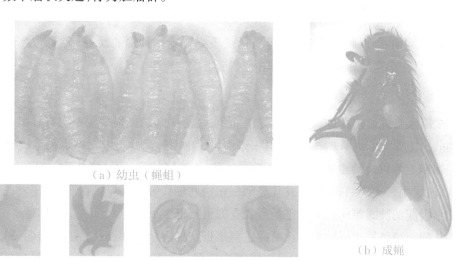

（a）幼虫（蝇蛆）

（c）幼虫前气门 （d）幼虫头部骨结构 （e）幼虫的后气门

（b）成蝇

图6-16 蝇

蝇属全变态发育昆虫,生活史包括卵、幼虫、蛹及成虫四期。成蝇交配后,雌蝇在滋生地产卵,少数蝇种则直接产出幼虫,有的甚至将幼虫产于宿主身体。雌蝇一次通常产卵75~150个,一年可完成7~8代,甚至10多代。在夏季,幼虫1d左右即从卵孵出,在滋生处取食活跃,约经20h后蜕皮为二龄幼虫,再经24h发育,第二次蜕皮后即为三龄幼虫。三龄幼虫经进一步发育,停止摄食,并钻入滋生地周围疏松、干燥的泥土中化蛹。各蝇种幼虫的发育所需时间不同,营寄生生活的幼虫发育期较长,如胃蝇幼虫在宿主体内生活可达9~10个月,成熟幼虫于次年春季才从肛门排出体外,发育为蛹;牛皮蝇幼虫可长达9~11个月之久,最后掉落在地面化蛹,再发育为成蝇。

幼虫可分为自生生活和寄生生活两类。营自生生活的蝇幼虫滋生地,根据性质的不同可分为粪便、垃圾、植物质和动物质等四类。营寄生生活的蝇幼虫,因蝇种不同而各有其适宜的宿主。例如,胃蝇幼虫寄生在马的胃肠道;皮蝇及狂蝇幼虫寄生于马和人体的皮下及鼻腔;污蝇幼虫寄生于动物和人体的伤口。此外,丽蝇科和麻蝇科的幼虫也可寄生于人体或其他脊椎动物。

二、致病与诊断

蝇幼虫寄生于人或动物的组织或腔道内而引起蝇蛆病,可引起蝇蛆病的蝇种隶属于麻蝇科、丽蝇科、胃蝇科、皮蝇科、狂蝇科及蝇科等科。按蝇幼虫寄生的程度,可将蝇蛆病分为以下三种类型。

(一)专性蝇蛆病

幼虫必须侵入宿主活组织中生长发育,才能完成其生活史。这类蝇蛆对宿主有一定的选择,仅偶尔侵入人体。主要蝇种为蛆症金蝇、黑须污蝇,胃蝇科的黑角胃蝇、肠胃蝇与赤尾胃蝇,皮蝇科的纹皮蝇及狂蝇科的羊狂蝇、紫鼻狂蝇和阔鼻狂蝇等。

(二)兼性蝇蛆病

此类蝇如麻蝇科、丽蝇科、食蚜蝇科及蚤蝇科等多种蝇的幼虫,大多为粪食性或尸食性,多聚集在宿主的坏死组织中,偶尔可在活组织内寄生。

(三)偶然性蝇蛆病

多因误食蝇蛆使其进入宿主消化道而致病,这些蝇幼虫很少侵入伤口。引起这类蝇蛆病的病原主要有麻蝇科、丽蝇科、蝇科、果蝇科、细蝇科、酪蝇科及食蚜蝇科等蝇类的幼虫。

临床上常以蝇幼虫寄生部位的不同命名,如眼蝇蛆病、皮肤蝇蛆病、胃肠蝇蛆病、鼻蝇蛆病、泌尿生殖道蝇蛆病、口腔及耳鼻咽蝇蛆病和创伤蝇蛆病等。在四川,还发现一例由麻蝇幼虫引起的肺蝇蛆病。本病也是畜牧业的重要寄生虫病。

从病人患处取出蝇幼虫是诊断的主要依据。经固定、逐级酒精脱水、透明、封片后作鉴定,即可确诊。鉴定的主要依据是三龄幼虫后气门的形状、构造及2个后气门之间的距离。必要时,可将获得的活幼虫置泥土中培养为蛹和成蝇,以作进一步鉴定。另外,蝇蛆病还常以嗜酸性细胞增多、关节炎症状、荨麻疹等为首发症状,由于全身症状不典型,如果没有皮肤溃烂或发现蝇蛆,此病易被误诊为结核、风湿性关节炎和流行性腮腺炎等。

三、流行与防治

蝇蛆病为人兽共患寄生虫病,分布广泛。国内多发生于青海、甘肃、西藏、内蒙古、华北及华东等地的牧区。新疆、广西、四川、云南及湖南等地也有病例报道。澳门还发现由海岛触毛蚤蝇幼虫引起的肠道蝇蛆病,为国内首次报道。

蝇蛆病夏秋季多发,此与多数蝇类的活动在6~10月份有关,亦与人群的生活卫生习惯等密切相关。有些蝇蛆病,如皮肤蝇蛆病,易在夏秋季感染,而发病却多在深秋或冬春季。男女老少均可发生,但通常多见于儿童及中青年。

不同种类的蝇蛆,在人体寄生的部位不同。例如,羊狂蝇多寄生眼部,皮蝇多侵袭皮肤及皮下组织;麻蝇多寄生泌尿道,也可侵犯胃肠道;侵袭胃肠道的种类较多。不同种类的蝇蛆,人体感染的方式和途径也不同。例如,眼蝇蛆病由雌蝇直接产卵在眼部所致;皮肤蝇蛆病由雌蝇产卵于皮肤或蝇卵污染衣物,孵化后钻入皮肤所致;鼻蝇蛆病多因臭味分泌物招致蝇在鼻腔产卵所致;胃肠蝇蛆病是宿主食入蝇卵或幼虫污染的果品或食物所致,或者是宿主在野外排便及赤身露宿时,蝇类在肛门部位产卵,幼虫侵入肠腔所致;泌尿生殖道蝇蛆病,则是宿主赤身睡觉时,蝇类在阴部产卵,幼虫侵入腔道所致。蝇类在内裤局部产卵,也可能导致肠道或泌尿生殖道的蝇蛆病。

本病的预防需要结合新农村建设,积极开展卫生宣传教育,清除蝇类滋生地和杀灭成蝇。可采用堆肥法,使干粪中蝇蛆被热力(65~70 ℃)杀灭;可利用沼气发生原理,使水粪中蝇蛆在厌氧状态下窒息死亡。用诱捕、拍打及毒杀等方法灭成蝇。毒杀法主要采用0.1%~0.2%美曲膦酯(敌百虫)溶液加入诱饵,或以三氯杀虫酯(7504)、敌敌畏、二氯苯醚菊酯及溴氢菊酯等滞留喷洒灭蝇。应经常适当轮换采用不同的杀虫剂,以减少或避免产生抗药性。此外,还需注意个人卫生,及时治疗蝇蛆病。外眼蝇蛆病常用1%丁卡因滴眼麻醉后取出蝇蛆;内眼或皮肤蝇蛆病可手术取出蝇幼虫。消化道蝇蛆病,常用甲苯达唑、噻嘧啶或中药百部煎服等治疗。对于到非洲、南美、东南亚等热带地区旅行或工作人员而言,还需着长袖衣裤,并采取喷洒趋避蚊虫药物等防护措施。

第十三节　虱

虱(louse)隶属于虱目,是一种动物体表的永久性寄生虫,具有很强的宿主专一性,可致虱病(pediculosis)。寄生于人体的主要是人虱(*Pediculus humanus*)及耻阴虱(*Phthirus pubis*)。人虱又可分为人体虱(*Pediculus humanus corporis*)和人头虱(*Pediculus humanus capitis*)两个亚种。

一、形态与生活史

虱为无翅小型不完全变态昆虫,生活史包括卵、若虫及成虫三期。虫体背腹扁平,成虫体分头、胸、腹三部分,胸部3节融合,足3对。人虱(图6-17)为灰黑或灰白色,虫体狭长,雌虫可达4.4 mm;雄虫较小,长2.0~3.5 mm。头略呈菱形,具触角1对,眼1对,明显地向外突出,位于触角后方。口器刺吸式,藏在咽下的口针囊内,吸血时伸出。足跗节仅有1节,末端有爪;胫节末端内侧有一指状胫突,与爪相对构成强有力的抓握器,可紧握宿主的毛发或内衣纤维。腹部9节,但通常仅见7节。雌虱体末呈"W"形;雄虱末端钝圆,近似"V"字形,有交合刺伸出。

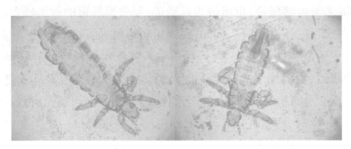

图6-17 人体虱(雌雄)

人体虱与人头虱形态差别较小。一般人体虱较大,体色较淡,灰白色,触角细长。耻阴虱虫体灰白色,短而宽,呈蟹状。雌虱体长1.5~2.0 mm,雄虱长0.8~1.2 mm。胸、腹部相连几乎不可分。胸部较宽,前足及其爪均细小;中、后足强大,爪较粗。腹部前4节融合,故前3对气门斜列成排;第5~8节侧缘具锥状突起,上有刚毛。

卵长圆形,淡黄色,大小约为0.8 mm×0.3 mm,一端有盖,俗称虮子,黏附于毛发或衣服纤维上,经5~9 d孵出若虫。若虫形似成虫,但虫体小,生殖器官尚未发育成熟。若虫经3次蜕皮后发育为成虫。雌虱于交配后产卵,人虱产卵量较大,可达300个,耻阴虱产卵量较少,一生产卵仅约30个。

人体虱主要寄生在贴身衣裤内面,以衣缝、皱褶、衣领及裤腰等处为多;人头虱以寄生在发根处为主;耻阴虱主要寄生在阴部及肛周的毛上,但有时也可寄生在睫毛上。

成虫和若虫均吸血,不耐饥,对温度十分敏感。在52 ℃时,只能活5 min。在适宜的温度(约30 ℃)和相对湿度(76%)时,人虱完成一代发育需23~30 d,耻阴虱则需34~41 d。宿主体温增高或降低,如发烧、运动或死亡时,虱离开宿主。雌性人虱寿命为1~2个月,耻阴虱则不足1个月;雄虱寿命均较短,约为半个月。

二、致病与诊断

人被虱寄生后反应不一,多数人感染后无症状。虱叮咬吸血引起局部机械损伤,并注入唾液,出现丘疹、淤斑,同时产生剧痒,搔破皮肤可致继发感染。耻阴虱还可使受损处出现蓝色斑痕,患者在局部有虫爬感,遇热更甚。耻阴虱可寄生在睫毛上,引起睑缘炎。人头虱可携带立克次体、螺旋体等多种病原体,传播流行性斑疹伤寒、回归热、战壕热等,严重危害人体健康。

于寄生部位找到虱卵、若虫或成虫便可确诊;可根据形态特征进一步鉴定确定虫种。虱终生不离开宿主(更换宿主时仅短暂地离开),所以,可从头发、衬衣、衬裤及阴毛等处采集。

三、流行与防治

虱流行广泛,呈世界性分布,寒冷地区比炎热地区的多。在寒冷地区,以冬春多而夏季少,头虱和耻阴虱区别不很显著。我国农村感染率明显高于城市,头虱较易在儿童中流行,尤以女孩感染率高于男孩。耻阴虱主要通过不洁性交方式传播,耻阴虱病为性传播疾病(sexually transmitted disease,STD)之一。虱病的传播与流行主要与经济状况、卫生习惯和卫生条件等有关。使用不洁被褥和入住不洁酒店,也可是虱的感染来源。

防治措施:加强卫生宣传教育,注意个人卫生,做到"四勤",即勤洗澡、勤更衣、勤换被褥、勤洗头发,以防生虱。对虱病患者的衣物可采用苯甲酸甲酯、硫化氢等药物熏蒸,或用热水行热力消毒(65 ℃,15～30 min),以达到灭虱的目的。另外,也可使用敌敌畏乳剂、倍硫磷粉或水剂喷洒或浸泡。对于人头虱、耻阴虱可将毛发剃光或剪短,再用灭虱灵、0.2%二氯苯醚菊酯或0.01%氯菊酯醇剂或洗洁净清洗涂擦局部。20%～50%百部灭虱效果好,连续使用多次,能彻底灭虱,尤其对耻阴虱的杀灭效果显著。家庭或集体中有该病患者应同时治疗。皮肤损害可外用炉甘石洗剂,止痒醋剂。继发感染可外用0.5%新霉素软膏(neomycinointment)等。

第十四节　潜　蚤

潜蚤(*Tunga*)属于蚤科,潜蚤亚科。对人畜危害最严重的是钻潜蚤(*Tunga penetrans*),寄生于人和家畜,尤其是猪,引起潜蚤病(dermatophiliasis 或 tungiasis)。

一、形态与生活史

潜蚤是昆虫纲中较小的虫种,体侧扁,长约1 mm,分为头、胸、腹三部分。触角和触角窝位于头部两侧,眼位于触角窝前方,刺吸式口器;胸部3节,无翅,每节各具腿一对,基节特别发达,能爬善跳;腹部有10节,雄性第8、9两节和雌性第7～9节为生殖节,第10节为肛节。生活史为全变态。雄蚤吸血后离开宿主生活,雌蚤则整个身体钻入宿主皮下,营永久性寄生生活。寄生雌蚤最末腹节与皮肤平行,气门、肛门及阴道口借侵入孔通至宿主体外。与雄蚤交配后,妊娠雌蚤由于贮有大量卵,腹部前段极度伸展,身体膨大如豆,体长可由钻入皮肤时的1 mm长至5～8 mm。雌蚤将卵排出宿主体外,一生可产卵数千粒,死后仍留于宿主皮下。虫卵孵出的幼虫在干燥的沙土中发育成蛹,经7～14 d羽化为成虫。羽化后的雌蚤即可从皮肤柔嫩处如手、胳膊、肘、脚趾间、脚趾下、会阴等处钻入人体寄生(图6-18)。

二、致病与诊断

钻潜蚤的寄生可引起继发性感染,形成溃疡以至败血症、破伤风,甚至足趾坏死脱落。寄生部位最初为小的红斑状丘疹,中间有一黑点,随着虫卵的成熟,丘疹变白形成黄豆大小的肿块,瘙痒,伴剧烈疼痛。病变可为单个或多个,常发生于趾甲下(图6-19)、趾缝及足底面。严重寄生可形成蜂窝样的空斑结节。多部位的寄生易发生于感觉改变的麻风病人。继发感染可形成疼痛性溃疡,淋巴管炎或淋巴结炎。

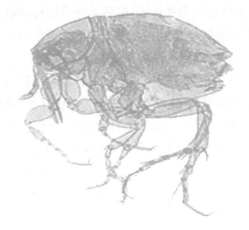

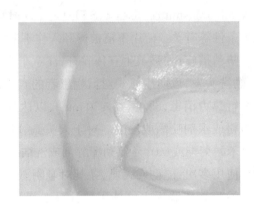

图6-18　潜蚤成虫　　　　　　　　图6-19　潜蚤病(趾甲沟)

患者来自疫区或有疫区居住史,有赤足行走于潜蚤污染的土地史,好发于踝、足、跖、肛门、外生殖器处。丘疹中央的黑凹高度提示为钻潜蚤寄生,肿块内查见虫体可确诊。甲褶处感染应与急性甲沟炎相区别。

三、流行与防治

钻潜蚤广布于美洲和非洲的热带、亚热带地区,并已传入巴基斯坦。潜蚤病发病与季节有关,在干旱季发病率最高,在热带雨季时发病率下降。潜蚤病儿童的发病率明显高于成人,发病高峰为5~10岁儿童。我国有两种潜蚤,即盲潜蚤(T. Caecigena)和俊潜蚤(T. Callida),均寄生于鼠类。盲潜蚤分布于上海、浙江、宁波、福建和四川等地,俊潜蚤分布于云南西部。我国迄今无钻潜蚤报道,但因它对人危害严重,且我国有适宜潜蚤生活的环境条件,应予以重视。

多数感染者预后良好。治疗用针剥离虫体末端的角质膜,然后轻轻拉出虫体,或切开结节后,将内容物刮除。据报道,应用矿物油涂敷治疗效果较好。多处感染和继发性感染或气性坏疽形成时需手术切除。继发感染应予抗生素。在流行区旅游或工作应穿适合的鞋或靴子,地板应保持湿润或喷洒杀虫剂。

(刘　婷)

第十五节 舌 形 虫

舌形虫(tongue worms)，又名五口虫(Pentastomids，Linguatulids)，是一类专性体内寄生的节肢动物。成虫主要寄生在食肉类和食草类哺乳动物或爬行类动物的呼吸道。幼虫和若虫可见于多个目(纲)脊椎动物(包括人)的内脏器官，引起舌形虫病(Pentastomiosis，Linguatulosis，tongue worm disease)。

目前世界上共发现有10种寄生于人体的舌形虫：锯齿舌形虫(*Linguatula serrata*)、腕带蛇舌状虫(*Armillifer armillatus*)、串珠蛇舌状虫(*Armillifer moniliformis*)、响尾蛇孔头舌虫(*Porocephalus crotali*)、蜥虎赖利舌虫(*Raillietiella hemidactyli*)、辛辛那提莱佩舌虫(*Leiperia cincinnalis*)、大蛇舌状虫(*Armillifer grandis*)、瑟皮舌虫(*Armillifer sebekia*)、尖吻蝮蛇舌状虫(*Armillifer agkistrodontis*)和台湾孔头舌虫(*Porocephalus taiwana*)。我国已报道的虫种有锯齿舌形虫、尖吻蝮蛇舌状虫、串珠蛇舌状虫和台湾孔头舌虫。

一、形态与生活史

成虫呈蠕虫样，除舌形虫属(*Linguatula*)呈舌形外，多数呈圆柱形(图6-20)。锯齿舌形虫雌雄异体，雌性大于雄性，雌虫从1.5 mm×0.3 mm到12 cm×1 cm之间，但雄虫更短更细长。几丁质的角质层薄、富有弹性，使虫体呈无色、鲜黄、透明样，因此，活体的机体器官悬浮于充满液体的血腔中清晰可见。角质层在生长过程中定期蜕皮，发生简单的变态反应(发育中的若虫类似于成虫)。头、胸部、腹、面、口两侧生有2对骨化的钩。钩单一或成双并分成内钩和外钩，内钩上方具有额腺管。头胸部具有额感觉乳突及头乳突。腹部生7~230个腹环，腹环上生有棘及感觉乳突。

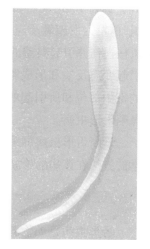

图6-20 锯齿舌形虫

卵呈卵圆形，无色或黄色，大小为(80~90) μm×70 μm，卵壳厚，由2~4层组成，分为内膜和外膜。卵细胞发育成幼虫。幼虫能分泌湿性黏液，促使大量的卵粘集在一起。

幼虫呈卵圆形，有尾和2对足、末端为1~2个可伸缩的爪。体前端有一穿透器，含一个中间的矛和两个侧面突出的叉，能撕裂宿主的组织。口具有几丁质口环。

若虫体小，外形如成虫，发育至感染性若虫时，体积至少增加1000倍。早期若虫头胸部无钩，后期若虫则有钩。腹部外环数较少。

舌形虫终宿主多为食肉类动物，常见为犬、狐和狼，偶见于狮和人，也有在食草类动物如马、山羊、绵羊、驴等体内寄生的报道。人和食草类动物是本虫的异常终宿主。若虫可感染多种食草类哺乳动物,如牛、绵羊、山羊、兔、马、鹿等,也可偶然寄生于人。它在肝、肾、肠系膜淋巴结、支气管淋巴结等脏器成囊,偶尔见于脾、肺或血流。自感染性幼虫发育至感染性若虫需经多次蜕皮。感染后第9周出现Ⅲ期若虫,体长0.5 mm,第11周出现Ⅳ期若虫,3~4个月后体长增至1.2 mm时,开始性分化。若虫在中间宿主体内至少活2年。含感染性若虫的中间宿主或其组织被犬摄入后,若虫在胃、肠脱囊,经2.5~3.5 h直接从胃肠道逆移行至食管、喉而入鼻咽。以鼻黏液、分泌物和血液为食,发育蜕皮约6个月后成虫成熟。此时在鼻分泌物中开始出现虫卵,每条雌虫至少含卵约$5×10^5$个。产卵期可延长至21个月,共产卵百万至数百万个。成虫至少存活2年。

二、致病与诊断

寄生的舌形虫(包括若虫和成虫)可引起宿主产生迟发性或速发性变态反应,其存在免疫逃避的机制,从而使它们能在宿主体内存活数月至数年。感染性幼虫在肠道孵出,穿肠留下中性粒细胞,在肝实质中游走引起单核和中性粒细胞反应。游走停止,若虫开始发育,其蜕皮伴随强烈的炎症反应,形成肉芽肿病变。感染后1~3周或稍久的早期肉芽肿,其组织内巨噬细胞、类上皮样巨噬细胞和巨细胞增生,大量嗜酸性粒细胞积聚。但嗜酸性粒细胞仅显著集中于虫体腹侧,在蜕下的表皮下面脱颗粒,导致表皮破裂,碎片被巨噬/类上皮样巨噬细胞吞噬。在若虫Ⅱ~Ⅵ期主要以嗜酸性粒细胞为生,感染后40~90 d,在晚期肉芽肿中逐渐为增多的肥大细胞浸润。感染性若虫以最后一次蜕的皮作保护鞘,同时被来源于宿主的一层薄(约5~20 μm)而透明致密的C形纤维性囊所包绕。舌形虫在组织内蜕皮5次,约每10 d一次。其蜕下的5次皮以及蜕皮液均作为主要抗原而周期性地进入宿主组织,诱发迟发超敏反应并形成肉芽肿。成囊若虫可脱囊并在组织内游走,导致组织广泛的机械损伤并引起典型的移行症。死若虫崩解释放出大量的抗原(异体蛋白)进入宿主组织,引起变态反应和形成脓肿。脓肿可进一步继发广泛的组织损伤和感染。根据舌形虫若虫的寄生部位和所引起的症状不同,舌形虫病的临床表现分为两种类型,即内脏舌形虫病和鼻咽舌形虫病。

诊断舌形虫病可采用粪便沉淀浓集法和病理学诊断相结合的方法,此外,免疫学、影像学的方法在该病的诊断中也被广泛运用。

三、流行与防治

舌形虫病是动物源性的一种人兽共患疾病。自然界的蛇、犬和狐等不仅是舌形虫的终宿主,也是人类舌形虫病的保虫宿主,同时也是舌形虫病的主要传染源。舌形虫病呈世界性分布,在我国的西藏、浙江和台湾等省有关于该病的报道。

舌形虫病感染方式包括:① 生饮被寄生蛇体舌形虫虫卵污染的新鲜蛇血、蛇胆或吞食未煮熟的蛇肉而感染。② 含感染性虫卵的蛇鼻腔分泌物和蛇粪,污染水体、草丛和蔬菜等而被饮用或食入;犬经喷嚏或粪便排出的卵,污染食物和皮肤等,也可直接污染手指而食入。③ 生食(或半生食)含虫的肝和淋巴结等内脏,引起鼻咽舌形虫病。

舌形虫病是由于饮食习俗以及个人卫生习惯所致,因此,针对舌形虫病的控制和预防,主要是抓住经口感染这一关键环节。注意饮水和食物方面的卫生。不吃生菜,不饮生鲜蛇血、蛇胆(酒)和生水,不食生的或未熟的蛇肉和牛、羊、马、骆驼等食草动物的内脏,避免与终宿主蛇或犬的密切接触。针对肉类加工厂,建立严格的牛、羊、骆驼舌形虫若虫的检验检疫制度,及时销毁含虫内脏,加强卫生健康宣传教育,在疫区普及舌形虫病的危害性及其传播途径。注意个人卫生,治疗病犬。内脏舌形虫病引起症状的病例可行手术治疗,取出囊性结节或切除硬而肿大的被感染的病变组织。急性感染症状的患者可服用吡喹酮进行治疗,也可服用治疗幼虫移行症的药物噻苯达唑、甲苯达唑等驱虫药。

(湛孝东)

第十六节　皮肤与组织寄生虫检查

一、活组织检查

(一)皮肤

多种蠕虫的成虫或幼虫在人体皮下可形成结节或包块。例如,猪囊尾蚴、曼氏裂头蚴、并殖吸虫的成虫和童虫、罗阿丝虫成虫、旋盘尾线虫、链尾盖头线虫成虫及微丝蚴、棘颚口线虫和刚刺颚口线虫幼虫等均可在人的皮下寄生形成包块或结节,麦地那龙线虫可刺激皮肤形成水泡,泡内有子宫已破裂的雌虫和大量幼虫。

无菌条件下手术切开肿块,检获虫体,直接观察或压薄制片后鉴定,或取肿块内的液体涂片,检查有无虫体。

(二)肌肉

1. 猪囊尾蚴、曼氏裂头蚴、并殖吸虫

摘取肌肉肿块内的虫体,直接用解剖镜或显微镜观察鉴定。必要时做压片、固定、染色、脱水透明封片后,做虫种鉴定。

2. 旋毛虫幼虫

从患者腓肠肌、肱或股二头肌取米粒大小肌组织一块,置玻片上,滴加50%甘油酒精1滴,覆以另一载玻片,用力压紧,并用橡皮筋固定载玻片两端,低倍镜下观察。取下的肌组织须立即检查,否则幼虫会变得模糊,不易观察。患者吃剩的肉类也应镜检,或做动物接种,以有助于诊断。

人工消化沉淀法可提高检出率。将可疑肌肉组织剪碎,20 mL/g加1%胃蛋白消化液(取活性3000∶1的胃蛋白酶粉10 g、浓盐酸10 mL、蒸馏水990 mL)置于37 ℃恒温箱或水浴锅内1~2 h,不断搅拌。沉淀30 min,弃去上清液,留下沉淀物镜检旋毛虫。

二、旋毛虫环蚴沉淀实验

取50~100条脱囊的旋毛虫活幼虫(冻干幼虫或空气干燥幼虫也可)放入待检血清中,37℃温育24 h,如1条以上幼虫体表出现泡状或袋状沉淀物附着,即为阳性反应。

环蚴沉淀试验敏感性和特异性较高,阳性率可高达97%以上,与常见的线虫(蛔虫、钩虫、丝虫、鞭虫)无交叉反应。一般在感染后的第3周末或症状出现后10~20 d即可呈阳性反应。环蚴试验操作简单,无需任何特殊设备且有较高的敏感性和特异性,适合基层卫生单位应用。

三、疥螨检查

(一)针挑法

在双目解剖镜下直接观察皮损部位,发现有隧道及其盲端内的疥螨轮廓,即用消毒针尖挑出虫体,放在有液状石蜡的玻片上,于显微镜下鉴定。阳性率可高达95%以上。进针时,持针要平稳,切忌过深或过浅;挑破皮肤出针时,不可用力过猛,以免将疥螨弹掉丢失。

(二)刮片法

选择新出的、未经搔抓无结痂的丘疹,用消毒的外科刀片蘸少许无菌石蜡油滴在其表面,平刮数次至油滴内有小血点为止。平刮时取丘疹顶部的角质层部分,将6~7个丘疹的刮取物混合置于玻片镜检。该法可检出各期疥螨螨体,还可发现疥螨卵及疥螨排出的棕褐色、外形不规则的尘状粪便。

(三)隧道染色法

用蓝或黑墨水滴在可疑隧道皮损上,再用棉签揉擦0.5~1 min,然后用酒精棉球清除表面黑迹,即可见染成淡蓝色的隧道痕迹;也可用四环素液,因其渗入"隧道"后,在紫外灯下呈亮黄绿色的荧光。此方法简便易行,不受条件限制,适用于城镇及农村的疥螨防治工作。

四、蠕形螨检查

(一)透明胶纸粘贴法

嘱被检对象于睡前将面部洗净,将透明胶纸粘贴于额、鼻、鼻沟、颊及颏部等处,用手压平;次晨揭下胶纸贴于玻片上镜检。如胶纸下气泡较多,可揭开后加1滴液状石蜡再粘贴于玻片上。检出率约达90%。此法操作简单、计数方便,受检者易于接受,无痛苦,可用于普查。

(二)挤压刮拭法

常采用消毒的痤疮压迫器、弯镊子、曲回纹钉,或沾水钢笔尖钝端等刮取已消毒受检皮肤,也可用手指挤压皮肤,将挤压刮出物置于玻片上,滴加1滴甘油或石蜡油使之透明,覆盖玻片镜检。

(赵金红)

第七章
呼吸系统寄生虫

在寄生虫生活史过程中,以肺或支气管作为寄生部位,或在人体组织移行过程中途经呼吸系统而引起该系统损害的寄生虫种类很多,引起的寄生虫病大部分属于人兽共患病。有些寄生虫直接寄生在呼吸系统,如卫氏并殖吸虫和兽比翼线虫等;有些寄生虫在非适宜的人类宿主体内导致幼虫移行症,引起肺部损害,如广州管圆线虫和棘颚口线虫等;有些寄生虫在适宜的人类宿主体向寄生部位移行,途经肺部导致肺组织的炎症,如钩虫、蛔虫和血吸虫等;有些寄生虫的幼虫或原虫的滋养体阶段可直接寄生在肺部,导致肺部损害,如细粒棘球蚴、多房棘球蚴、溶组织内阿米巴和弓形虫等;而吸入某些自生生活的节肢动物,如粉螨也可致呼吸系统的病变。本章内容不包括肺外寄生虫病引起的肺部表现。呼吸系统的寄生虫病原检查主要来自痰液或支气管灌洗液。对于细粒棘球蚴、多房棘球蚴和溶组织内阿米巴等引起的肺部占位性或坏死性损害,可进行影像诊断,或手术后标本的病原学检查。本章仅介绍卫氏并殖吸虫、兽比翼线虫、粉螨和蠊缨滴虫,其余见各有关章节。

第一节　卫氏并殖吸虫

卫氏并殖吸虫(*Paragonimus westermani*)的分布以亚洲地区为最多,并以中国为主。非洲及南美洲的一些国家和地区也有报道。中国目前至少有 27 个省(市、自治区)有关于本病的报道。卫氏并殖吸虫成虫主要寄生在宿主的肺部,与斯氏狸殖吸虫同称肺吸虫(lung fluke)。

一、形态与生活史

成虫虫体肥厚,腹部扁平,背面隆起,似半粒花生。活虫呈红褐色,死虫灰褐色。压片标本呈椭圆形,长7.5～12 mm,宽4～6 mm,厚3.5～5 mm,长宽之比约为2:1。口吸盘位于虫体前端,腹吸盘在虫体中横线之前,两吸盘大小略同。消化系统有口、咽、食道和肠管,后者分为左右两支,沿虫体两侧向后延伸至体末。卵巢1个,分5～6叶,呈指状,与盘曲的子宫左右并列于腹吸盘之后的两侧。睾丸两个,呈分支状,左右并列于虫体后1/3处。卵黄腺滤泡状,密布于虫体两侧。生殖器官左右并列为本虫的显著形态特征,故称之为并殖吸虫。在虫体后侧中央可见有排泄囊,排泄孔开口在虫体末端(图7-1)。

虫卵呈不规则椭圆形,金黄色,大小为(80～118) μm×(48～60) μm,最宽处在近卵盖一端。卵盖较宽,常倾斜,亦有卵盖丢失而缺卵盖者。卵壳厚薄不均匀,末端明显增厚,卵内含有1个卵细胞和10余个卵黄细胞,卵细胞常位于虫卵中央略偏前部(图7-2)。

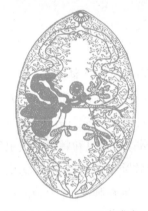 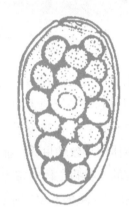

图7-1 卫氏并殖吸虫成虫　　　　　　　　图7-2 卫氏并殖吸虫虫卵

卫氏并殖吸虫的保虫宿主主要为一些肉食性哺乳动物,人可作为终宿主。成虫多寄生于人或哺乳动物的肺部,产出的卵经气管随痰咳出或因将痰咽下随粪便排出,若虫卵入水,在适宜温度下约经3周发育,孵出毛蚴,并可侵入第一中间宿主川卷螺体内,约经2个月的无性繁殖,发育成尾部短小呈小球状的成熟尾蚴,逸出螺体,侵入第二中间宿主溪蟹或蝲蛄体内发育为囊蚴。囊蚴呈圆球形,乳白色,大小300～400 μm,具有双层囊壁,内壁较厚,外壁薄、易破裂。后尾蚴卷曲在囊内,可见大而暗黑色的椭圆形排泄囊。当终宿主生食或半生食含有囊蚴的溪蟹或蝲蛄时,在消化液作用下,囊内幼虫逸出发育为童虫,穿过肠壁进入腹腔,徘徊于各器官之间或邻近组织及腹壁,经1～3周窜扰后,穿过横膈,经胸腔进入肺部,发育成熟并形成虫囊(图7-3)。在肺部,每个虫囊内一般有两个虫体寄生。从囊蚴进入体内至虫体发育成熟并产卵需2～3个月。成虫寿命一般为5～6年,少数可长达20年。

本虫除在肺部寄生外,还可在皮下、肝、脑、脊髓、心包及眼眶等处异位寄生,但一般不能发育成熟。

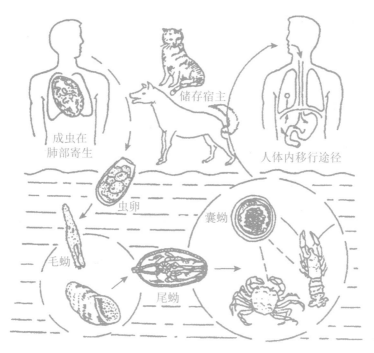

图7-3 卫氏并殖吸虫生活史示意图

二、致病与诊断

本病主要是由卫氏并殖吸虫的童虫和成虫在器官组织内寄生、移行或窜扰造成的机械性损伤及其排泄、分泌等代谢产物而引起的免疫病理反应所致。慢性期的基本病变过程分为三期:脓肿期、囊肿期和纤维疤痕期。

本病临床表现复杂多样,有的无明显症状和体征,称为亚临床型。多数感染经数天至1个月左右的潜伏期出现急性临床表现,轻者仅表现为低热、乏力及荨麻疹等症状;重者则可有如畏寒发热、腹痛、腹泻等症状,血中嗜酸性粒细胞比例可达20%~40%,少数甚至高达80%以上。慢性期临床分型主要根据童虫及成虫的游走和寄居部位而定,若在肺部移行和寄生,则以胸痛、咳嗽、多痰等为主要临床表现,并可有特征性胸部X线表现,此为胸肺型,最常见;若虫体在皮下组织游走和寄生,则可出现皮下游走性包块或结节,此称皮下型,多发生于腹壁,其次为胸壁;若虫体在腹腔内脏器官间移行,则以腹痛、腹泻等临床表现为主,有时大便带血,此称腹型;肝型主要是虫体在肝脏内移行和寄生,则以肝肿大、肝区疼痛及肝功能损害等为主要临床表现;脑型并殖吸虫病则是由于虫体窜至纵隔,沿大血管向上游走,沿颈内动脉周围软组织上行至颅底部,再经颈动脉管外口或破裂孔进入颅腔和大脑,则可出现头痛、头晕、偏瘫、视力障碍及癫痫等严重临床表现。有的患者可同时有几种临床表现类型。

病原学诊断为痰液及粪便检查,粪检虫卵以沉淀法较好;痰检虫卵的检出率高于粪检法。检查痰液时,宜取清晨咳出的新鲜痰,以5% NaOH消化后作离心沉淀,然后取沉渣作涂片检查。疑为皮肤型患者,可摘除皮下包块或结节,若检获童虫或成虫亦可确诊。免疫学诊断方法有皮内试验、间接血凝试验、酶联免疫吸附试验、免疫印迹技术等,阳性率均达90%以上,但与其他吸虫亦有交叉反应。

三、流行与防治

卫氏并殖吸虫分布广泛,已知亚洲、非洲、拉丁美洲和大洋洲30多个国家和地区有病例报道。我国26个省(市、自治区)均有本虫分布,黑龙江、吉林、辽宁、安徽、浙江、福建、河南、四川等省的某些地区流行较为严重。根据第三次全国人体重要寄生虫病现状调查报告,农村并殖吸虫感染率为1.70/10万。本病是一种人兽共患寄生虫病。病人和保虫宿主是本病的重要传染源。保虫宿主有犬、猫、虎、豹、狮、云豹、狼、狐、貂及黄鼬等多种野生动物,野猪、野鼠为本虫的转续宿主,在流行病学上也有重要的意义。

川卷螺及第二中间宿主溪蟹和蝲蛄的存在是本病传播和流行过程中必要的环节,人们不良的饮食习惯是传播和流行的关键因素,因为通常的腌、醉溪蟹及蝲蛄或制作溪蟹、石蟹和蝲蛄酱等,均有可能未杀死其中的囊蚴。生吃或半生吃转续宿主的肉,也可能感染本虫。

加强卫生宣传教育,不生吃或半生吃溪蟹和蝲蛄,不饮生水,以防病从口入。加强粪管水管,严禁用未处理的粪便施肥,以防虫卵入水。治疗病人和带虫者,控制传染源。常用治疗药物为吡喹酮,硫双二氯酚也有较好疗效。

(王雪梅)

第二节　兽比翼线虫

兽比翼线虫属(*Mammomonogamus*)主要寄生于虎、猫、牛、羊、河马等哺乳动物、鸟类和禽类,其中喉兽比翼线虫(*M. laryngeus*)和港归兽比翼线虫(*M. gangguiensis*)偶可在人体咽喉部、气管和支气管等部位寄生,引起比翼线虫病(syngamiasis)。

一、形态与生活史

喉兽比翼线虫雌虫鲜红色,体长8.7~23.5 mm;虫体前段有发达的口囊,口囊底部有脊状齿8个,呈辐射状排列,口囊向后紧接膨大呈棒球棍状的食管;虫体尾部圆锥形,末端尖细。雄虫鲜橙红色,体长3.0~6.3 mm;虫体尾部具半圆形宽短的交合伞,1根交合刺。雌雄交配后不再分离而呈"Y"形(图7-4)。港归兽比翼线虫成虫形态与喉兽比翼线虫的区别在于:其虫体前端具唇瓣6片;雄虫具交合伞外边缘带,缺交合刺。两种兽比翼线虫卵相似,均与钩虫卵形态相近,呈椭圆形,无色透明,大小为(75~80) μm×(45~60) μm,随发育期不同,内含不同数目的卵细胞或幼胚。

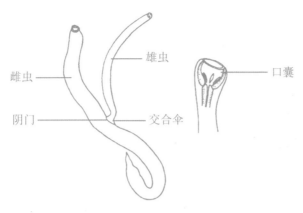

图7-4 喉兽比翼线虫

本虫生活史过程尚未阐明,根据已知的临床病例,并结合同类寄生虫的生物学资料分析,其成虫寄生于终宿主牛、羊等食草动物或鸟类的气道内,虫卵随口腔分泌物或粪便排出体外,在外界可直接发育为感染期卵(含3期幼虫的虫卵),当人和动物误食被感染期卵污染的水或食物时而感染。被食入的感染期卵,在小肠孵出幼虫,继而侵入肠黏膜,穿过肠壁,经血流到达肺,穿过肺泡上行,定居于支气管、气管和咽喉等部位发育为成虫。自感染至发育成熟约需70 d。龟和鳖可能是其转续宿主或中间宿主,幼虫寄生在其肝胆、肌肉等。当人生食或半生食龟蛋及龟、鳖的肝胆和血时亦可感染。

二、致病与诊断

兽比翼线虫致病早期,肺部X胸片可见短暂的浸润性炎症。本病常见的临床表现为发热、咳嗽、哮喘及咯血,伴外周血中嗜酸性粒细胞增多,若虫体寄生在咽喉部,还可出现搔爬刺激感和阵发性干咳。

检获成虫或虫卵是确诊本病的依据。有的患者可咳出红色条状血样物(即虫体),有的经支气管镜检可发现活动的虫体或囊包块,故从患者痰液、支气管镜检物或灌洗液中发现虫体或虫卵均可确诊。

三、流行与防治

全世界已有100多例比翼线虫病的报道,大多见于南美及加勒比海地区。我国1995年在上海发现首例人体感染喉兽比翼线虫病;1997年在广州发现首例港归兽比翼线虫病。我国至今报道的13个病例主要分布在广州、吉林和上海,多数均与生食或半生食龟血、龟蛋和龟肝有关。因此,注意饮食和饮水卫生,不生食蔬菜及龟、鳖的血、蛋或内脏是预防本病的关键措施。

鉴于本病的临床表现与一般呼吸道疾病的症状极易混淆,轻度感染又可自行排出虫体而自愈,易导致漏诊或误诊。重度感染病例应及时确诊并用驱虫药物治疗,很多抗蠕虫药对它都十分有效,如阿苯达唑、甲苯达唑和伊维菌素等,虫体排出或摘除后,病可痊愈。

(刘小燕)

第三节 粉 螨

粉螨种类繁多,我国已记述了150个种以上,隶属于蜱螨亚纲(Acari)、真螨总目(Acariformes)、疥螨目(Sarcoptiformes)、粉螨亚目(Acardida)。粉螨呈世界性分布,生境广泛,常滋生在储藏物、人畜房舍和动物巢穴等不同栖息场所,是屋宇生态系统中的重要成员。粉螨食性复杂,滋生物多种多样,有植食性、腐食性和菌食性等。绝大多数粉螨营自生生活,为害储藏物;少数粉螨既可营自生生活,也可寄生于人和动物的体表或体内,与人类健康密切相关。其中有些种类的排泄物、分泌物和蜕皮产物等是强烈的过敏原,可引起过敏性哮喘和过敏性鼻炎等螨性变态反应性疾病;有的种类可侵入呼吸系统、消化系统和泌尿生殖系统等引起人体内螨病。还有的种类与皮肤接触可引起粉螨性皮炎或过敏性皮炎。此外,粉螨可在储藏物间传播真菌,其分泌物、排泄物以及真菌等可引起人畜中毒,对人畜有毒害作用。因此,粉螨既是为害储藏物的害螨,又是引起人类疾病的病原体。常见种类有粗脚粉螨(*Acarus siro*)、腐食酪螨(*Tyrophagus purtrescentiae*)、椭圆食粉螨(*Aleuroglyphus ovatus*)、纳氏皱皮螨(*Suidasia nesbitti*)、扎氏脂螨(*Lardoglyphus zacheri*)、热带无爪螨(*Blomia tropicalis*)、甜果螨(*Carpoglyphidae lactis*)、棕脊足螨(*Gohieria fusca*)、拱殖嗜渣螨(*Chortoglyphidae arcuatus*)、粉尘螨(*Dermatophagoides farinae*)和屋尘螨(*D. pteronyssinus*)等。

一、形态与生活史

粉螨成螨为小型至中型螨类,躯体长为100～500 μm,体表有很多长毛,无气门及气门沟(图7-5)。躯体呈卵圆形或圆形,体壁薄而呈半透明,体软,通过表皮呼吸,乳白色至黄棕色不等,前端背面有一块背板,表皮光滑或粗糙或有细致的皱纹等。颚体通过关节膜与躯体相连,活动自如,位于躯体前方,由螯肢、须肢和口下板组成。其中螯肢位于颚体背面,动趾和定趾相对应成钳状,两侧扁平,内缘具有齿或刺。须肢很小位于两侧,其基部与颚基愈合,紧贴于颚体。躯体背面往往由一横沟(sejugal furrow)将其分为前后两个部分,躯体上着生长短和形状各异的刚毛,毛的长短、形状和排列方式是粉螨分类鉴定的重要依据。成虫足4对,足基节与腹面融合,跗节末端常有一爪,爪退化,由扩展的盘状爪垫衬所覆盖。雄螨有阴茎、具有肛吸盘,且足Ⅳ跗节背面有1对由毛特化成的跗节吸盘,肛门位于后端。雌螨有一产卵孔,中央纵裂

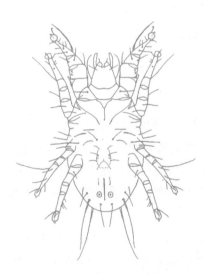

图7-5 粗脚粉螨(雄)

状,形似倒置的"Y"字形,外覆生殖瓣,两侧有两对生殖吸盘。在躯体后缘有一交合囊(bursa copulatrix),无肛吸盘及跗吸盘。粉螨卵为长椭圆形。幼虫足3对,若虫足4对。

粉螨的个体发育期因种而异,其生活史包括卵、幼螨、若螨和成螨,其中若螨又包括第一若螨(protonymph,前若虫)、第二若螨(deutonymph,休眠体)和第三若螨(tritonymph)。多数粉螨营两性生殖,但也有孤雌生殖,有些种类还可行卵胎生。粉螨各期的发育时间因螨种、生境不同而异。在适宜的环境条件下,完成一代发育约需1个月。在同一相对湿度条件下,温度增高,发育速度加快。在同一温度下,相对湿度越高,发育速度加快。

粉螨多营自生生活,常以动物皮屑、面粉、粮食、花粉、真菌孢子和植物纤维等为食,少数种类偶尔寄生生活。粉螨分布广泛,滋生于住宅房屋、粮食仓库、中草药库、禽畜饲料库、食品加工储藏室、纺织厂等温暖和潮湿的场所。此外,也可滋生在鼠洞及养鸡场中。春、秋季粉螨密度最高。粉螨常见的滋生物有卧室床垫、枕头、软家具、被褥、衣物、沙发、地毯的灰尘,还可滋生在储粮及食品中,包括大米、玉米、玉米粉、碎米、稻谷、糙米、米糠、大麦、面粉、砂糖、麸皮、干酪、红枣、饲料及鱼干制品等,也可出现在食用菌、中药材和中成药中。

二、致病

粉螨是重要的医学螨类,能使人类产生疾病,包括粉螨过敏性疾病和人体内螨病。

(一)粉螨过敏性疾病

粉螨分泌物、排泄物、皮屑、死亡螨体及其裂解物是强烈的过敏原,可引起粉螨性哮喘、过敏性皮炎、过敏性鼻炎等粉螨过敏性疾病,患者多有过敏性家族史和个人过敏体质因素。

1. 粉螨性哮喘

吸入性哮喘,初发于幼年,经久不愈,临床特点为突然发作及反复发作,持续时间短,可突然缓解。发作时不能平卧,气急胸闷,呼吸缓慢而困难,重时有发绀现象。

2. 过敏性皮炎

具遗传倾向,好发于冬季,且多年迁延不愈,成人主要为四肢屈面、肘窝和腘窝等部位的湿疹及苔藓样变,有时可累及全身,婴幼儿表现为面部湿疹。

3. 过敏性鼻炎

常呈反复缓解和发作,临床特点为阵发性发作和突然消失。症状为鼻孔奇痒、连续喷嚏及排大量水样涕,鼻涕中可见较多的嗜酸性粒细胞。

(二)人体内螨病

粉螨通过呼吸、摄食或侵入泌尿系统而引起肺螨病(pulminary acariasis)、肠螨病(intestinal acariasis)和尿螨病(urinary acariasis)。此外,有些螨类可侵袭皮肤,引起螨性皮炎(acarian dermatitis)。

三、诊断

(一)粉螨过敏性疾病

粉螨过敏可通过详细询问个人和家族过敏史,尤其是典型症状、发病季节及生活在潮湿多尘的环境等,可做出初步诊断;皮肤挑刺试验、皮内试验、黏膜激发试验、酶联免疫吸附试验等免疫学诊断方法可辅助诊断。

(二)肺螨病

因螨体小而轻,悬浮于空气中,被吸入呼吸系统所致。患者出现咳嗽、胸痛、气短、乏力和咯血等症状。X线可见肺部阴影、肺纹理增粗和结节样病灶。收集24 h痰液,加等量7.5% NaOH溶液消化,离心沉淀后镜检,可发现活螨。

(三)肠螨病

误食被螨类污染的食物后,螨类侵入消化道,偶可寄生于肠腔,也可侵入肠黏膜甚至黏膜下层。患者会出现腹痛、腹泻、肛门烧灼感等胃肠道症状。直肠镜可见肠壁出现炎症、坏死和点状溃疡,活组织检查有活螨或螨卵。

(四)尿螨病

粉螨偶然侵入泌尿道,破坏上皮细胞,引起受损局部小溃疡。患者出现夜间遗尿、尿频尿急和尿道刺激症状等,有时还可引起继发感染,患者出现血尿、脓尿、蛋白尿、发热和全身不适等症状。收集24 h尿液或晨尿,离心沉淀后镜检,可获活螨。

四、流行与防治

粉螨呈全球性分布,多见于温暖潮湿的地区。国内螨性哮喘患病率为3%~5%,好发于春秋季节,尤以秋季为甚。儿童发病率高于成人,常与遗传、职业和接触等因素有关。

预防粉螨性过敏的重要措施是居室和仓库保持通风、干燥、少尘,勤洗衣物、床单,勤晒被褥床垫,可减少粉螨的滋生和清除其代谢物,也可用尼帕净、甲氧普烯、虫螨磷和苯甲酸苄酯等杀螨剂。

对粉螨过敏者的治疗可采用螨类重组变应原作脱敏治疗,使机体产生免疫耐受,或采用色甘酸钠等抗过敏药物控制临床症状,有较好的缓解作用。治疗人体内螨病可口服伊维菌素和甲硝唑等。

(孙恩涛)

第四节　蠊缨滴虫

蠊缨滴虫(*Lophomonas blattarum*)是主要寄生于蜚蠊(蟑螂)和白蚁消化道的单细胞原虫,隶属于原生动物门,鞭毛虫纲,超鞭毛虫目,缨滴虫科的缨滴虫属,可通过食入或吸入等方式侵入人体的上呼吸道及肺组织,引起呼吸道及肺部感染。蠊缨滴虫是一种新发现的尚未完全认识的机会性感染寄生虫。

一、形态与生活史

蠊缨滴虫滋养体呈圆形或椭圆形,半透明状,体长10～45 μm。一端有成簇的多根鞭毛,做旋转或左右摆动。经染色后,高倍镜下可见大小不等、类圆形胞质,呈紫红色,细胞核大而明显,呈紫褐色,泡状,位于虫体前端。滋养体的前端的有40～80根鞭毛,长5～18 μm,染成深紫红色,呈环状排列。电镜下可见细胞核外有高脚杯状的萼(calycial body),萼继续向后延伸形成轴柱(axostyle),其后端可伸出体外。萼周围是衣领状旁基体,胞质颗粒状,其内可见多个吞噬形成的食物泡(图7-6)。

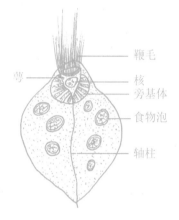

目前有关蠊缨滴虫的生活史尚不完全清楚。本虫以滋养体纵二分裂繁殖,在蜚蠊体内可形成包囊。蠊缨滴虫主要寄居于蜚蠊或白蚁消化道,虫体可随排泄物排出而污染食物或周围环境(空气)等,人因食入或吸入造成感染。

图7-6　蠊缨滴虫滋养体

虫体经咽部进入气管、支气管后,主要黏附于支气管黏膜上,在此生长繁殖。蠊缨滴虫主要侵袭人体的呼吸系统,以支气管、气管、肺等组织多见,但亦有在咽喉、鼻窦和上颌窦等处发现,罕见于尿液。

二、致病与诊断

蠊缨滴虫进入支气管腔后,分泌一些特殊物质,使虫体紧紧黏附在支气管黏膜上。当人体抵抗力下降或支气管或肺部存在原有病变时,这些虫体在支气管腔内迅速繁殖。虫体及其分泌物可使宿主IgE、分泌型IgA和嗜酸性粒细胞明显增高,从而引发Ⅰ型超敏反应,导致呼吸道及肺组织炎症反应。病例观察发现,虫体在支气管内可形成黄白色团状物,造成支气管部分或完全阻塞。蠊缨滴虫病患者常表现为低热、咳嗽,黏液泡沫痰、量多、色黄,胸闷、气急、哮喘发作。在已报道的蠊缨滴虫病例中,以中、老年患者占大多数,皆因抵抗力较低而容易感染蠊缨滴虫,且发病急、病程长,常合并有细菌、病毒和真菌的感染。另外,在长期使用抗生素、免疫抑制剂或皮质激素和进行器官移植的人群中,肺部容易感染蠊缨滴虫,其可能与免疫功能受到严重抑制有关。此外,蠊缨滴虫还可寄生于上颌窦、泌尿生殖道,引起相应部位症状。

蠊缨滴虫病的病原学检查:取痰液、咽拭子或支气管肺泡灌洗液等,采用生理盐水涂片法查找到蠊缨滴虫,但需要与离体后仍运动的纤毛柱状上皮细胞进行仔细鉴别。蠊缨滴虫在光学显微镜下观察有圆形结构和核状内容物,在生理盐水中可见活虫鞭毛有节律的摆动或翻滚运动。在瑞氏或吉氏染色后,蠊缨滴虫呈椭圆形,核为紫黑色,鞭毛为深紫红色。如固定或染色不好,虫体变形,难以辨认。经支气管镜检和肺泡灌洗液取材的确诊病例高于痰液检查,但应注意样本要送检及时且需保温、避光等。蠊缨滴虫病的影像学检查:大多数病人X线及CT检查显示肺部支气管影增粗,有不同程度肺间质改变及肺泡液渗出,散在大小不等斑片状影,边缘模糊,肺门密度增高。

三、流行与防治

蠊缨滴虫的分布和感染可能与昆虫宿主(蜚蠊、白蚁)的广泛分布、人与动物之间密切接触等因素有关。据美国调查,德国小蠊的蠊缨滴虫感染率高达47.62%。首例人体蠊缨滴虫感染由中国报道,目前全球累计病例已有138例,其中大部分报道来自中国,少数来自西班牙、秘鲁、墨西哥、伊朗、土耳其和印度。

我国南方地区温暖潮湿,四季都适宜蜚蠊、白蚁生长繁殖,很容易造成蠊缨滴虫传播和流行。目前国内报道的病例主要分布于江苏、广东、浙江和上海等地。该虫体生命力强,离体后在痰液中仍可存活70 h。

患者可用甲硝唑、替硝唑或复方磺胺甲噁唑治疗,可以达到有效的杀虫治疗的目的。在抗寄生虫治疗的同时,应注意给予患者辅助抗生素以防止其他病原体的并发感染。对感染严重的患者,应行气管切开术,加呼吸机辅助通气治疗。

蜚蠊、白蚁昆虫宿主携带原虫的包囊污染食物,或通过飞沫及空气灰尘,或人与动物之间的密切接触可能是传播本病的重要途径。注意饮食、饮水卫生和开展灭蜚蠊和白蚁活动等对防治本病有着重要的意义。

(陶志勇)

第五节　呼吸系统寄生虫的病原检查

一、痰液检查

痰液可能查见卫氏并殖吸虫卵、细粒棘球绦虫的原头蚴、溶组织内阿米巴滋养体、粪类圆线虫幼虫、蛔虫幼虫、钩虫幼虫、粉螨和螨卵等。

（一）直接涂片法

适用于卫氏并殖吸虫卵及溶组织内阿米巴滋养体的检查。取患者清晨醒来用力咳出的气管深处的痰液,注意不要混入唾液。若痰过于黏稠不易咳出,可让患者吸入水蒸气数分钟,以助咳出痰液。在洁净载玻片上先加1～2滴生理盐水,挑取痰液少许,最好取带脓血的部分,涂成薄膜,加盖玻片镜检。

检查卫氏并殖吸虫卵时,若镜下未见虫卵,但见菱形的夏科-雷登结晶,仍提示有肺吸虫感染的可能,应反复作多次检查或改用浓集法。

检查阿米巴滋养体时,应注意生理盐水涂片的保温,镜检观察有无伸出伪足做定向运动的原虫,注意与白细胞和巨噬细胞相区别。

（二）浓集法

收集患者24 h痰液,置于烧杯中,加等量10% NaOH,用玻璃棒搅匀后,置37 ℃温箱,数小时后痰已被消化为稀液状。再分装于数个离心管内,1500 rpm离心5～10 min,弃上清液,吸取沉渣涂片镜检。此法适用于检查肺吸虫卵、细粒棘球绦虫原头节、部分蠕虫幼虫及螨类。

二、气管镜检查

经支气管镜取活检标本作切片、印片或组织研碎后涂片,染色镜检;或进行支气管肺泡灌洗,将灌洗液离心,取沉淀涂片染色镜检。

（刘小燕）

第八章
眼部寄生虫

寄生于眼部的寄生虫有结膜吸吮线虫、盘尾丝虫和罗阿丝虫等。另外,犬弓首线虫(简称犬蛔虫)和猫弓首线虫(简称猫蛔虫)的幼虫也能在人体内移行,引起眼幼虫移行症;猪囊尾蚴、曼氏迭宫绦虫裂头蚴、弓形虫等亦可寄生于眼部,分别引起眼囊尾蚴病、眼裂头蚴病和视网膜脉络膜炎。

第一节　结膜吸吮线虫

结膜吸吮线虫(*Thelazia callipaeda*)主要寄生于犬、猫等动物眼结膜囊内,也可寄生于人眼,引起结膜吸吮线虫病。因本病多流行于亚洲地区,故又称东方眼虫病。

一、形态与生活史

成虫体细长,圆柱状,乳白色、半透明,虫体表面具表皮皱折并形成边缘锐利的环纹,观其侧面呈锯齿状(图8-1)。雌虫大小为(6.2~20.0) mm×(0.30~0.85) mm,近阴门处子宫内的虫卵内含盘曲的幼虫,雌虫直接产出幼虫。雄虫大小为(4.5~15.0) mm×(0.25~0.75) mm,尾端向腹面弯曲,泄殖腔内有长短交合刺2根。雄虫尾端肛前乳突8~10对,肛后4对,而雌虫无肛乳突。但雌、雄虫尾端两侧均有1对尾感器。幼虫大小为(350~414) μm×(13~19) μm,外被鞘膜及尾端拖着个大膜囊。

成虫主要寄生于犬、猫等动物的眼结膜囊及泪管内,也可寄生于人、兔等动物的眼部。本虫属卵胎生,雌虫产出幼虫混于泪液等分泌物内,当中间宿主冈田绕眼果蝇舐吸终宿主眼分泌物时而被食入蝇体内,经2次蜕皮发育为感染期幼虫,最后进入蝇的头部、口器。当蝇再叮吸人或犬眼时,感染期幼虫自蝇口器逸出侵入眼部,经发育35 d雌虫即可产出初产蚴。成虫寿命可达2年以上。

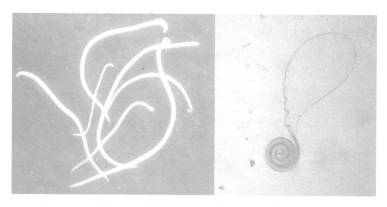

图8-1　结膜吸吮线虫成虫和初产幼虫

二、致病与诊断

成虫主要寄生于人眼结膜囊内,以外眦侧为多见,也可见于眼前房、泪小管、泪腺及眼睑、结膜下等处(图8-2)。由于虫体表皮皱折的环形锐利缘摩擦、口囊吸附作用等的机械性损伤,加上虫体分泌物、排泄物的刺激,可引起眼结膜炎症反应。主要症状有眼部异物感、痒感、流泪、畏光、分泌物增多、眼痛等,视力一般无障碍。重者可发生结膜充血,形成小溃疡面,角膜混浊、眼睑外翻等。如寄生在眼前房,可有眼部丝状阴影移动感、睫状体充血、房水混浊、眼压升高、瞳孔扩大、视力下降等。自眼部取出虫体镜检,是确诊的依据。

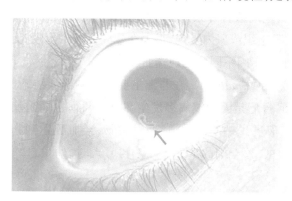

图8-2　寄生于眼部的结膜吸吮线虫成虫

三、流行与防治

本虫主要分布在亚洲。在我国26个省(市、自治区)人体感染的病例报道已达370余例,其中以湖北、安徽、山东、江苏和河南等地的病例较多。已证实冈田绕眼果蝇是我国结膜吸吮线虫的中间宿主,是本病的传播媒介。家犬为主要的保虫宿主,其次为猫和野兔。

流行地区犬的感染率高达89.3%。感染季节以夏秋季为主,与蝇类的季节消长相吻合。感染者以婴幼儿及少儿多见。

搞好环境卫生,加强犬、猫等宠物的卫生管理,注意个人卫生,特别注意眼部清洁是预防感染的主要措施。治疗方法简便,可用1%～2%丁卡因或丁卡因溶液滴眼,虫体受刺激从眼角爬出,或用镊子取出。

(汪学农)

第二节　盘尾丝虫

旋盘尾线虫(*Onchocerca volvlus*)简称盘尾丝虫,寄生在人体皮肤内,所引起的疾病称为盘尾丝虫病(onchocerciasis)。因本病可造成严重眼部损害甚至失明,因此又称河盲症(river blindness)或瞎眼丝虫病,在拉丁美洲亦称Robles症。

一、形态与生活史

盘尾丝虫成虫形态呈丝线状,乳白色,半透明,其特征为角皮层具有明显横纹,外有螺旋状增厚使横纹更为明显。微丝蚴在雌虫子宫内具鞘,产出时已脱鞘,有大小两种,大的为(285～368) μm×(6～9) μm,小的为(150～287) μm×(5～7) μm,头间隙长宽相等,尾端尖细而无核,无核处长为10～15 μm,较其他寄生于人体的无鞘微丝蚴的微长。

雌雄成虫成对或数条成团的寄生于人体皮下组织的纤维结节内,寿命可长达15年,估计每条雌虫一生可产微丝蚴数百万条。微丝蚴主要出现在成虫结节附近的结缔组织和皮肤的淋巴管内,也可在眼组织或尿内发现,很少在外周血液中出现,无明显周期性。微丝蚴在人体各部位皮肤里的分布因不同的地理株而异。

本虫的中间宿主为蚋(*Simulium*),在非洲主要为憎蚋群和洁蚋群,其主要以组织液为食。盘尾丝虫病称为河盲症是因为该病多发生在有中间宿主蚋繁殖的河边。当雌蚋叮人吸血时,微丝蚴随组织液进入蚋的消化道,通过中肠,经血腔达到胸肌发育,经2次蜕皮,6～7 d发育为感染期幼虫,移至蚋的下唇。当蚋再叮人时,幼虫自蚋下唇逸出并进入人体皮肤而使人感染。

本虫的终宿主为人,蛛猴和大猩猩也有自然感染的报道。

二、致病与诊断

盘尾丝虫的成虫和微丝蚴对人均有致病作用,但以微丝蚴为主。成虫寄生于皮下组织中的淋巴管汇合处,局部引起炎症反应,纤维组织增生,形成包围虫体的无痛性、质地较硬的纤维结节,结节内含两至数条成虫及微丝蚴。微丝蚴可进入宿主身体各部位的皮肤层和皮下淋巴管,引起各种类型的皮肤损害及淋巴结病变;微丝蚴还可进入眼球引起眼部损害;

腹股沟部位的淋巴结受损,亦可引起阴囊鞘膜积液、外生殖器象皮肿或股疝。

皮肤病变系围绕死亡的微丝蚴所产生的炎症反应,以及微丝蚴释放抗原或产生溶胶原蛋白酶对皮肤内血管和结缔组织的损伤。病变类型各异,多表现为皮疹,初期症状为剧痒,继发细菌感染后,皮肤上常伴有大小不等的色素沉着或色素消失的异常区及苔藓样变。继之,皮肤增厚,变色,裂口,皮肤失去弹性,皱缩,垂挂。淋巴结病变表现为淋巴结肿大而坚实,无痛,淋巴结内含大量微丝蚴,这是盘尾丝虫病的典型特征。

盘尾丝虫病最严重的病损是眼部损害。眼部损害的发展较慢,大多数患者的年龄超过40岁。其致病过程是:微丝蚴从皮肤经结膜进入角膜,或经血流或眼睫状体血管和神经鞘进入眼的后部,微丝蚴死后可引起炎症,导致角膜浑浊及纤维化,形成角膜瘢痕是盘尾丝虫病致盲的主要原因。微丝蚴亦可侵犯虹膜、视网膜及视神经,影响视力,甚至导致失明。

流行区有持久性、刺激性的各类型皮疹、皮下结节和眼部病变者即考虑本病的可能。活动性盘尾丝虫病患者多有与眼部有关的主诉,包括眼痛、视力下降等,从皮肤、眼部、尿液和淋巴结等处查见微丝蚴或成虫是本病的诊断依据。免疫学和分子生物学的方法亦可作为本病的辅助诊断手段。

三、流行与防治

盘尾丝虫病广泛流行于非洲、拉丁美洲和西亚的也门等30多个国家。据WHO 2012年报告,估计全球受威胁的有9000万人,受感染的有3700万人,致盲达27万人,视力低下50万人,是世界上第二大由感染致盲的疾病。在非洲工作过的华人中亦有感染此病的报道。

本病治疗除外科手术摘除结节外,可用药物伊维菌素、海群生和苏拉明治疗。伊维菌素在安全性、耐受性及药效等方面均优于海群生,服伊维菌素,能使皮肤内微丝蚴数量显著减少,其副作用比海群生轻。

眼盘尾丝虫病的治疗主要是控制好角膜炎、脉络膜视网膜炎和葡萄膜炎。虽然盘尾丝虫病眼的并发症不能完全治愈,但成功地治疗继发眼炎可以维持或改善视力。普查普治病人和消灭传播媒介蚋为预防本病的关键。

第三节 眼部寄生虫的病原检查

一、眼底镜检查

眼囊尾蚴病可用眼底镜检查,依据囊尾蚴的特殊形态及蠕动现象进行确诊。弓形虫引起视网膜脉络膜炎、黄斑部病变等可用眼底镜观察到特征性病变。

二、眼部虫体鉴定

用镊子或棉签从眼部取出虫体,置盛有生理盐水的平皿中,用显微镜检查虫体特征进行鉴定,可以确诊结膜吸吮线虫病。

(范巧云)

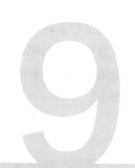

第九章
泌尿生殖系统寄生虫

寄生于泌尿生殖系统的寄生虫有肾膨结线虫、埃及血吸虫、阴道毛滴虫等。日本血吸虫、曼氏迭宫绦虫裂头蚴、猪带绦虫的囊尾蚴、蛲虫、艾氏小杆线虫、粉螨等偶尔可寄生或异位寄生于泌尿生殖系统,从而引起相应的病变。

第一节　肾膨结线虫

肾膨结线虫(*Dioctophyma renale*)是一种大型寄生线虫,俗称巨肾虫(giant kidney worm)。此虫在世界各地分布广泛,通常寄生于犬、水貂、狼、褐家鼠等20多种动物的肾脏及腹腔内,偶可感染人,引起膨结线虫病(dioctophymiasis)。

一、形态与生活史

成虫长可达1 m,圆柱形,活时呈血红色,角皮具横纹;虫体两侧各有一行乳突;口孔位于顶端,其周围有2圈乳突;雄虫长14~45 cm,宽0.4~0.6 cm,尾端有钟形无肋的交合伞,以及交合刺1根;雌虫长20~100 cm,宽0.5~1.2 cm,阴门开口于虫体前食道之后的腹面中线上,肛门卵圆形位于尾端;寄生在人体的虫体发育较差,雄虫为(9.8~10.3) cm×(0.12~0.18) cm,雌虫为(16~22) cm×(0.21~0.28) cm。虫卵呈椭圆形,棕黄色,大小为(60~80) μm×(39~46) μm,卵壳厚,表面有许多明显的小凹陷。

动物可因食入含有第二期肾膨结线虫幼虫的寡毛类环节动物而获得感染。人的感染一般是由于生食或半生食含该虫第三期幼虫的蛙或鱼类而引起,也可因吞食了生水中的或水生植物上的寡毛类环节动物而获得感染。从感染的宿主尿中排出的受精卵进入水体,经发育成为含蚴卵,被中间宿主环节动物食入后继续发育。幼虫进入人体消化道后,穿过肠壁随血流移行至肾盂发育为成虫,并产卵。虫体亦可在膀胱、卵巢、子宫、肝脏、腹腔等部位寄生。

二、致病与诊断

肾膨结线虫通常寄生于终宿主肾脏中,导致肾脏显著增大,约70%的感染者在肾盂背部有骨质板形成,骨质板边缘有透明软骨样物,大多数肾小球和肾盂黏膜乳头变性,肾盂腔中有大量的红细胞、白细胞或脓液。病变晚期,感染肾萎缩,未感染肾则因代偿而肥大。由于虫卵表面的黏稠物易凝成块,加上虫体死亡后的表皮残存,可能构成了形成结石的核心。患者临床表现主要有腰痛、肾绞痛、反复血尿、尿频,可并发肾盂肾炎、肾结石、肾功能障碍等。亦可见尿中排出活的或死的,甚至残缺不全的虫体。当虫体引起尿路阻塞时,可有急性尿毒症出现。除肾脏外,本虫也可寄生于腹腔,偶可寄生于肝、卵巢、子宫、乳腺和膀胱。

临床上,若遇有生食或半生食鱼或蛙史,并具有上述临床表现者应考虑本病的可能;对仅出现有蛋白尿、血尿、脓尿症状而用通常方法治疗无效者也应考虑本病。从尿液中查见虫卵或发现虫体是确诊本病的依据。但若虫体寄生于泌尿系统以外的部位,或只有雄虫感染的病例则无法查出虫卵。尿道造影、B超或CT检查可能有助于诊断。

三、流行与防治

本虫呈世界性分布,迄今国外报道均较罕见,国内病例分布于湖北、广东、江苏、河南、四川、宁夏。

预防本病应勿食生的或未煮熟的鱼、蛙、生水和未净蔬菜。治疗可用阿苯达唑和噻嘧啶,但需反复多个疗程。对于虫体寄生在肾盂者最可靠的治疗办法为将肾盂切开取虫。

(王媛媛)

第二节　埃及血吸虫

埃及血吸虫(*Schistosoma haematobium*)隶属于扁形动物门、吸虫纲、复殖目中的裂体科、裂体属。该虫首先在埃及对一例血尿患者尸解时从门静脉内发现。曾在埃及木乃伊肾脏中发现钙化的埃及血吸虫卵,表明该虫在古埃及时已在当地流行。

一、形态与生活史

成虫雌雄异体,常合抱生活。雄虫乳白色,较粗短,虫体长7~14 mm,体宽0.75~1.0 mm,表皮上结节细小,口、腹吸盘均较发达,自腹吸盘以下虫体两侧向腹面卷曲而形成一条纵行的抱雌沟。雄虫有睾丸4～5个,椭圆形,呈串珠状排列于腹吸盘下的虫体背面。肠管在体中部后联合,盲端短。雌虫呈圆柱形,较细长,体长16～20 mm,体宽0.25～0.30 mm,体末端表皮有小结节,卵巢一个,位于虫体中线之后,子宫内含虫卵10～100个,肠管内含吞食的已消化或半消化的血液。虫卵大小有(112～175)μm×(45～68) μm,呈纺锤形,在虫卵的一端有一小棘,内含一毛蚴(图9-1)。

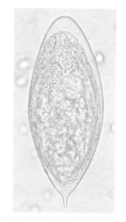

图9-1　埃及血吸虫卵

埃及血吸虫成虫寄生于人泌尿生殖系统的静脉血管内,如膀胱静脉、骨盆静脉丛、直肠小静脉,偶尔寄生于肠系膜静脉、肝门静脉系统,虫卵从尿中排出,有时可在粪中出现。患者主要表现为尿频、尿急、尿痛,终末血尿、排尿不畅或排尿困难等。严重者可致肾盂积水、继发细菌感染、尿毒症等并发症。自尿液中查见虫卵即可确诊,也可采用膀胱活检查虫卵。在重感染时,本虫可致膀胱癌。

中间宿主是水泡螺。保虫宿主为狒狒、啮齿类和猴等。地理分布主要在非洲、亚洲西部及欧洲南部等54个国家。

(刘　森)

第三节　阴道毛滴虫

阴道毛滴虫(*Trichomonas vaginalis*)主要寄生于女性阴道、尿道以及男性尿道、前列腺内,可引起滴虫性阴道炎、尿道炎及前列腺炎。

一、形态与生活史

滋养体呈梨形或椭圆形,大小为(7～32) μm×(5～15) μm,无色透明,有折光性。经铁苏木素或吉氏染液染色后,可见在虫体前1/3处有一个椭圆形的细胞核,一根轴柱由前向后纵贯虫体中央并伸出体外。核的前缘有5颗排列成环状的基体,由此发出4根前鞭毛和1根后鞭毛,后鞭毛向后伸展,连接波动膜外缘,但不游离于波动膜之外。波动膜是细胞质延伸形成的极薄的膜状物,较短,位于虫体前半部的一侧,不超过虫体的一半(图9-2)。

阴道毛滴虫的生活史仅有滋养体期而无包囊期,滋养体在泌尿生殖道寄生,尤以女性阴道后穹隆部多见。虫体以二分裂法繁殖。滋养体亦为感染阶段,在外界的抵抗力较强,可通过直接或间接接触的方式传播。

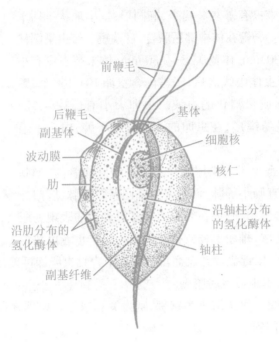

图9-2　阴道毛滴虫

（图中标注：前鞭毛、基体、后鞭毛、细胞核、副基体、核仁、波动膜、肋、沿轴柱分布的氢化酶体、沿肋分布的氢化酶体、轴柱、副基纤维）

二、致病与诊断

滴虫性阴道炎的发病与阴道内环境关系密切。健康女性的阴道内有乳酸杆菌存在，能酵解上皮细胞内的糖原产生乳酸，使阴道内保持酸性环境（pH为3.8～4.4），从而抑制其他细菌的生长繁殖，称为阴道的自净作用。滴虫寄生后，可阻碍乳酸杆菌的酵解作用，乳酸生成减少，阴道内的pH变为中性或碱性，这有利于细菌的繁殖，从而引起阴道炎。感染该虫而未出现症状者称无症状带虫者。多数感染者可出现轻重不等的临床症状。滴虫性阴道炎症的常见症状为外阴瘙痒、白带增多，分泌物多呈黄色泡沫状，伴有特殊气味。泌尿道如有感染时，可出现尿急、尿频、尿痛等尿道刺激症状。尤其女性在妊娠期、产后或月经期症状加重，男性感染可致慢性前列腺炎。

临床上病原学诊断多取阴道后穹隆及阴道壁分泌物。用生理盐水涂片镜检，可观察到活的滋养体，冬季检查要注意保温。也可取阴道分泌物作涂片，经瑞氏或吉氏染液染色后镜检。对于疑难病例则可采用肝浸汤培养法。如寄生于尿道，可从尿液的离心沉淀物中查虫体。一些免疫学诊断方法如ELISA、直接荧光抗体试验（DFA）和乳胶凝集试验（LAT），以及分子生物学PCR方法等均可用于滴虫感染诊断。

三、流行与防治

本虫为世界性分布，各地感染率不同，一般为5%～20%。传染源为滴虫性阴道炎患者、无症状带虫者和男性感染者。本病为性传播疾病（STD）之一。直接传播方式主要是通过性生活，间接传播主要是通过公共浴池、游泳池、公用游泳衣裤、坐式厕所等间接接触而传播。阴道毛滴虫在外界环境有较强的抵抗力,如在半干燥的环境下可活14~20 h,在普通肥皂水中能活45~150 min。因此,在卫生条件差的公共场所,如不注意预防,极易造成相互感染而流行。

开展卫生宣教,提倡淋浴,注意个人卫生,尤其是要注意经期卫生;不穿公用游泳衣裤、慎用公共马桶、杜绝不洁性生活等是预防本病的重要措施。进行普查普治,及时治疗患者和带虫者,提倡夫妇双方同时治疗的原则。常用口服药物有甲硝唑;此外,局部可用香葵油精栓剂或用1∶5000高锰酸钾、1％乳酸或0.5％醋酸溶液冲洗阴道,以保持阴道内的清洁和酸性环境。

（崔　洁）

第四节　毛　蠓

毛蠓(moth fly),也称蛾蠓、蛾蝇、蛾蚋,属双翅目(Diptera),毛蠓科(Psychodidae),毛蠓属(Psychoda),成虫体表和翅膀长满绒毛,其幼虫可感染人体,引起毛蠓蝇蛆病(moth fly myiasis)。近年来,该病例报告逐年增多,主要为泌尿生殖道感染,与临床关系密切的毛蠓有 *Psychoda albipennis* 和 *Clogmia albipunctata* 两种。

一、形态与生活史

毛蠓的生活史为完全变态,分为卵、幼虫、蛹和成虫四个阶段。成虫体形较小,体长一般不超过4 mm,翅呈卵圆形树叶状,长于体部,虫体及翅均被覆细毛(图9-3)。停留时翅倾斜覆盖于体上或向后上方斜翘,受惊扰后一般仅做短距离飞行。

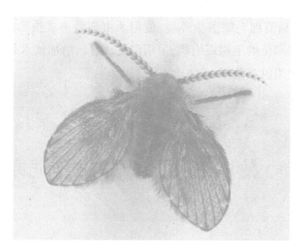

图9-3　毛蠓成虫

幼虫外观形似蠕虫,呈圆柱状,颜色从透明、灰白至黑色,头部和尾端颜色较深(图

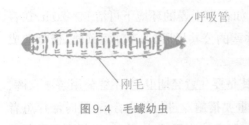
呼吸管

刚毛

图9-4　毛蠓幼虫

9-4)。发育完全的第4龄幼虫长为6～10 mm,约为成虫的2倍。其头部细小,体部分11个节段,虫体多刚毛,末端变窄,形成深色呼吸管。

雌性毛蠓可产卵30～200个,卵呈长椭圆形,糙米样,棕黄色。条件适宜情况下,卵可在3 d后孵化,幼虫分4个龄期,每个龄期3～6 d,蛹期长约5 d,成虫期约12 d,一代生活史约35 d。

二、致病与诊断

毛蠓成虫不吸血,致病与幼虫有关。有报道,用膀胱镜从男性患儿的膀胱内检出毛蠓幼虫,从而确认人体可被机会感染,造成毛蠓蝇蛆病。在全世界已经报道的70例中,泌尿生殖道患者最多,症状以尿道刺激症状为主,消化道感染者有呕吐、腹痛和腹泻等症状,也有一定比例无症状者。值得注意的是,毛蠓幼虫感染会给患者带来较大的精神困扰。一般认为,人体感染的途径和方式由毛蠓在人体开放腔道产卵,卵孵化后幼虫侵入机体,也可由污染的食物中带入卵或幼虫。

诊断目前多由患者自行收集从尿、粪或呕吐物中排出的第3、4期幼虫而做出,根据形态即可鉴定,也可将幼虫养至成虫再行鉴定,目前分子生物学手段也被用于本虫的鉴定。对于取自便池、水槽和开放容器中的虫体,应着重排除来自环境的幼虫污染样本,可在医护人员的帮助下留取合格的样本复查。

三、流行与防治

毛蠓呈全球性分布,大多分布于潮湿的热带地区。毛蠓食腐,常栖息在民房下水管道和污水系统中,如水槽、浴室等处。全球报道发生毛蠓蝇蛆病的国家有19个,多为北半球发展中国家,报道较多的国家有土耳其、中国、日本等。

预防措施主要包括清理毛蠓滋生环境,使用杀虫剂消杀成虫和幼虫,如溴氰菊酯等。对于确诊病人,对不同部位的毛蠓蝇蛆病,采用清洗、漱口、增加饮水等方法,可促进毛蠓幼虫排出,药物治疗可使用伊维菌素。

(陶志勇)

第五节　泌尿生殖系统寄生虫的病原检查

一、尿液离心沉淀法

尿液(特别是乳糜尿)和鞘膜积液,主要检查班氏微丝蚴;此外尿中有时可查见阴道毛滴虫和埃及血吸虫卵。

一般的尿液可用离心法(1500~2000 rpm,离心3~5 min)取沉渣镜检。乳糜尿则应加等量乙醚,用力振摇使脂肪溶于乙醚,吸去上浮的脂肪层,10倍量加水稀释后再离心,吸沉渣镜检。如尿中蛋白质含量很高,可先加抗凝剂,再加水稀释后离心。

二、阴道分泌物检查

阴道分泌物中可查见阴道毛滴虫,偶尔可查见蛲虫卵、蛲虫成虫、溶组织内阿米巴滋养体及蝇蛆。

(一)涂片法

取无菌棉签在阴道后穹隆、子宫颈及阴道壁拭取分泌物,在滴有生理盐水的玻片上涂成混悬液,覆以盖玻片镜检,可查到活的滋养体。天气寒冷时应注意保温,以保持阴道毛滴虫的活动能力,使之更易与其他细胞鉴别。有数据表明,阴道分泌物和离心尿液标本联合镜检可提高阴道毛滴虫的检出率。

(二)涂片染色法

取阴道分泌物作生理盐水涂片,晾干后用甲醇固定,经瑞氏或姬氏染剂染色后镜检。涂片染色法除观察阴道滴虫外,还可根据白细胞和阴道上皮细胞的数量判定阴道清洁度。

(三)培养法

接种阴道分泌物于肝浸汤培养基中,37 ℃孵育48 h后涂片镜检滋养体。直接接种培养的检出率高,但结果也取决于使用的培养基、运输的时间和温度等。

（王媛媛）

第十章
主要病媒节肢动物

10

媒介节肢动物（Vector arthropod）是指能在人与人之间传播传染病或者将传染病从动物传到人的节肢动物生物。医学节肢动物除了能对人体产生刺蜇、寄生等直接危害以外，还有一些重要的虫种可以传播疾病，引起虫媒病。此外，媒介节肢动物也是临床检验和卫生检验检疫实践中常见的寄生虫。

第一节　蚊

蚊（mosquito）属于双翅目（Dipera）、蚊科（Culicidae），是最重要的医学昆虫类群。蚊种类很多，分布很广，迄今为止全世界已记录蚊虫共3亚科，即巨蚊亚科（Toxorhynchitinae）、按蚊亚科（Anophelinae）、库蚊亚科（Culicinae），112属，3500多种（亚种），我国蚊类已发现的有18属近400种，其中按蚊、库蚊、伊蚊3个属的蚊种超过半数。

一、形态

（一）成蚊

1. 形态

体型较小，体长1.6～12.6 mm，分头、胸、腹3部分，体色可呈灰褐色、棕褐色或黑色（图10-1）。

（1）头部。似半球形，有复眼、触角和触须各1对，喙1根突出于头的前端。触角位于复眼前方凹陷处,分15节,第3节以后各节均细长呈鞭节。多数蚊类的触角具有两性特异差异,即雄蚊的轮毛短而稀,雄蚊的轮毛长而密。在雄蚊触角上,除轮毛外,还有另一类短毛分布在每一鞭节上,这些短毛对空气中化学物质的变化有反应,对CO_2浓度和湿度的变化尤其敏感,在雄蚊寻觅吸血对象时起重要作用。触须又称下颚须,位于下颚基部侧面。两性按蚊的触须均与喙等长,雄蚊的触须末端膨大;库蚊、伊蚊的雌蚊触须甚短,短于喙之一半;库蚊雄蚊的触须长于喙,伊蚊雄蚊的触须与喙等长。喙从头部前下方伸出,为细长针状结构的刺吸式口器,能刺入皮肤组织吸取血液。由上内唇、舌各1根,上、下颚各1对组成,包藏在鞘状下唇之内。上唇细长,腹面凹陷构成食物管的内壁。舌位于上唇之下,和上颚共同把开放的底面封闭起来组成食管。舌的中央有1条唾液管。上颚末端较宽,下颚末端较窄,呈刀状,其内侧具细锯齿,是蚊吸血时用以切割皮肤的工具。下唇末端裂为2片,称唇瓣。当雌蚊吸血时,针状结构刺入皮肤,而唇瓣在皮肤外挟住所有刺吸器官,下唇则向后弯曲而留在皮外,具有保护与支持刺吸器的作用(图10-2)。雄蚊的上、下颚退化或几乎消失,不能刺入皮肤,因而不适于吸血。

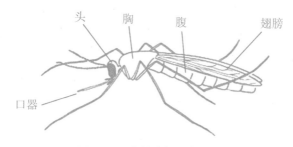

图10-1 成蚊外部形态(雌)

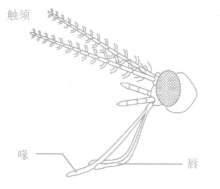

图10-2 雌蚊的口器成虫

(2)胸部。由3节组成,分前胸、中胸和后胸。中胸特别发达,有1对翅,后翅退化为平衡棒,为双翅目昆虫的特征。中胸背板几乎占据全胸背,由前往后依次为盾片、小盾片及后背片。按蚊小盾片后缘呈弧形,库蚊和伊蚊的小盾片为三叶状。蚊翅窄长、膜质。纵脉6条,其中2、4、5条各分两支。翅上盖有鳞片,可形成麻点、斑点,是蚊分类鉴定的重要依据。3对足细长,足上常有鳞片形成的黑白斑点和环纹,为分类的重要特征。中胸、后胸各有1对气门。

（3）腹部。由11节组成，部分蚊种在其背面有淡色鳞片组成的淡色横带、纵条或斑。最末3节为外生殖器；雌蚊腹部末端有1对尾须，雄蚊则为钳状抱器，构造复杂，是鉴别蚊种的重要依据。

2. 内部结构

消化系统和生殖系统与医学关系最密切。

（1）消化系统。由口腔、咽、食管、胃、肠及肛门组成。胃是食物消化与吸收的主要部分。前胸内有唾腺1对，各分3叶，各叶以一小唾腺管汇合成总管通入舌内。唾腺可分泌和贮存唾液。唾液中含有多种酶，包括抗血凝素、溶血素和凝集素等。

（2）生殖系统。雄蚊有1对睾丸，睾丸发出输精管在远端膨大为储精囊，继而经导管汇合形成射精管。其远端为阴茎，两侧有抱器。

雌蚊有1对卵巢。两侧输卵管汇成总输卵管与阴道相连。总输卵管形成前的膨大部称壶腹（ampulla）。受精囊（spermatheca）和1对副腺开口于阴道远端。每个卵巢由几十个至二百多个卵巢小管组成。每个卵巢小管生发区由2~3个发育程度不同的卵泡（follicle）组成。卵泡依次从顶端的增殖卵泡、中间的幼小卵泡、到近输卵管的成卵卵泡逐个发育成熟。当成卵卵泡中的卵成熟排出后，幼小卵泡又发育为成卵卵泡，每排出一次卵，在卵巢小管上就留下1个膨大部（inflation）（图10-3）。此外，呼吸系统中的微气管分布在卵巢上，卷成细密的丝状，卵巢在妊娠后膨大，微气管也因而伸直，故可鉴别是否经产雌蚊。了解这些，有助于对蚊媒传病与防治进行评价。

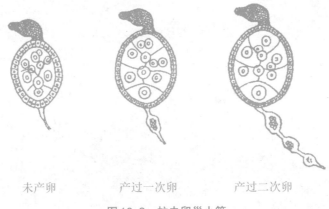

未产卵　　　　产过一次卵　　　　产过二次卵

图10-3　蚊虫卵巢小管

（二）卵

卵较小，不足1 mm，多为灰黑色。与常见的三属蚊卵有明显区别。按蚊卵呈舟形，两侧具浮囊，产出后浮在水面。库蚊卵和伊蚊卵均无浮囊，库蚊卵呈圆锥形，产出后黏在一起形成卵筏。伊蚊卵常呈橄榄形，产出后单个沉在水底。蚊卵在夏天需要2~3 d，必须在水中才能进行孵化。

（三）幼虫

俗称"孑孓"，共分四龄。初孵出的幼虫长约1.5 mm，四龄幼虫体长为一龄幼虫体长的

8倍。虫体分为头、胸、腹3部分。头部有触角、复眼、单眼各1对,咀嚼式口器。口器两侧有细毛密集的口刷,能迅速摆动以摄取水中的食物。胸部略呈方形,不分节。腹部明显窄于胸部,可见9节;第8节背面有气孔器与气门或呼吸管,为幼虫分类的重要依据。按蚊具气门无呼吸管,各腹节背面两侧有掌状毛,有漂浮作用;库蚊呼吸管细长,伊蚊呼吸管粗短。在适宜温度和充足食物的条件下,幼虫蜕皮4次变为蛹。

（四）蛹

蛹呈逗点状,有呼吸管1对,位于胸背两侧,是分属的重要依据。蛹不进食但可游动,常停息在水面,遇惊扰便迅速潜入水中。蛹的抵抗力强,只要保持一定的湿润便可羽化为成蚊。

二、生活史

蚊发育属于全变态,生活史分卵、幼虫、蛹、成虫4个阶段,前3个阶段生活在水中,成虫生活于陆地。蚊卵产于水中。在30 ℃时经2~3 d孵出幼虫。经3次蜕皮后发育为4龄幼虫。5~8 d化蛹,2~3 d后羽化成蚊。完成一个世代需7~15 d,一年可繁殖7~8代。雌蚊的寿命1~2月,雄蚊的寿命1~3周(图10-4)。

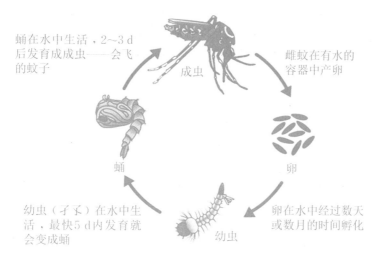

图10-4　蚊虫生活史

雌蚊在10 ℃以上开始叮人吸血,伊蚊主要在白天吸血,其他蚊种多在夜晚吸血。气温低于10 ℃时,蚊卵巢发育停滞,营养物质转化为脂肪,进入越冬。大多蚊虫以成蚊越冬,而微小按蚊以幼虫越冬,伊蚊则以卵越冬。在热带和亚热带全年平均温度在10 ℃以上的地区,无越冬现象。

三、我国重要传病蚊种

（1）中华按蚊(*Anopheles sinensis*)。成虫灰褐色,触须具4个白环,翅前缘具2个白斑,腹侧膜上有T形暗斑,后足1~4跗节有白环。幼虫滋生于面积较大的静水中,常见稻田等处。成蚊偏嗜畜血,兼吸人血,多栖于畜房。中华按蚊分布在除青海、西藏外全国各地,是最常见的按蚊。

(2)嗜人按蚊(*Anopheles anthropophagus*)。成蚊类似中华按蚊,但触须较细,翅前缘基部一致暗色,尖端白斑小,后足同中华按蚊。幼虫多滋生于遮阴面积较大的积水中,如沟溪等处。成蚊偏嗜人血,多栖息于人房。嗜人按蚊分布于我国东经100°以东,北纬22°~34°之间广大地区。

(3)微小按蚊(*Anopheles minimus*)。雌蚊触须具3个白环,末端两个白环等长并夹一约等长的黑环;触须后半部有一较窄白环,上述黑、白环也可有变化;翅前缘具4个白斑;各足跗节一致暗色。分布在北纬32°以南山地和丘陵地区。

(4)大劣按蚊(*Anopheles dirus*)。成蚊中等大,灰褐色。雌蚊触须有4个白环,翅前缘脉有6个白斑,各足股节和胫节都有白斑。幼虫主要滋生于丛林荫蔽的积水、小池等处。大劣按蚊在我国主要分布于海南岛以及云南西部和广西南部的少数地区,通常有较高的自然感染率,是海南岛疟疾媒介防制的主要对象。

(5)淡色库蚊(*Culex pipiens pallens*)与致倦库蚊(*Cx. p. quinquefasciatus*)。此两种是库蚊属的两个亚种。喙无白环,腹部背面有基白带,淡色库蚊基白带下缘平整,致倦库蚊基白带的下缘呈弧状,各足跗节无淡色环。幼虫均滋生于污染较轻的水中,如污水坑、清水粪坑等处。淡色库蚊和致倦库蚊的形态、生态习性近似,但在我国的地理分布不同,以北纬32°~34°分界,淡色库蚊分布于长江流域及以北地区,致倦库蚊分布在南方广大地区。

(6)三带喙库蚊(*Culex tritaeniorhynchus*)。成蚊体小,棕褐色。喙中段有一白环,触须尖端白色,腹背基部有淡黄色的狭带,各足跗节基部有一白环。幼虫主要滋生于沼泽等处。成蚊偏嗜畜血,兼吸人血,多栖于畜房。三带喙库蚊广布于除新疆、西藏以外的全国各省(市、自治区)。

(7)白纹伊蚊(*Aedes albopictus*)。俗称"花斑蚊"。成蚊中小体形,黑色。体有银白色斑纹,中胸上有一白色纵纹,腹部背面有基白带,后跗1~4节有基白环,末节全白。幼虫滋生于树洞、旧轮胎、雨水积水及假山盆景中。白纹伊蚊主要分布在我国辽宁省以南广大地区。

四、与疾病的关系

蚊除叮咬吸血、骚扰人体外,可以传播许多疾病,如疟疾、丝虫病、登革热、流行性乙型脑炎等。

(1)疟疾。传播人疟疾的蚊媒均为按蚊,全世界约有60种。我国境内主要传疟按蚊:中华按蚊、嗜人按蚊、微小按蚊、大劣按蚊。

(2)丝虫病。我国可传播丝虫病的蚊有4属22种。传播班氏吴策线虫病的主要蚊媒为致倦库蚊、淡色库蚊,次要蚊媒为中华按蚊;传播马来布鲁线虫病的主要蚊媒为致倦库蚊、淡色库蚊。

(3)登革热。我国的登革热媒介是白纹伊蚊、埃及伊蚊。

(4)流行性乙型脑炎。三带喙库蚊一直是东南亚和远东,包括越南、印度、柬埔寨、日本、朝鲜等国的乙脑主要媒介。

五、防治原则

（一）环境治理

根据媒介节肢动物的生态习性来改造或处理环境,通过减少其滋生达到预防和控制虫媒病的目的。环境治理是治本的措施,例如,通过加强环境卫生及改造卫生设施,可以减少蚊虫媒介的滋生。

（二）物理防治

利用各种机械、热、光、声、电等手段来捕杀、隔离或驱赶蚊虫的方法,如:安装纱窗纱门,防止蚊虫进入室内,挂蚊帐防止蚊虫叮咬,人工扑打、灯光诱杀。

（三）化学防治

采用化学杀虫剂(insecticide)、驱避剂(repellent)等进行媒介防治的方法。化学防治是到目前为止应用最广泛的防治方法。常用的化学杀虫剂有以下几类:有机氯杀虫剂、有机磷杀虫剂、拟除虫菊酯类杀虫剂、昆虫生长调节剂。

（四）生物防治

利用某些生物(天敌)或其代谢物来进行害虫防治的方法。用于生物防治的生物分为捕食性生物及致病性生物两类。捕食性生物如鱼、蜻蜓、剑水蚤、水生甲虫、捕食性蚊虫等;致病性生物如病毒、细菌、真菌、原虫、线虫、寄生蜂等。例如,将食蚊鱼类放养于稻田和池塘,或将苏云金杆菌或球形芽孢杆菌制剂投入水池。

（五）遗传防治

通过改变蚊虫的遗传学特性来降低其繁殖能力、降低其生存竞争力或者改变其生物学习性,最终达到控制蚊虫种群数量及控制虫媒病的目的。遗传防制的具体方法有雄性不育、胞质不育、染色体易位、性畸变及转基因等。

（六）法规防治

通过立法或条例规定对重要媒介生物实行强制性检疫、卫生监测或监管,达到阻止蚊虫媒介输入、播散以及强制防治的目的。

（常雪莲　王小莉）

第二节　蝇

蝇(fly)属双翅目环裂亚目(Cyclorrhapha),与人类疾病有关者多属蝇科(Muscidae)、丽蝇科(Calliphoridae)、麻蝇科(Sarcophagidae)及狂蝇科(Oestridae)。我国常见的蝇种有:厩腐蝇(*Muscina stabulans*)、夏厕蝇(*Fannia canicularis*)、舍蝇(*Musca domesticavicina*,家蝇)、大头金蝇(*Chrysomyia megacephala*)、巨尾阿丽蝇(*Aldrichina grahami*)、丝光绿蝇(*Lucilia sericata*)、尾黑麻蝇(*Bellierria melanara*)和厩螫蝇(*Stomoxys calcitrans*)等。

一、形态

(一)成虫

成蝇体长5~10 mm,呈暗灰、黑、黄褐等色,许多种类带有金属光泽,全身被有鬃毛。头部近半球形,有复眼1对,3个单眼排列呈三角形。大部分蝇类的口器为舐吸式,口器可伸缩折叠,而吸血蝇类的口器则为刺吸式,能刺入人、畜皮肤吸血。胸部有前翅1对,后翅退化为平衡棒。足3对,较短,跗节分5节,末端有爪和爪垫各1对,爪垫发达,密布粘毛,易携带病原体。腹部有10个腹节,后5节演化为外生殖器。雌外生殖器通常藏于腹部,产卵时伸出。雄外生殖器是蝇种鉴定的重要依据。

(二)虫卵

虫卵为乳白色,长椭圆形或香蕉形,长约1 mm,背面有2条明显的肋状突起。

(三)幼虫

幼虫即蝇蛆,多为乳白色,无眼亦无足,前端尖细,后端粗钝呈断面。除头外,体分13节,明显的有11节。头前腹面有口钩。胸部第一节上有前气门1对,腹部第8节有后气门1对,后气门由气门环、气门裂和钮孔组成,其形状可作为鉴别幼虫种类的依据。

(四)蛹

大多呈桶状,似带皮的花生米,初为黄白色,后转呈深棕色。一般长5~8 mm。

二、生活史

蝇的发育为完全变态,包括卵、幼虫、蛹及成虫四期(图10-5)。雌蝇大多产卵,有的直接产出幼虫如麻蝇。由卵到成虫所需时间依温度、食物及种类的不同而异。

(1)卵。蝇交配后,于粪便、腐烂的有机物等处产卵。雌蝇一次能产卵75~150个,一生产卵4~10次。卵在夏季约经1 d即可孵出幼虫。

(2)幼虫。多为三龄,幼虫成熟后,停止摄食化蛹。幼虫期的长短和成熟幼虫的大小,因蝇种和外界环境的情况而不同。

(3)蛹。成熟幼虫不蜕皮即前后收缩而变为蛹,蛹期的长短主要受温度的影响,

(4)成虫。蛹羽化数10分钟后才展翅飞行,成蝇一般可生活1个月左右。

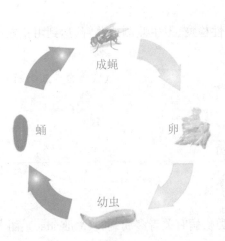

成蝇

蛹

卵

幼虫

图10-5 蝇的生活史

三、与疾病的关系

蝇类对人体的危害包括直接危害和间接危害。直接危害有:某些蝇类幼虫可寄生于人体引起蝇蛆病(详见第六章第十二节);蝇类侵入住室或工作环境骚扰人群,少数蝇种还能刺螫吸血。间接危害主要是以机械性传播和生物源性传播的方式引起人体感染性疾病,例如舌蝇吸血传播非洲锥虫病(睡眠病);果蝇可传播结膜吸吮线虫病。蝇类可机械性传播多种病毒、细菌和原虫,并可携带多种蠕虫卵。

四、防治原则

蝇类防制是一项艰巨复杂的工作,因地制宜地对蝇类采取综合防治,是蝇类控制的基本原则。蝇类综合防治措施包括环境防治、化学防治、物理防治、生物防治和遗传防治(图10-6)。

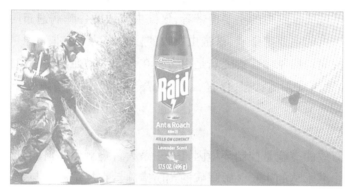

图10-6　居住区蝇类综合防治手段和方法示意图

附:采采蝇

采采蝇,即舌蝇(属名为*Glossina*,英文名为*tsetsefly*),是隶属于双翅目(Diptera)蝇科(Muscidae)舌蝇属吸血昆虫。舌蝇约有30余种,以人类、家畜及野生动物的血为食的舌蝇能传播人兽共患寄生虫病——非洲锥虫病。舌蝇在非洲和阿拉伯半岛分布广泛,多栖于人类聚居地及撒哈拉以南某些地区的农业地带。

1. 形态与生活史

舌蝇体长6~13 mm,体呈黄色、褐色、深褐色至黑色,有稀疏的鬃毛。它的口器为刺吸式,喙较长,向前水平伸出。雌、雄都吸食人和动物的血,昼夜都活动。停息时,两翅互相重叠,覆盖在腹部的背面。所有的舌蝇均外形相似。

舌蝇的寿命长1~3个月。幼虫单个地发育在雌体的子宫内。卵在雌体内孵出幼虫,幼虫发育分3个阶段,共需约9天。若雌蝇吸饱血液,每10天生出一只发育成熟的幼虫。幼虫产出落地后,即钻入土中,1小时内即化蛹。数周后羽化为成虫。

舌蝇一般见于林地。中非舌蝇(*Glossina palpalis*)(图10-7(a))有重要的医学价值,主要见于溪流边浓密的植物丛中;东非舌蝇(*G. morsitans*)(图10-7(b))则反之,在更开阔的林地觅食。雌雄两性均几乎每日吸血。

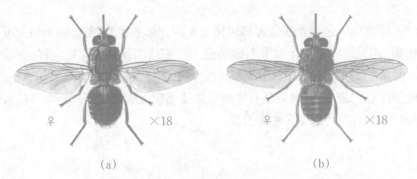

（a）　　　　　　　　　　　（b）

图10-7　中非舌蝇和东非舌蝇

2. 与疾病的关系

由舌蝇传播的非洲锥虫病(昏睡病)有宿主特异性,仅有两种舌蝇能分别传播两种非洲锥虫。中非舌蝇是冈比亚锥虫的主要携带者,该锥虫所致的昏睡病遍布西非和中非。东非舌蝇是罗得西亚锥虫的主要携带者,该锥虫所致的昏睡病见于东非高原。东非舌蝇也携带可致牛马非洲锥虫病的病原体。昏睡病是由寄生在人和动物血液中的锥虫引起的,晚期病人发生脑膜炎,病人出现无欲状态,伴有震颤、痉挛等症状,最后嗜睡以至昏睡,一般患病2年左右死亡。

3. 防治措施

控制舌蝇最有效的措施是控制环境因素——杀灭舌蝇赖以吸血的野生动物、开垦林地和定期焚烧以防止灌木丛的生长。睡眠病的预防措施旨在尽量减少与采采蝇的接触,目前还没有用于预防非洲锥虫病的疫苗或药物。

第三节　蚤

蚤类属于昆虫纲,蚤目(Siphonaptera),是恒温动物的体外寄生虫。蚤类目前在世界上已发现2500余种,约95%寄生于兽类,5%寄生于鸟类,它们在形态结构和生态习性方面都已高度适应体外寄生生活,体较小,侧扁,体色自黄棕至黑褐,无翅,足发达,能爬善跳,体表光滑坚韧,外被鬃和刺。雌雄成虫都有刺吸式口器,雄性有极为复杂的生殖器。蚤类的发育为完全变态,须经卵、幼虫、蛹和成虫四个阶段才能完成生活史。

常见蚤有:人蚤(又称致痒蚤,*Pulex irritans*)、印鼠客蚤(*Xenopsylla cheopis*)、猫栉首蚤指名亚种(*Ctenocephalides felis*)、谢氏山蚤(*Oropsylla silantiewi*)和潜蚤。

一、形态

蚤较小,一般为1~3 mm,最大达6 mm。体表有鬃、刺、毛、棘等衍生物,适应于宿主毛发间行动。蚤分为头、胸、腹三部分(图10-8)。

（1）头。头是摄食和感觉中心。以触角窝为界，其前方为角前区，生有眼、口器和一些鬃和刺。

（2）胸部。由前胸、中胸和后胸3节组成。无翅，每节各有腿1对。

（3）腹部。共有10节。雄性第8、9两节和雌性第7~9节为生殖节，第10节为肛节。

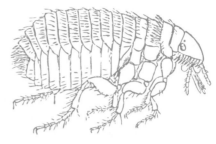

图10-8 蚤的结构图

二、生活史

蚤类属于全变态昆虫，其全部生活史经过卵、幼虫、蛹和成虫四个阶段。

（1）卵。一般呈椭圆形，白色或淡黄，个别种显浅黑色，一般5 d左右即可孵化出幼虫。

（2）幼虫。幼虫黄白色，蛆形，无眼无足，经2~3周可成熟为静止的前蛹。

（3）蛹。前蛹经2 d左右而成蛹，通常1~2周后羽化为成虫。

（4）成虫。大多数蚤羽化为成蚤不久即行交配，同时寻找宿主吸血以维持生命和繁殖后代。一般均需吸血补充营养之后方能产卵，可产数百至数千粒。

三、与疾病的关系

蚤类和人、畜的疾病关系，可分为直接和间接危害两个方面。

直接危害包括叮刺骚扰，潜入皮下寄生等。间接危害是指蚤类可能在动物和动物、动物和人、人和人之间主要通过吸血方式传播病毒、细菌等病原体而引起多种感染性疾病，例如，鼠疫是由蚤传播的甲类传染病；犬复孔绦虫和长膜壳绦虫可通过蚤传播。

四、防治原则

防治蚤类首先是改变其滋生地的环境条件，其次是用化学、物理方法消灭跳蚤。应当掌握蚤的生物学特性以及和宿主关系等，以制订防治措施，实现消灭蚤类及有关的媒介疾病的目的。采用化学药物灭蚤已成为国内外广泛应用的有效手段，如拟除虫菊酯类杀虫剂。

第四节　白　蛉

白蛉(*Sandfly*)是一种较小的双翅吸血昆虫，属于双翅目、白蛉科(Phlebotomidae)。白蛉系世界性分布，以热带和亚热带的种类最多，我国白蛉在地理上的分布甚为广泛，北起内蒙古、吉林，南至海南，东起山东，西至新疆。主要的蛉种有：中华白蛉(*Phlebotomus chinensis*)、长管白蛉(*Phlebotomus longiductus*)、吴氏白蛉(*Phlebotomus wui*)、亚历山大白蛉(*Phlebotomus alexandri*)、蒙古白蛉(*Phlebotomus mongolensis*)和鳞喙司蛉(*Sergentomyia squamirostris*)等。

一、形态

白蛉遍体生毛,体躯多作灰褐色,随种类与环境的变异而有深浅的不同,蛉体长1.5～5.0 mm,依种类而异(图10-9)。

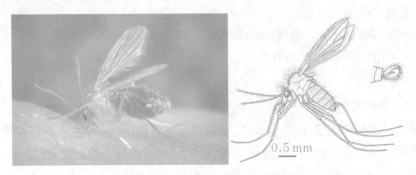

图10-9　白蛉(CC photo/ Frank Collins, Acarologiste)

(一)头部

头部两侧有1对大而黑的复眼,在复眼中间伸出触角1对,每个触角有16节。下颚须1对,共分5节。头部的口器包括唇基、上内唇、上颚、下颚、下唇等,为吸血刺叮的特殊结构。

(二)胸部

分前胸、中胸和后胸,中胸背部有1对翅膀,后胸上1对翅膀退化成了1对鼓槌形的平衡棒。足很长,停在墙面上的白蛉腿下垂,看上去像闪着银灰色的光。翅狭而长,前尖,翅上有很长毛。

(三)腹部

分10节,第8节缩小,最后两节为外生殖器。雄蛉的外生殖器形态特殊而稳定,在分类上具有重要意义。

二、生活史

白蛉的生活史属于完全变态,除成虫吸血外,其卵、幼虫、蛹均在土壤内滋生,分家栖型和野栖型。在热带地区白蛉完成一次生活史约需30 d,而在温带地区包括滞育期,一次生活史长达10个月以上。在山东地区,蒙古白蛉完成一次生活史平均为47 d,中华白蛉为56 d。我国部分地区白蛉有滞育期,以幼虫越冬,至翌春化蛹,夏初才孵出成虫。

三、与疾病的关系

曾经流行在华东、华北、陕西关中平原地区的人源性黑热病,系由家栖型中华白蛉传播,而流行于西北、川北、陇南、东北辽西等地区的犬源性黑热病系由野栖型或近野栖型的中华白蛉传播。新疆地区的白蛉媒介与国内其他黑热病流行区有明显不同,如南疆的喀什地区和克孜勒苏州都是该自治区的黑热病重流行区,长管白蛉为优势蛉种。

四、防治原则

白蛉成虫较脆弱,对杀虫剂比较敏感,便于处理,而幼虫生活期长,滋生环境又极分散,故消灭白蛉应以消灭成虫为主。由于各种白蛉明显地受到地理环境的制约,防治策略必须因地制宜。

在采取化学防治上,先后应用有机氯类的DDT、六六六,有机磷类的杀螟松、倍硫磷、辛硫磷和氨基甲酸酯类的混合液等杀虫剂作滞留喷洒,以DDT的残效最长、效果最好。

通过垦殖,改变荒漠生境面貌,是消灭荒漠区内野生白蛉的根本方法。如在塔里木一个农场,由于开发致吴氏白蛉的滋生和栖息场所被破坏,得使白蛉数量逐年显著减少,从而对防治当地的吴氏白蛉起了重要的作用。

(焦玉萌)

第五节　蚋

蚋,俗称黑蝇(blackfly),属双翅目(Diptera)长角亚目(Nematocera)的蚋科(Simuliidae),全世界已知2350余种,我国已鉴定约338种。在我国,主要的传病蚋类有毛足原蚋(*Prosimulium hirtipes*)、斑布蚋(*Byssodonma culatum*)、双齿蚋(*Simulium bidentatum*)、淡足蚋(*Simulium malyschevi*)和五条蚋(*Simulium quinquestriatum*)等。

一、形态与生活史

蚋的生活史为完全变态,有卵、幼虫、蛹和成虫四个阶段。成虫黑色或棕黑色,体长1.2～5.5 mm,触角短粗,如牛角状,通常2+9节,触须5节,节Ⅲ具一感觉器(拉氏器)。刺吸式口器。雄虫接眼式,雌虫离眼式,无单眼。蚋前、后胸缩小,中胸肌肉特别发达,致使背部隆起呈穹顶状构造,因此,俗称驼背或挖背。足短粗。翅宽,无鳞,翅脉简单。腹部11节,末端数节演化为外生殖器,其为分类的重要依据。蛹体长1.5～5.5 mm,包被于茧中,前胸两侧具外露的丝状、球状或囊状的呼吸器官,即鳃器,是蚋蛹最重要的分类性状。幼虫体长4～8 mm,体圆筒状,头端具头扇一对,前胸第Ⅰ节具单腹足,后腹具钩环。卵略呈圆三角形,长0.1～0.2 mm,淡黄或米白色,鳞状或成堆排列。

雌成虫多刺叮吸血,雄虫口器退化,吸食植物汁液、花蜜等,交配后不久即死亡。蚋幼期几乎均需在流水中发育生长。雌虫交配、吸血后,选择在无污染流水中的枯枝落叶、水草或石块上产卵,每批产卵50～1000粒不等,在基物上排列成单层或多层的卵块。在水温8 ℃时,卵开始孵化,夏天的孵化期为5～15 d。孵出幼虫在原地以其后环固着在与卵块的同一基物上,或在水中做尺蠖式的圆形运动,最后漂移至他处另觅滋生基物。幼虫须蜕皮4～9次,历经5～9个生理龄期化蛹,在水温20 ℃时,需14～5 d的发育期。末期幼虫以涎腺分泌的丝缠绕编织成半裸茧,经最后一次蜕皮化蛹而包被于茧内。蛹通常需2~6 d羽化。成虫借气泡浮于水面,立即停飞至附近的草丛栖息使体表水分蒸发,有些种类几乎是羽化后即刻交配产卵(图10-10)。成虫栖息于野草及河边灌木丛中,飞行距离达2~10 km。蚋以6~7月为活动高峰。雌蚋寿命为4~6周。以卵或幼虫在水下越冬。

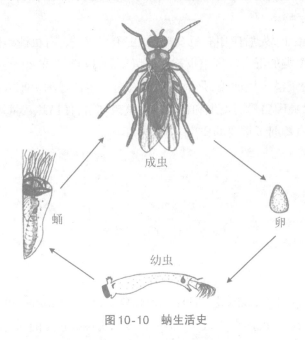

图10-10 蚋生活史

二、与疾病的关系

吸血蚋种多与医学有关。蚋喙短厚,刺叮吸血凶猛异常,刺叮后可见宿主皮肤上留存一小血坑,似啃掉一块肉,故又称刨锛。蚋的直接危害是通过侵袭骚扰、刺叮吸血危害人畜,可引发皮炎,继发感染淋巴结炎,淋巴管炎及"蚋热病"(blackfly fever)等。另外,蚋可作为人类和禽类多种疾病的传播媒介,如蚋传人盘尾丝虫病(分布于非洲、拉丁美洲和亚洲西部等地区)和奥氏丝虫病(分布于拉丁美洲和西印度群岛等地区)。在我国,某些蚋种可引起以皮肤过敏性反应为主要症状的"蚋病",但临床资料报道较少。

三、防治原则

预防蚋类可采用物理、化学和生物防治法,如安装纱窗、穿防护衣、清理滋生场所等物理方法,野外工作人员可交互使用菊酯类杀虫剂、驱避剂等。生物防治法见国外报道使用苏云金杆菌和养鱼法防制河流中的蚋类幼虫,有一定效果。蚋病的药物治疗可使用伊维菌素等。

(蔡 茹)

第六节　锥　蝽

锥蝽(triatomine),半翅目异翅亚目猎蝽科锥蝽亚科昆虫的通称,因头狭长似锥而得名。其中家居吸血种类是传播美洲锥虫病的主要媒介。目前,在我国没有锥蝽的分布,但是在南方地区分布着与锥蝽类似的吸血猎蝽,如广东猎蝽,俗称"木虱王"。传播锥虫病的吸血锥蝽主要有以下五种:骚扰锥蝽(*Triatomain festans*)、长红锥蝽(*Rhodnius prolixus*)、二分锥蝽(*Triatoma dimidiata*)、巴西锥蝽(*Triatoma brasiliensis*)和大锥蝽(*Panstrongylus megistus*)。

锥蝽在南美洲的锥虫病流行区也被称为"接吻虫(kissingbug)",得名于本虫独特的吸血方式。锥蝽的若虫或成虫均吸食人血,通常叮咬人的面部,喜欢寻找皮肤较薄的区域下口,如唇部、眼睑等。虽然锥蝽的体形很大,一次性吸血量也很多,但是它们所咬的伤口并无明显疼痛感。锥蝽是传播美洲锥虫病(克氏锥虫病)的重要昆虫媒介。

一、形态与生活史

锥蝽成虫体长约25 mm,略呈椭圆形,色黑或暗褐,胸、翅及腹侧缘有红或黄斑。刺吸式口器,喙长,分3节,摄食时伸长,可直接自皮下毛细血管吸血,不用时弯入前胸腹面沟内。喙可与沟嵴摩擦,发出短促刺耳的声音。头部常在眼后变细似颈,前胸前狭后宽,足长(图10-11)。

锥蝽的发育过程为不完全变态。生活史有卵、若虫及成虫三个时期(图10-12)。卵白色,产于屋角、墙缝、地板裂缝或动物巢穴内。若虫似成虫而小,分5龄,从第2龄起有翅,但发育不完全。从卵发育到成虫需1~2年。若虫及雌雄成虫均吸血。白天若虫及成虫隐匿在墙缝或地板缝,夜出觅食,成虫还可藏于树洞内。

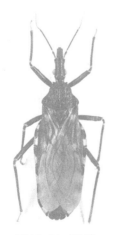

图10-11　锥蝽

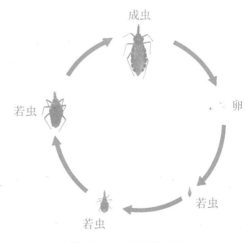

图10-12　锥蝽的生活史

二、与疾病的关系

锥蝽常吸脊椎动物,尤其是哺乳动物的血,每次数分钟至半小时,同时排出少量粪滴于被叮咬动物的皮肤上,粪滴中若有寄生虫,即可经皮肤伤口或手指触抓携带至眼、口、鼻等部位侵入人体。在人体主要叮咬暴露部位,特别是皮肤黏膜交界处,如口角外眦。锥蝽吸血多无感,而吸血猎蝽则叮人甚痛。

美洲锥虫病在拉美地区最为严重,随着全球化进程的迅速发展,有大量的输入性病人在全球各地发现,我国近年也有报道。

三、防治原则

防治的关键在于改善居住条件,在人居室可以安装具有阻挡蚊蝇的纱门纱窗。消灭锥蝽藏匿滋生的场所,如填平居室、厩舍的墙缝、地板缝等,堵塞树洞。另外,喷洒杀虫药,可杀灭居室、厩舍及动物巢穴中的锥蝽;还应严防身上带有锥蝽成虫或若虫的猫、狗、鼠、蝙蝠等进入居室。

第三节　蜱

蜱(ticks)属于蛛形纲(Arachnida)寄螨目(parasitiformes)的蜱亚目(Ixodida),是一类专性体外寄生节肢动物。根据古籍记载,我国古代劳动人民对蜱类早有认识,俗称"草皮子""草扒子"。蜱类种属繁多,它们不仅直接叮吸人和多种脊椎动物的血液,引起蜱瘫痪症(tick paralysis),而且还是多种人兽共患疾病的传播媒介和贮存宿主,蜱类研究在医学和兽医学上具有重要意义。

一、形态

蜱的体形多呈卵圆形,背腹扁平,体色呈灰褐、黄褐或黑褐色,有些具色斑,体长2～13 mm,整个虫体分为前部的颚体(称假头)和后部的躯体两部分。颚体由颚基、口下板以及成对的螯肢和须肢构成,雌蜱的颚基背面有孔区1对,雄蜱则无,口下板腹面有呈纵列的倒齿,螯肢分为螯杆和螯钳两部分,螯杆包在螯鞘内,螯钳由位于内侧的定趾和位于外侧的动趾构成,须肢共分4节。根据躯体背面有无强角质化的盾板,可将蜱分为两大类,有盾板的为硬蜱,无盾板的称为软蜱(图10-13)。硬蜱雄虫的盾板几乎覆盖整个躯体背面,而雌虫、若虫和幼虫的盾板仅覆盖背面的前部分,盾板未覆盖的部分称为异盾,在盾板的侧缘有时具眼一对,有些硬蜱躯体背面后缘具缘垛或尾突。软蜱躯体背面表皮具皱纹、颗粒、乳突和盘窝(disc),有的种类具眼1～2对,多数无眼。足着生在躯体腹面前部两侧,成虫和若虫有足4对,幼虫足为3对,各足均分为6节,足Ⅰ跗节有哈氏器,为重要的感觉器官。躯体腹面前部中央有生殖孔,躯体腹面后部中央有肛门。硬蜱的气门位于足Ⅳ基节的后外侧,软蜱则为前外侧。

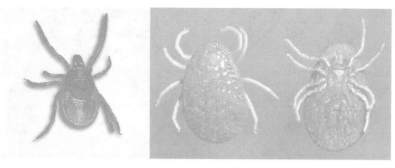

图10-13　硬蜱和软蜱

硬蜱科种类躯体背面有几丁质的盾板;颚体位于躯体前端,从背面可见;须肢各节不能转动,其第4节退化,嵌于第3节腹面;气门板位于足Ⅳ基节后外侧;雌蜱的颚基具孔区一对;性二态现象明显。

软蜱科种类身体背面无几丁质的盾板;表皮革质,呈皱纹或颗粒状,也有的呈乳突状或结节状;颚体位于身体腹面前方,有时陷于头窝内,从背面不可见;颚基无孔区;须肢各节可自由活动;气门板位于足Ⅳ基节前外侧;性二态现象不明显。软蜱科若虫有1~6期不等,幼虫、各龄若虫和成虫以及雌蜱每次产卵前都需寻找宿主吸血,每次饱血后离去,故属多宿主蜱。

二、生活史

蜱类的生活史分为虫卵、幼虫、若虫和成虫四个时期,在其生活史过程中有更换宿主的现象(图10-14)。从幼虫发育到成虫的每一个变态期均需蜕皮完成。在适宜条件下,卵可在2~4周内孵化出幼虫。幼虫吸血后经1~4周蜕皮为若虫。硬蜱若虫只一期,若虫与成虫形态相似,足4对,生殖系统未发育成熟,无生殖孔。若虫再吸血后,经1~4周蜕皮为成虫。蜱完成一代生活史所需时间,因个体发育情况而异,需2个月至3年不等。蜱寿命为几个月到数十个月不等。

硬蜱生活于古北界温带的原始林区,在针阔混交林(海拔700~1000 m)出现最多。成蜱在春夏季活动,幼蜱和若蜱在湿暖季节(4、5月至10月)活动,6月和9月呈现两次高峰,一般3年完成一代,以未吸血的幼蜱、若蜱或成蜱在自然界过冬。硬蜱的宿主范围很广,成蜱寄生于各种大型哺乳动物,包括有蹄类、食肉类、啮齿类等,并常侵袭人,幼蜱和若蜱寄生于小型哺乳动物和鸟类。

软蜱广布于世界各地,我国大多数省区都有发现,以华北和西北地区最为常见,主要寄生于家鸡和其他家禽以及麻雀、燕等鸟类,常栖息于鸡窝、鸟巢及附近房舍、树木的缝隙内,经常侵袭人,一般白天隐伏,夜间爬出吸血,但幼虫的活动不受昼夜限制,幼虫吸血时间较长,一般需要5~7 d,若蜱和成蜱每次吸血只需0.5~1 h。除冬季外,全年均见蜱活动,温暖季节数量较多。

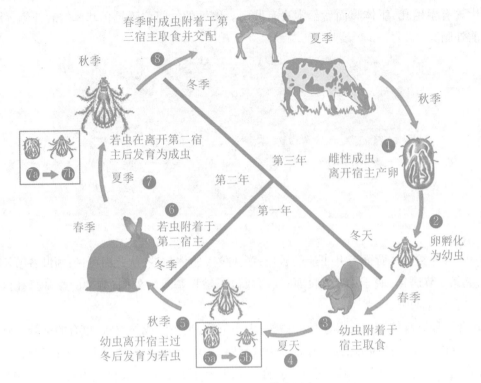

图 10-14 三宿主蜱生活史

图中文字：
- 春季时成虫附着于第三宿主取食并交配
- 夏季
- 秋季
- 冬季
- ⑧
- 第三年
- 雌性成虫离开宿主产卵
- ①
- 秋季
- 若虫在离开第二宿主后发育为成虫
- ⑦a→⑦b ⑦
- 夏季
- 第二年
- 第一年
- 冬天
- ②
- 卵孵化为幼虫
- ⑥
- 若虫附着于第二宿主
- 春季
- 冬季
- ③
- 幼虫附着于宿主取食
- 春季
- 秋季
- ⑤
- 幼虫离开宿主过冬后发育为若虫
- ⑤a→⑤b
- 夏天 ④

三、我国重要传病蜱种

(一) 全沟硬蜱

全沟硬蜱(*Ixodes persulcatus*)的体呈卵圆形,褐色。颚基宽短,须肢细长。雌虫盾板椭圆形,无眼及缘垛。成虫寄生于家畜和野生动物,也侵袭人;幼虫和若虫寄生于小型哺乳动物及鸟类。全沟硬蜱栖息在针阔混交林,为三宿主蜱,以饥饿的幼虫、若虫和成虫越冬,分布于东北和华北、新疆、甘肃和西藏等地。全沟硬蜱是蜱媒脑炎和莱姆病的主要传播媒介,可经期传递或经卵传递;也能传染Q热和北亚蜱传斑疹伤寒等其他病原体。

(二) 亚东璃眼蜱

亚东璃眼蜱(*Dermacentor nuttalli*)的颚基两侧缘略突出,须肢狭长;盾板上刻点稀少;眼大突出呈半球形;足各关节呈淡色环带。该蜱生活于荒漠或半荒漠地带。成虫主要寄生于骆驼、牛、羊等家畜,也能侵袭人;幼虫和若虫常寄生于小型野生动物。主要分布于吉林,内蒙古以及西北等地区。亚东璃眼蜱是克里木-刚果出血热的主要传播媒介。

(三) 草原革蜱

草原革蜱(*Hyalomma asiaticum*)的盾板上珐琅斑明显,有眼和缘垛;须肢宽短,颚基矩形,足 I 转节的背距短而圆钝。该蜱属于三宿主蜱,成虫寄生于大型哺乳类,有时侵袭人;幼虫和若虫寄生于各种啮齿动物。草原革蜱分布于东北、华北、西北和西藏等地区,是北亚蜱传斑疹伤寒的主要传播媒介。

（四）乳突钝缘蜱

乳突钝缘蜱（*Ornithodoros papillipes*）的体缘圆钝，背腹面之间无缝隙相隔。体表颗粒状。口下板短，其前端只达须肢第2节前缘。肛后横沟与肛后中沟交界处成直角。该蜱栖息于中小型兽洞或岩窟内，在房舍内也有发现；寄生于蟾蜍、刺猬、野兔、野鼠和牛羊等家畜，也可侵袭人。乳突钝缘蜱分布于新疆等地，为蜱媒回归热的传播媒介，也可传播Q热等。

四、与疾病的关系

蜱由于吸血和频繁更换宿主，可传播多种疾病。

（一）森林脑炎

病原体为森林脑炎病毒，主要分布在俄罗斯远东地区、欧洲和我国东北林区等地，我国四川、河北、新疆、云南等省（市、自治区）也有散发病例，患者主要是伐木工人。传染源主要为森林脑炎病毒的保虫宿主，如野生哺乳动物和鸟类等。本病通过硬蜱叮刺吸血传播，我国的主要媒介是全沟硬蜱，病毒可经卵传递，多发生在5~8月份，人群普遍易感。

（二）发热伴血小板减少综合征

俗称"蜱咬病"，病原体为发热伴血小板减少综合征布尼亚病毒，是中国疾病预防控制中心在我国发现的新发传染病，主要通过蜱叮刺吸血传播。近年来，在我国湖北、山东、河南、江苏、安徽和辽宁等省相继发现病例。研究发现，在丘陵、森林、山地等地区生活的居民以及赴该类地区户外活动的旅游者感染风险较高。

（三）新疆出血热

病原体是克里木-刚果出血热病毒，患者多见于牧民。传染源主要是保虫宿主，如绵羊和塔里木兔，其次是急性期患者及其他牧区家畜或野生动物。本病可通过硬蜱叮刺吸血传播，传播媒介主要是亚东璃眼蜱，病毒可经卵传递，也可以接触传播。本病发病高峰期为4~5月份，人群普遍易感。

（四）莱姆病

病原体是包柔螺旋体。莱姆病呈世界性流行，我国黑龙江、新疆、吉林和河南等省（市、自治区）存在本病流行。传染源为啮齿动物、其他大型哺乳动物及患者，主要通过硬蜱的叮刺吸血传播，在我国的传播媒介是全沟硬蜱等。

（五）Q热

病原体为Q热立克次体。我国许多省份都有流行，患者多见于兽医、农民、屠宰场及皮革厂工人等。牛、羊是人体Q热的主要传染源，其次是野生哺乳动物。Q热主要由呼吸道吸入传播，亦可通过蜱的叮刺吸血传播以及因蜱的粪便污染伤口而感染等，多种硬蜱可作为本病的传播媒介。

(六) 北亚蜱媒斑疹热

北亚蜱媒斑疹热，又称西伯利亚蜱媒斑疹伤寒，病原体为西伯利亚立克次体，在我国主要流行于新疆、内蒙古、黑龙江一带。临床以蜱叮咬原发病灶、淋巴结肿胀、突然发热和早期出现玫瑰疹等为特征。传染源主要是小型啮齿动物(鼠类)，主要通过硬蜱的叮刺吸血传播，如草原革蜱等。

(七) 巴贝虫病

巴贝虫病是一种原虫病，病原体为巴贝虫，主要寄生于牛、马、羊等哺乳动物的红细胞内，该虫是通过硬蜱传播寄生于宿主红细胞内，在哺乳动物间传播感染。人偶尔感染，我国云南曾有报道。人群普遍易感。

(八) 蜱媒回归热

蜱媒回归热，又称地方回归热，病原体为疏螺旋体属中的约20种螺旋体。临床上以多次反复发热为特征。本病在我国新疆及西部边缘省份存在流行，鼠类及患者是本病的主要传染源。软蜱是本病的传播媒介，病原体可以通过软蜱的唾液腺或基节腺排出体外，经叮刺吸血或基节腺分泌物污染皮肤伤口传播，我国的主要传播媒介是乳突钝缘蜱，传播病原体分别是伊朗包柔螺旋体和拉氏包柔螺旋体。

五、防治原则

蜱类的防治措施包括环境防治、化学防治和个人防护等方面。

(一) 环境防治

包括清除外界灌木杂草和清理禽窝畜舍，防止蜱类滋生，在牧区尚可采用牧场的隔离和轮牧，即在一定时间内停止放牧，使蜱不能摄食而致死。

(二) 化学防治

利用各种化学药物对蜱类滋生环境进行喷洒、对牲畜进行药浴、对动物巢穴进行烟熏等以杀灭蜱类。

(三) 个人防护

主要指进入蜱类滋生环境时要穿"五紧"防护服和外涂驱避剂(如邻苯二甲酸二甲酯、苯甲酸苄酯、避蚊胺等)。除上述防治措施之外，近年来，国内外学者在探讨抗蜱免疫来控制蜱类方面进行了广泛研究。

第九节　革　　螨

革螨(gamasid mite)属于蛛形纲(Arachnida),蜱螨亚纲(Acari),寄螨目(Parasiti-formes)。我国最常见的螨种有厉螨科中的格氏血厉螨(*Haemolaelaps glasgowi*),厩真厉螨(*Eulaelaps stabularis*)(图10-15),巨刺螨科中柏氏禽刺螨(*Ornithongssus bacoti*)(图10-16)及皮刺螨科中的鸡皮刺螨(*Dermanyssus gallinae*)(图10-17)。

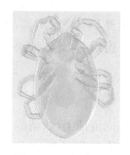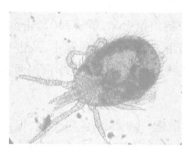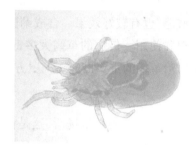

图10-15　厩真厉螨　　　　　图10-16　柏氏禽刺螨　　　　　图10-17　鸡皮刺螨

一、形态

革螨系中型螨类,体色多呈淡黄、棕黄或深棕色,少数灰白色。大小一般为0.2~0.5 mm,大者可达1.5~3.0 mm。革螨体形多呈宽卵圆形或椭圆形,少数圆形。虫体背腹扁平,分颚体和躯体两部分,其中躯体又可进一步分为足体和末体两部分。成虫和若虫足4对,幼虫足3对,成虫气门位于足Ⅲ与足Ⅳ基节之间的外侧,气门沟通常延伸至足Ⅱ基节。须肢棒状,其跗节基部具叉毛。雌螨生殖孔位于胸板后方,腹面骨板有胸板、生殖板、腹板和肛板之分,有的种类生殖板与腹板愈合为生殖腹板,另一些种类则腹板与肛板愈合为腹肛板。雄螨生殖孔位于胸板前缘。

二、生活史

革螨的生活史分为卵、幼虫、前若虫、后若虫和成虫五个时期。自由生活型革螨通常具有完整的五个时期,寄生型革螨其雌螨往往直接产幼虫甚至前若虫。生活史的发育历期因虫种不同而异,已有记载的有关皮刺螨总科生活史研究资料表明,在20~30 ℃,短者5~7 d完成一个生活史循环,长者需要15~27 d。革螨的生殖方式有两种基本形式,即两性生殖和孤雌生殖,后者较多见。在两性生殖中,雌雄成虫性成熟后24 h内即进行交配,交配后雌螨可产卵,也可直接产幼虫或前若虫。体表寄生型革螨以宿主的血液或组织液为食,可分为专性吸血类与兼性吸血类,一生需多次反复吸血。

三、与疾病的关系

革螨对人的危害主要表现在革螨对人体的直接致病作用和传播疾病两方面。前者主要是革螨直接叮咬人体引起螨性皮炎,革螨侵袭、叮咬人体的部位多在手臂、腋窝、腰部等处,叮咬后局部表现为程度不同的瘙痒、红色丘疹及至大片皮疹,少数病例伴有全身性反应。革螨偶尔也可引起人肺螨病。吸血革螨可传播流行性出血、森林脑炎等疾病。

四、防治原则

(一)化学防治

有机磷杀虫剂,如倍硫磷、敌敌畏等,杀灭革螨效果颇佳。氨基甲酸酯类,如混灭威、害扑威等,也有较好效果。合成菊酯类,如溴氰菊酯,革螨100%击倒,但复苏率高达87%,不宜单独使用。传病的革螨大多寄生于鼠体或栖息于鼠巢中,故进行有组织、有计划地灭鼠是防治革螨的重要措施。灭鼠方法主要有机械捕鼠和化学毒饵两类。

(二)改造环境与物理防治

改造革螨的滋生场所,这是治本措施。例如,清除滋生地,保持室内清洁干燥,清除鼠巢、鸡窝、鸽窝、燕窝及草堆中的革螨,防止野鼠窜入室内;不要在住宅内饲养家禽,如发现禽巢有革螨,可用药物灭螨。革螨对热和干燥抵抗力差,在60 ℃温度下经5~10 min即死,热力灭螨效果很好,对铺草、床垫定期暴晒,是防螨灭螨的有效方法。

(三)个人防护

接触鼠螨的工作,如捕鼠、做实验、水利工程的民工等,应做好防鼠灭螨工作。即睡高铺不睡地铺;穿"五紧"防护服,即扎紧领口、袖口和裤脚口;可用驱避剂,如邻苯二甲酸二甲酯(DMP)、避蚊胺(DETA)、四氢喹啉、驱蚊酊等;将驱避剂药带系在手腕、脚腕、床脚,或涂于鞋口、衣服开口处,防螨侵袭,直接涂肤有效3~7 h,药带用后密闭保存可保持药效数周。

第十节 恙 螨

恙螨又称恙虫,是恙虫病的传播媒介,我国目前已记录500种左右,隶属于40多个属,这些种类中,媒介恙螨仅占恙螨种类的1%以下,其中地里纤恙螨(*Leptotrombidium deliense*)(图10-18)已被证实为我国南方地区夏季型恙虫病的主要传播媒介。

一、形态

地里纤恙螨成虫和若虫行自由生活,幼虫营寄生生活,幼虫期从动物体上较易采获,因此,定种均用幼虫做鉴定。地里纤恙螨的幼虫细小,肉眼仅能见到,活体标本未饱食呈桔红色,饱食后淡红色,虫体饱食后短胖,近椭圆形,无腰缩,有鲜红色的眼点。体长246~537 μm,体宽180~378 μm。

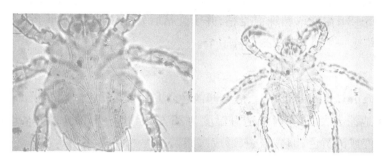

图10-18　地里纤恙螨

二、生活史

恙螨的生活史包括卵、前幼虫、幼虫、若蛹、若虫(nymph)、成蛹与成虫七个时期(图10-19)。

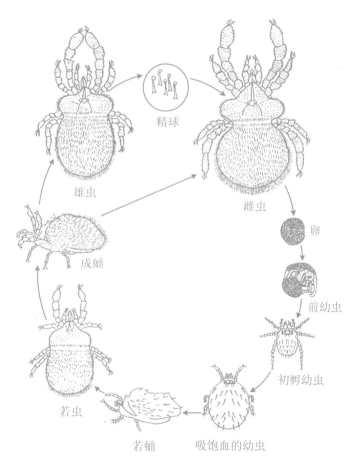

图10-19　地里纤恙螨生活史

（一）成虫

成虫较若虫大,刚毛数量也较多。成蛹羽化出成虫后,1~2 d内开始摄食,雄虫于2~7 d内开始产精胞,一生可持续产精胞的时间为3~52 d,平均每虫可产精胞总数为60~70个。羽化的雌虫于5~8 d内摘取精珠而受精,并于受精后7~25 d开始产卵于泥土的表层,一般可持续41 d。雌螨一生可产卵229~4450个。

（二）卵

卵宽约130 μm,长约150 μm。初生卵淡色,以后为淡黄色。卵壳表面具有密集的痘痕。卵在滋生地泥土表面,发育最适宜温度为25 ℃,经过4~8 d的发育,从球形变成卵形,由淡黄色加深变成深黄色,卵壳破裂,形成次卵。

（三）前幼虫

前幼虫似蛋形,外壳自破裂线处分裂为两半,透过内壳可见幼虫的红色眼点和3对足鞘,再经7~14 d的发育,次卵在显露的外壳处又裂为两半,成熟的幼虫则孵化而出。

（四）幼虫

幼虫孵化后即能爬行走动,至滋生地附近泥土表面或爬在草丛上等待宿主,遇到适宜宿主如鼠类、人等,就爬到适宜部位进行叮咬,吸取被分解的组织细胞和组织液,一般叮咬2 d可达饱食,体积膨大几十倍。幼虫饱食后落地寻找缝隙躲藏。在室温25~30 ℃,相对湿度80%~100%时,4~10 d发育为静止状态的若蛹期。

（五）若蛹

若蛹躯体饱满,表皮包裹幼虫,经10~16 d的发育,出现第1对足向上举起,躯体自椭圆形变为狭长,后端钝圆,背板后方可见若蛹的角突,腹面可见足牙痕迹。12~14 d发育成若虫。

（六）若虫

若蛹发育成熟后,体色呈均匀的红色,自角突裂口处蜕皮孵化出的若虫,表现活跃、喜爬动,在适宜的温度和足够的食物条件下,经10~35 d的发育,进入静止期的成蛹。

（七）成蛹

成蛹发育过程与若蛹基本相似,躯体变为饱满呈长椭圆形,第1对足向上举达肩部,后3对足鼎立。在泥土缝隙中经7~15 d发育,背面出现一角形突起,前缘破裂、蜕皮,化为成虫。

从卵到成虫的7个发育阶段,约需2个月,完成一代生活史时间约需3个月,在实验室适宜温度、湿度和足够食物的培养条件下,一年可传3~4代。实验室恒温(25±1) ℃环境下培养的地里纤恙螨可存活2~3年,少数甚至长达4~5年。

三、与疾病的关系

恙虫病(tsutsugamushi disease)是一种由恙虫病东方体(*Orientia tsutsugamushi*)引起的急性自然疫源性疾病,别名有沙虱热或沙虱毒、洪水热、河流热、水灾热、丛林斑疹伤寒(scrub typhus)、螨斑疹伤寒(mite typhus)、恙螨传斑疹伤寒等,主要流行于东南亚、西南太平洋一带。人感染是被媒介恙螨幼虫叮咬传入恙虫病东方体而得病。患者有高热、寒颤、头痛、全身酸痛等主要症状;体征常见有焦痂或溃疡、淋巴结肿大及皮疹等。

(一)传染源

传染源主要是感染恙虫病东方体的啮齿动物,如鼠类;其次是食虫动物。鸟类也发现有恙螨寄生及自然感染恙虫病东方体,流行病学意义尚不清楚。恙螨体内恙虫病东方体在自然界长期存在,是叮咬鼠体与经卵传递的相互循环,恙螨本身既是媒介又是传染源。

(二)感染方式

主要通过幼虫叮咬把恙虫病东方体传给人或动物宿主,如鼠类。恙虫病的传播必须是上一代的幼虫获得感染,然后经过若蛹、若虫、成蛹达成虫产卵孵出子代幼虫,才具有传染性。

(三)分布

地里纤恙螨在我国分布广,上海、浙江、福建、台湾、广东、广西、云南、海南、湖南、四川等省(市、自治区)均有发现。

(四)流行特征

1. 地区性

有地里纤恙螨滋生地区,具有滋生条件包括温度、湿度等自然条件,如为若虫和成虫提供食物的土壤环境、幼虫叮咬吸食的动物宿主等,导致恙虫病流行有地区性的因素。该病主要流行于东南亚、西南太平洋一带。媒螨自然感染恙虫病东方体已在中国、印度、缅甸、泰国、马来西亚、澳大利亚、新几内亚、巴基斯坦、菲律宾等国家发现。

2. 季节性

流行季节与地里纤恙螨的幼虫的季节消长相关,地里纤恙螨幼虫主要出现在夏季。南方各省如广东、广西和福建5月份开始出现,6~7月达高峰,8~9月逐渐减少;海南、台湾、云南等地区全年均有出现。因此南方地区的地里纤恙螨为主要媒介的恙虫病的流行类型是属于夏季型。

四、防治原则

防治工作包括消灭恙螨滋生地、消灭鼠类、杀灭恙螨和个人防护等,其中消灭滋生地是最基本的措施。

（一）拔除滋生地

① 改变地面的潮湿情况，至少使地面表层完全干燥；② 消灭可以形成稳定小气候的环境；③ 经常变动环境面貌；④ 消灭滋生场所，在居民点内通过修建下水道、开沟渠、填土等方法降低恙螨滋生点所在的地下水位；清除垃圾杂物、瓦砾等；或锄松表层泥土，铺平后压实。

（二）药物杀灭恙螨

药物杀灭恙螨只是为特殊目的、是临时和紧急的任务，或在小面积上（如野营）使用。曾被用于杀恙螨的药物有硫磺、六六六、敌敌畏、敌百虫、有机磷1605与1059、除虫菊酯、溴氰菊酯、氯氰菊酯等，均有一定的效果。个人防护可用驱避剂如邻苯二甲酸二甲酯，或将衣服用驱避剂浸泡或涂搽皮肤防螨叮咬。

（三）预测

对以地里纤恙螨为主要媒介的恙虫病流行区进行长期观察，并积累资料，根据气候资料和恙螨种群数量的数据，提出半年后、三个月后和一个月后的预测。

（四）治疗

从20世纪40年代末使用氯霉素治疗恙虫病以来，已经基本消灭了因恙虫病死亡的现象；后来研究人员寻找更好的药物对其治疗，例如，用单剂量强力霉素200 mg的治疗效果与四环素每日2 g，共用7 d，发现治疗效果与前者并无差异。

（五）预防

包括药物预防和免疫预防，前者如以强力霉素作为预防剂，获得良好的效果，但药物预防使用范围受一定限制，大面积推广不易；后者主要是恙虫病疫苗的应用，但截至目前尚无理想的疫苗。恙虫病有效的疫苗必须是既能产生体液免疫，又能产生细胞免疫。

（陶志勇）

第十一章
寄生虫标本的采集、保存
和运送与质量控制

11

寄生虫样本是指用于标本制作、保种、冷藏的寄生虫不同生活史阶段的虫体材料、遗传材料及相关的生物材料,既是寄生虫学检验的实验标本,也是寄生虫种质资源的实物资源。寄生虫标本的采集、保存和运送与质量控制对其检验结果的准确性起到至关重要的作用,本章对寄生虫标本的采集、保存和运送与质量控制的方法和注意事项做了详细介绍。

第一节　寄生虫样本的采集和保存

寄生虫的生活史、发育过程各不相同,因此,在进行寄生虫样本采集之前,首先必须熟悉人体寄生虫学的基本理论,掌握各种寄生虫的形态、生活史和生态,以及地域分布等有关知识,才能保证样本采集工作顺利进行。

一、样本的采集

(一)样本的来源

体内寄生虫主要寄生于人体的肠道、腔道、血液、肝、肺、淋巴结、骨髓、肌肉等组织内。寄生于肠道、腔道内的原虫滋养体或包囊以及蠕虫卵可在排泄物或分泌物中采取,寄生于肠道内的蠕虫(吸虫、绦虫、线虫之总称)成虫则需借助药物驱出后采集。血液与骨髓内的寄生虫也可通过抽取血液和骨髓穿刺采集,但寄生于肝、肺、肌肉等组织内的寄生虫常无法以药物驱虫采得虫体,通常通过穿刺活检组织作切片来发现虫体。有些难以采到的寄生虫则须通过动物接种及人工培养增殖后加以采集。

(二)采集样本应注意的事项

(1)详细地记录有关信息。包括采集地区、日期、样本来源、宿主种类以及寄居于宿主的部位和采集人姓名等,以备查核;对蠕虫幼虫样本更应在样本来源上详细记录中间宿主的名称,或用人工培养而得的记录,对昆虫样本除应详记采集地区、日期外,还应详细记录采集场所的性质与情形以及其他必要的资料,如气候、宿主等,这些记录对虫种的鉴别和诊断研究工作都是重要的科学依据。

(2)保持样本的完整。一份不完整的样本不仅给虫种的鉴定带来一定的困难,甚至失去鉴定价值。因此,无论采集什么虫种,用什么方法和工具,都必须尽可能地使采到的样本保持完整。在采集过程中,对每一个步骤都应仔细和耐心地操作。在采集昆虫样本时更应注意保证昆虫的每一部分,足、翅、体毛、触角和鳞片等都不能残缺。

(3)防止自身感染。为了防止在采集样本过程中造成不应有的寄生虫或其他病原体的感染,除应具备必要的寄生虫学基本理论知识之外,还要采取必要的防护和消毒措施。例如,在采集或解剖钉螺时,应防止血吸虫尾蚴侵入自己的皮肤;在采集病媒昆虫样本时,可在皮肤上涂擦驱避剂或穿防护衣,以防止吸血节肢动物如蚊、蛉等的叮咬;在啮齿动物体上采取蚤、螨等样本时,更应严密防止虫体爬散侵袭人体传病的可能。

二、样本的处理和保存

(一)样本的处理和固定

采到寄生虫样本后,要尽快加以适当处理。例如,进行人工饲养,则需按其生活条件加以妥善处理,以免虫体死亡,或感染动物进行保种。寄生虫活样本采到后,如不进行人工培养,应尽快加以固定,固定的虫体越新鲜越好。如需制作玻片标本,则应先用0.85%生理盐水将虫体黏附的污物洗净,并置于生理盐水中,再分别进行固定。如受条件所限不能对样本及时处理,应立即将样本放入冰箱内(4 ℃)待处理。但时间不宜过久,以免虫体腐烂。

(二)固定方法

样本固定的方法分物理固定法与化学固定法两种。物理固定法是用加热和干燥法固定标本,如用热水烫死蚊幼虫,使虫体伸展,以显示其自然姿态,在空气中晾干各种标本,以干燥法固定和保存双翅目昆虫等。化学固定法是用某些化学用品配成溶液来固定标本,这些溶液叫做固定剂或固定液。固定时将样本浸于固定液内进行固定。

(三)常用的固定液及配方

常用药品包括甲醛、乙醇、升汞、苦味酸、冰醋酸等。固定液分为单纯固定液与复合固定液二种。单纯固定液虽然配制简单,使用方便,但往往不能兼备各种药品的优点,因此应用较少;复合固定液由两种以上化学药品配合而成,可利用各种药品的优点以互补不足,例如,醋酸会使细胞膨胀,而乙醇与苦味酸反使细胞收缩,两者混合使用,收缩和膨胀的作用恰可抵消。

（四）固定后的处理

（1）用任何浓度福尔马林液固定后的蠕虫样本,需更换于5%福尔马林生理盐水液中可长期保存,如果用作染色封制玻片标本时,则需经流水充分冲洗后置换于70%乙醇内保存。

（2）用任何浓度乙醇固定后的蠕虫样本,需更换于70%乙醇内保存。

（3）用含有升汞的固定液固定后的原虫样本,需更换于70%乙醇后加以碘液,使氯化汞变为碘化汞而消除其沉淀,再更换于70%乙醇中保存。

（4）用鲍恩氏固定液固定后的样本,需用50～70%乙醇换洗数次,将苦味酸的黄色洗掉,然后保存于70%乙醇内。

（5）用任何保存液(5%福尔马林液或70%乙醇)固定后的虫体,需在一周内重新更换于新的保存液内保存,换液的目的是防止药液被稀释而影响保存虫体的效果。

（6）固定的样本应保存于紧塞的瓶中,并注明样本的来源、名称、保存液、日期和采集人姓名,存放于阴暗处备用。

三、成虫样本的采集及固定保存

（一）蠕虫成虫样本的采集

蠕虫成虫的收集可采用以下方法:

（1）以驱虫药剂将虫体自宿主的消化道驱出。给药后,收集患者或实验动物的全部粪便,加水溶解粪块后用直径为3 mm的粗筛过滤,采集残留筛上的较大型寄生虫,小型寄生虫多半通过筛孔而沉降于皿底,用沉淀法清洗数次后,将沉淀物放在光亮处寻找。

（2）解剖自然感染或人工接种感染的动物、尸体解剖、活检而获得虫体。将有关器官置于含有生理盐水的白瓷盘或玻璃皿中,剪开或剪碎器官或组织收集虫体。

（二）虫体的清洗

将采集到的虫体(吸虫、线虫)投入清水或盛有0.85%盐水的试管或玻璃瓶内振荡,清洗虫体表面附着物,振荡时注意勿使虫体损伤。此法不适用于绦虫类。

（三）虫体的固定保存

（1）吸虫的固定。按1:1的比例配制生理盐水和固定液的混合液,将其加入盛有虫体的试管或玻璃瓶内。如需制作染色整体标本,应根据虫体的大小,厚薄,分别用玻片将虫体压平、压薄,然后用固定液进行固定。凡用含有升汞固定液固定的样本会产生许多汞盐沉淀,沉积于组织内影响今后制片观察,故需用0.5%碘乙醇(iodoethanol,似葡萄酒色),浸泡12 h,以除去汞盐沉淀,再放入70%乙醇中褪去碘的颜色,最后将虫体保存于70%乙醇中。

（2）绦虫的固定。用10%福尔马林生理盐水液固定保存。如要鉴定虫种,则需要制作染色玻片标本,需将虫体按厚、薄分段置于两玻板中加压或将虫体夹于二张玻片中,两端用橡皮筋绞紧,使虫体压平、压薄后放入固定液中固定24～48 h即可。在操作过程中切勿损伤虫体。

(3) 线虫的固定保存。将虫体放入加热至60～70℃的热水或乙醇等固定液中固定,这样可获得伸直的虫体,待冷后移于70%～80%乙醇或巴氏液(3%福尔马林生理盐水)中保存。

四、蠕虫虫卵的采集和固定保存

(一) 小型虫卵

取粪便5～10 g,放入小烧杯内,加少量清水,调匀,通过80～100目尼龙网筛过滤至含500 mL清水量杯中,静置30～40 min后,倾去上部混浊液,再加水至500 mL静置30 min留沉淀物,再反复沉淀数次,直至上部的水澄清为止。弃去上清液,加3%福尔马林液与含虫卵沉淀粪渣混合进行固定24 h,然后再更换5%福尔马林生理盐水中并加甘油数滴密封保存。

(二) 大型虫卵

水洗沉淀方法基本同上,但改用40～60目尼龙网筛过滤粪液,每次换水后静置15～25 min。固定保存方法同上。因受精蛔虫卵和钩虫卵容易发育成胚胎,故固定时需用加热至70℃的10%福尔马林进行处理,以阻止卵细胞继续发育。收集蛲虫卵时,可选用透明胶纸肛拭法,即将贴有蛲虫卵的透明胶纸分割成5 mm×5 mm的小块,取一玻片,在中央加1滴甘油,将小块胶纸置甘油上摊平,再在胶纸上加1滴中性树胶,复以盖玻片,放入37℃温箱烘干,即可较长期保存。

虫卵保存于福尔马林液中时间不宜太久,一般不超过5年,否则往往使卵壳损坏剥离影响虫卵鉴定。用下述液固定,保存时间可得到延长。

保存液配方:福尔马林10 mL,无水乙醇30 mL,甘油4 mL,蒸馏水56 mL。

五、肠道原虫样本的采集及固定保存

(一) 采集方法

肠道内原虫包括溶组织内阿米巴、结肠内阿米巴、布氏嗜碘阿米巴、迈氏唇鞭毛虫、兰氏贾第鞭毛虫、人毛滴虫、结肠小袋纤毛虫等。滋养体通常出现于液质或半液质以及含有黏液脓血之粪便内,包囊则见于成形或半成形的粪便中。收集粪便样本最好用特制的粪便盒或油纸,如果使用便盆则必须洗涤干净,不要用消毒洗涤剂,不要使尿或水混入粪便或容器内,以免杀死滋养体。样本收集后,应及时处理,以免滋养体死亡变形。室温低于15℃时应注意保温使虫体保持活动,以便涂制标本进行观察,若当时不能立即进行涂片观察,可将粪便暂放置4℃冰箱中,待进行观察或制片时再升温(37℃)使虫体活动,但盛放冰箱时间不宜超过4 h。

(二) 固定保存

当采到含有肠道原虫新鲜样本时,无论原虫是滋养体还是包囊,应立即制成涂片标本,用肖氏固定液固定,再移置于70%乙醇内保存,以便日后染色制片诊断。肠道原虫滋养体由人体排出后容易死亡分解,应趁新鲜时及时涂片固定,包囊除了涂制玻片标本染色外,亦可保存于5%福尔马林生理盐水中。

（三）保存方法

将含有原虫包囊较多的粪便用5%福尔马林生理盐水调成悬液,经60目孔铜筛过滤于尖底量筒中,静置3~4 h后,倾去上清液,再换以新的5%福尔马林生理盐水倒入瓶中保存。检查时,用吸管吸取此混悬液一滴置于玻片上,再加盖玻片于高倍显微镜下镜检。如需染色检查时,可加入碘液一滴与粪液相混后检查。此法可保持包囊形态较长时间不变。

六、腔道内原虫的采集及固定保存

（一）采集方法

腔道内原虫主要为阴道毛滴虫、齿龈内阿米巴及口腔毛滴虫。阴道毛滴虫寄生于妇女的阴道内,尤以后窟穹隆为多,故样本应选在妇产科门诊部采集较为适宜。采集前应备好一定数量的消毒棉拭子和培养基,遇有阳性病人,应请妇产科医师协助采取。将收集的阴道分泌物接种于培养基内使该原虫大量繁殖后涂制标本易检出。采取少量样本,不需要培养繁殖,即可直接将阴道分泌物涂片镜检,但检出率较低。齿龈内阿米巴与口腔毛滴虫在牙科门诊处采集较为方便。两种原虫均寄生于口腔内,定居于齿龈组织、齿垢、蛀穴及齿槽脓疡内,患者齿龈奇痒。采集时用牙签或小尖镊子挑取牙龈周围污垢物质,加一滴生理盐水于玻片上调和均匀,可提高检出率。

（二）固定保存

（1）阴道毛滴虫。取阴道分泌物在玻片涂成薄膜,在空气中晾干,用甲醇固定(methanol fixation)后,即可短期保存,如用吉氏染液染色30~60 min,水洗晾干后即可长期保存。

（2）齿龈内阿米巴与口腔毛滴虫。取患者牙龈周围污垢物质加一小滴生理盐水和血清于玻片中央调和均匀,使成一圆形薄膜,平置待尚未干燥而湿润时可用肖氏固定液固定,再移置于70%乙醇内保存,供日后染色制片,长期保存。

七、组织内原虫样本的采集及固定保存

组织内原虫主要为利什曼原虫和弓形虫。

（一）杜氏利什曼原虫

杜氏利什曼原虫在外周血液内很难发现,故取材时应选择巨噬细胞丰富、利什曼原虫多、穿刺安全、操作简便的器官进行。常用的方法是脊突或髂骨穿刺。取骨髓穿刺液制成薄膜涂片,有时因取出的穿刺液较少,只好用穿刺针在玻片上尽量涂抹均匀,在空气中晾干,用甲醇固定。如穿刺液很少,不易检出时,除经过培养进行诊断外,还可将阳性病人的穿刺液接种于田鼠腹腔,待田鼠获得感染后,取其肝、脾制片检查;也可将肝、脾用研钵磨碎,加入适量生理盐水和血液(鼠、兔或其他动物血液,加抗凝剂)稀释后,再涂制薄血膜片,待自然干燥后用甲醇固定。

（二）弓形虫

取急性患者的体液、脑脊液经离心沉淀,取沉渣作涂片,干燥后用甲醇固定,当虫体较少时,可将阳性体液或组织磨碎,加适量无菌生理盐水稀释或制成混悬液,注射于小白鼠腹腔内,经过1~3周,待小白鼠发病时,取腹腔渗出液或小白鼠肝、脾、脑磨碎制成厚膜涂片,待自然干燥后用甲醇固定。

八、血清内原虫样本的采集固定保存

（一）疟原虫的采集

一般从患者耳垂或手指取血(婴儿可经足跟取血)。先用乙醇棉球消毒取血部位,然后用一次性刺血针迅速刺入,轻压挤出血液。用推片边缘中部取少许(1.0~1.5 μL)血液在载玻片上推制成薄血膜,再用推片的角,取血4~5 μL(火柴头大小的血滴),在同一玻片上的适当位置涂制成直径为0.8~1.0 cm的圆形厚血膜。

（二）制片和染色

自然干燥血膜,用铅笔在薄血膜上,或用特种蜡笔在玻片背面编号。血片染色液用吉氏染粉10 g、中性甘油500 mL和纯甲醇500 mL配制而成。配制时将吉氏染粉置大研钵中,缓慢加入少量甘油,充分研磨后,置棕色玻瓶中,用甲醇分数次洗出研钵中的甘油染液,倒入瓶内摇匀,在室温下放置1周后过滤备用。染色前,先用甲醇固定薄血膜,将吉氏染液用pH为7.0~7.2的水配成3%的稀释液,将血片插入染色缸内染色,或用滴管将此稀释液滴在厚、薄血膜上,染色30 min。若需快速染色,可在2 mL水中加吉氏染液3滴,染色6 min;或先在厚血膜上加几滴清水溶去血红蛋白后滴加染液,效果更佳。染色后,用水轻轻冲洗,插在玻片板上晾干,室温保存备用。

九、医学昆虫的采集、保存

根据医学节肢动物的生活史,在滋生地和栖息地采集样本。蚊、白蛉等成虫通常用针插好晾干,存放昆虫盒内,盒内应放樟脑块以防虫蛀。蚊、白蛉、蝇等昆虫的卵、幼虫和蛹,以及蚤、虱、臭虫、蜱、螨等的发育各期均应保存于70%乙醇中。对需要分离病原体的昆虫不作任何处理,收集于干净的试管、小瓶中保存。

十、寄生虫样本的包装和邮寄

凡用乙醇或福尔马林等固定液固定的样本应用棉花填塞空间,以免液体流动损坏样本,瓶口也可用石蜡封固。昆虫的针插标本必须牢固地插在指形管的软木塞上,或插于昆虫盒内,昆虫盒外面用塑料袋包上防潮。如果干燥昆虫样本不用针插,可放在适当大小的瓶内,瓶底铺几层软纸,放入样本后,样本上的空间要用软纸填塞,以免样本因震荡而损坏,最后将瓶塞塞紧,瓶口用石蜡封闭。

各种寄生虫的玻片样本应放在玻片盒中,上下用纸垫好。如无玻片盒应在玻片两端用火柴杆或厚纸片隔开,再用纸包好扎紧,放木盒中。

邮寄时,将上述盛样本的盒子放入木盒中,标本瓶(盒)周围用碎纸或塑料泡沫条或棉花等塞紧,以免损坏。为排除寄生虫感染,在现场需采集患者血;查血清中某种虫体循坏抗原或抗体时可不必空腹,采2 mL全血,凝固后分离血清100～200 μL,吸入带盖的洁净小塑料管中,然后放入含有干冰或冰块的保温杯中,装在用填充料塞紧的邮寄纸箱中;如采患者静脉血有困难时,可耳垂采血4～5滴盛于小塑料指形管中,待血凝固后,分离出2～3 μL的血清同上法包装邮寄即可(查一种寄生虫的血清量不得少于2～3 μL)。

凡在现场采集的蠕虫、原虫、昆虫样本及血清样本基层医疗防疫单位无法完成病原鉴定或血清学检测的,应及时包装邮寄或派专人运送至上级有关部门进行检测,感染性生物样品邮寄或运送应当遵守生物安全规定。

第二节　寄生虫检验的质量控制

一、室间质量控制

国内寄生虫检验的室间质量评价涉及寄生虫形态学部分。卫生部临床检验中心将病原体的图片发送到各参加室间质评的实验室,实验室在规定时间内回报结果。在国外,如美国病理家协会(CAP)室间质量评价的寄生虫部分包括形态学、免疫学及染色等内容。形态学部分的样本为液体样本,要求制作湿片,回报样中寄生虫的种名及数量;免疫学部分主要是贾第虫和隐孢子虫的抗原检测,染色部分为隐孢子虫、贝氏等孢球虫和环孢子虫的改良快速抗酸染色。

二、室内质量控制

作为质量控制基础及重要组成部分的室内质量控制,目前国内大多数实验室处于空白状态。在临床检验其他各学科对质量控制日益重视且已达到相当水准的今天,寄生虫检验作为临床检验的一个重要内容,应建立完善的室内质量体系,进而规范寄生虫检验,以保证检验质量及诊断的正确性。本节对寄生虫检验室内质量控制的基本内容进行简要介绍。

（一）管理各项检测项目

应在部门负责人的监管下执行,且负责人至少每月一次对所有记录包括常规方法、仪器功能检测和设备检测的质控进行主动检查并要有书面证据。当质控超出允许界限时,要有改进的书面证据。通过提高对分析前、分析中和分析后各阶段(标本的完整性、处理、检测、报告和咨询)的跟踪检测能力,为患者得出好的、准确可靠的和及时的实验诊断结果。

（二）操作手册

操作手册应包含每个实验的实验原理、可接受的标本(包括样本拒收标准)和适当的样本采集和处理方法、试剂的制备、所需设备和耗材、质控操作步骤及结果和解释(包括当超出质控范围时的改进行动)、实验方法、可能的结果、结果报告的正确方法、操作注意事项、操作的局限性、附加的表和图解、参考资料。实验室对每个实验及操作应建立本实验室的标准操作规程(standard operation procedure,SOP)。

（三）标本处理和记录保存

要有完整的标本接收和拒收记录,如果送检的标本不是新鲜材料,应将其保存在适当的固定剂中以备日后的检验。建议各种记录和实验结果至少保存两年。

（四）申请单

申请单应能提供足够的信息,具体内容应包括患者姓名、ID号、开申请单医师的姓名、标本来源、申请的检测项目、标本采集时间、实验室接收时间。对于寄生虫实验室,还应提供可疑诊断、旅行史和近期的药物治疗。

（五）方法质控和文件

对于所有方法的质控措施,不仅必须按计划进行质控检查,而且还要形成完整的文件,包括对失控结果及问题解决制订具体计划。要明确预期结果、正常结果或数值,并列入实验室使用的质控表中。不能仅说明某项实验的质控在允许范围内,还必须有关于"什么是正常"或"可接受范围"的定义。

（六）检验结果报告

除极个别情况外,以下为可采用的报告方式:

(1)所有查见的寄生虫(包括卵和幼虫)都应报告,无论是否为致病性的或非致病性的。

(2)一般情况下,实验室对原虫和蠕虫可不予定量,但需指出具体时期(如滋养体、包囊、卵囊、卵或幼虫)。若要定量,则标准应一致(表11-1)。

表11-1 虫体定量

类别	定量标准	
	原虫	蠕虫
罕见	2~5/全片	2~5/全片
少量	1/5~1/高倍视野	1/5~1/低倍视野
中等	1~2/高倍视野	1~2/低倍视野
多量	若干/高倍视野	若干/低倍视野

(3)检获人芽囊原虫(症状与感染数量可能有关)和鞭虫(轻症感染可不予治疗)需要定量。

（4）应报告所鉴定虫体的完整种名和属名。医学节肢动物的鉴别相对复杂，特别是其幼虫的鉴别非常困难，需要专家的帮助。实验室应能对常见重要医学节肢动物有一定的认识，并能进行初步的鉴定。

（5）对夏科-莱登结晶应报告并定量。

（6）报告中对特殊情况需要附加说明。

（7）在报告中须明确实施操作程序的实验室名称。

（七）试剂

所有试剂都应有明确标记，包括内含物名、浓度、配制或收到日期、批号、使用日期、失效日期。若为室内配制试剂，还需标明试剂配制人员及质控检查结果和日期。

染色剂在使用之前要用对照标本进行常规检查，更换新批号染色剂也应检查。对非常用染色剂在使用之前也应检查。对固定剂同样如此。

（八）染色的质控

保存于醋酸钠-醋酸-福尔马林（sodium acetate-acetic acid-formalin，SAF）或聚乙烯醇胶（polyvinyl alcohol，PVA）中的一种已知阳性的粪便标本可用于制作阳性对照涂片。染色后检查其中病原体的典型形态。适当固定的白细胞层也可用于检查每一新批号染色剂的染色特性。

（九）仪器和设备

一般要求包括以下内容：所有仪器和设备的常规维护时间表及维护的书面记录；仪器说明书和检修/维护记录应便于技术人员查阅；温度计每年均应在国家计量部门进行强制检验，并保留检验证书；每个冰箱、冰柜、孵箱、水浴锅等均应放置温度计，且每个使用日均要记录温度。特殊要求有：离心机应有校准记录；建议显微镜每年校准一次。

（十）参考材料

应准备参考材料以便与未知生物对照、复习和培训。理想的参考材料包括甲醛溶液保存的蠕虫虫卵、幼虫和原虫包囊、卵囊和滋养体的染色涂片以及阳性血涂片；还可使用一些彩色幻灯片图谱，相关参考书和手册。

（湛孝东）

附录一　人体常见寄生虫卵的鉴别

虫卵名称	大小(μm)	形状	颜色	卵盖	卵壳	内容物	其他特征
似蚓蛔线虫卵(受精)	(45~75)×(35~50)	宽椭圆	棕黄	无	厚而透明	内含一个大而圆的卵细胞	在其两端与卵壳间可见新月形空隙,卵壳外可有一层蛋白质膜,表面凹凸不平
似蚓蛔线虫卵(未受精)	(88~94)×(39~44)	长椭圆	棕黄	无	较受精蛔虫卵薄	充满大小不等的折光颗粒	卵壳外可有一层蛋白质膜,表面凹凸不平
钩虫卵(十二指肠钩口线虫、美洲板口线虫)	(56~76)×(36~40)	椭圆形,两端钝圆	无色透明	无	较薄	2~4个卵细胞	卵壳与卵细胞之间有明显空隙
蠕形住肠线虫卵	(50~60)×(20~30)	长椭圆形,两侧不对称,一侧扁平,一侧稍凸	无色透明	无	较厚,分3层,光镜下可见内外2层	含一蝌蚪期胚胎	
毛首鞭形线虫卵	(50~54)×(20~23)	纺锤形或腰鼓形	黄褐色	无	较厚	有一个尚未分裂的卵细胞	两端各具一个透明栓
华支睾吸虫卵	(27~35)×(11~19)	形似芝麻,一端较窄	黄褐色	有	卵盖周围的卵壳增厚形成肩峰	内含一成熟毛蚴	卵盖对端有小疣状突起
布氏姜片虫卵	(130~140)×(80~85)	椭圆	淡黄色	有	薄而均匀	近卵盖端有一个未分裂卵细胞,周围约20~40个卵黄细胞	大型蠕虫卵
卫氏并殖吸虫卵	(80~118)×(48~60)	椭圆形,左右多不对称,前端较宽,后端稍窄	金黄	有	厚薄不均,卵盖对端往往增厚	虫卵近顶端有一半透明卵细胞及10~20个卵黄细胞	

虫卵名称	大小(μm)	形状	颜色	卵盖	卵壳	内容物	其他特征
日本血吸虫卵	(70~106)×(50~80)	椭圆	淡黄	无	薄,卵壳一侧有小棘状突起,壳外有附着物	毛蚴	
带绦虫卵（猪带绦虫卵、牛带绦虫卵）	直径31~43	球形或近似球形	棕黄色	无	很薄而且脆弱	胚膜内是球形的六钩蚴,直径14~20 μm,有3对小钩	外面有较厚的胚膜,具有放射状的条纹
微小膜壳绦虫卵	(48~60)×(36~48)	圆球形或近圆球形	无色透明	无	很薄	六钩蚴	卵内有透明胚膜,胚膜两端略凸起并由该处各发出4~8根丝状物,弯曲地延伸在卵壳和胚膜之间
缩小膜壳绦虫卵	(60~79)×(72~86)	长圆形	黄褐色	无	较厚	六钩蚴	胚膜两端无丝状物,卵壳与胚膜间有透明胶状物

（郭见多）

附录二　寄生虫病实验诊断标准名录

标准编号	标准名称	发布部门	实施日期
WS 469—2015	蛲虫病的诊断	国家卫健委	2015-09-01
WS 470—2015	旋毛虫病暴发处理技术规范	国家卫健委	2015-09-01
WS/T 471—2015	寄生虫病诊断名词术语	国家卫健委	2016-02-01
WS/T 486—2015	弓形虫病的诊断	国家卫健委	2016-06-01
WS/T 564—2017	巴贝虫病诊断	国家卫健委	2018-02-01
WS/T 565—2017	蛔虫病诊断	国家卫健委	2018-02-01
WS/T 566—2017	片形吸虫病诊断	国家卫健委	2018-02-01
WS/T 568—2017	阿米巴病肠外脓肿诊断	国家卫健委	2018-02-01
WS/T 629—2018	土源性线虫病的传播控制与阻断	国家卫健委	2019-04-01
WS/T 630—2018	日本血吸虫抗体检测　间接红细胞凝集试验	国家卫健委	2019-04-01
WS/T 631—2018	日本血吸虫毛蚴检测　尼龙绢袋集卵孵化法	国家卫健委	2019-04-01
WS/T 632—2018	巴贝虫检测　血涂片镜检法	国家卫健委	2019-04-01
WS/T 633—2018	巴贝虫检测　虫种核酸鉴定法	国家卫健委	2019-04-01
WS/T 634—2018	肠道原虫检测　碘液染色涂片法	国家卫健委	2019-04-01
GB 15976—2015	血吸虫病控制和消除	国家质量监督检验检疫总局	2016-01-01
GB 20048—2006	丝虫病消除标准	国家质量监督检验检疫总局	2006-05-01
GB 26345—2010	疟疾控制和消除标准	卫生部	2011-05-01
SN/T 1509—2005	异尖线虫病诊断规程	国家质量监督检验检疫总局	2005-07-01
WS 309—2009	华支睾吸虫病诊断标准	卫生部	2009-11-01
WS 321—2010	广州管圆线虫病诊断标准	卫生部	2010-12-01
WS 369—2012	旋毛虫病的诊断	卫生部	2012-09-01
WS 379—2012	带绦虫病的诊断	卫生部	2012-10-15
WS 380—2012	并殖吸虫病的诊断	卫生部	2012-10-15
WS 381—2012	囊尾蚴病的诊断	卫生部	2012-10-15

标准编号	标准名称	发布部门	实施日期
GB/T 35904—2018	旋毛虫实时荧光PCR检测方法	国家质量监督检验检疫总局	2018-09-01
GB/T 35942—2018	隐孢子虫套式PCR检测方法	国家质量监督检验检疫总局	2018-09-01
GB/T 31717—2015	病媒生物综合管理技术规范环境治理　蚊虫	国家质量监督检验检疫总局	2016-01-01
GB/T 28941—2012	病媒生物感染病原体采样规程　蚊虫	卫生部	2013-05-01
GB/T 30224—2013	刚地弓形虫试验临床应用	国家质量监督检验检疫总局	2014-12-01

（汪学农　计永胜）

附录三 常用寄生虫学网址

1. 中国疾病预防控制中心 寄生虫病预防控制所 https://www.ipd.org.cn

2. 中国疾病预防控制中心 寄生虫病预防控制所杂志编辑部 http://www.jsczz.cn

3.《热带病与寄生虫学》编辑部 http://www.rdbzz.com

4.《中国热带医学》编辑委员会 http://www.cntropmed.com

5.《热带医学》杂志 https://rdyz.cbpt.cnki.net

6.《中国人兽共患病学报》 http://www.rsghb.cn

7.《中国病原生物学》杂志 http://www.cjpb.org.cn

8.《中国血吸虫病防治》杂志 http://www.zgxfzz.com

9.《中国地方病学》杂志 http://zhdfbxzz.yiigle.com

10. Centers for Disease Control and Prevention https://www.cdc.gov/dpdx

11. Tropical Diseases Research https://tdr.who.int

12. 国家寄生虫种质资源共享服务平台 https://www.tdrc.org.cn

13. Malaria Journal https://malariajournal.biomedcentral.com

14. Trends in Parasitology https://www.cell.com/trends/parasitology

15. ELSEVIER https://www.journals.elsevier.com/international-journal-for-parasitology

16. THE AMERICAN JOURNAL OF TROPICAL MEDICINE AND HYCIENE https://www.ajtmh.org

附录四　常见人体寄生虫彩色图谱

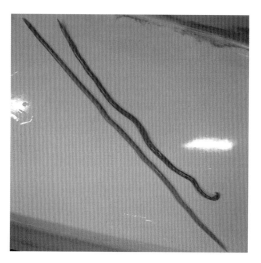

Adults of *Ascaris lumbricoides*
蛔虫成虫

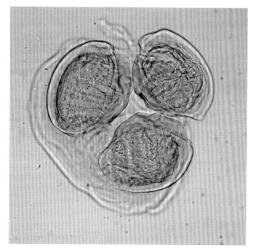

The lips of *Ascaris lumbricoides*
蛔虫唇瓣

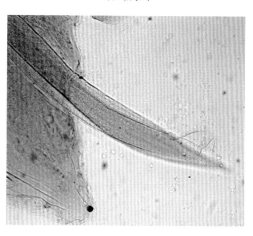

Penial spicules
蛔虫交合刺

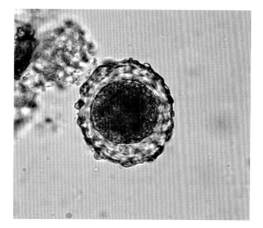

Fertilized egg
受精蛔虫卵

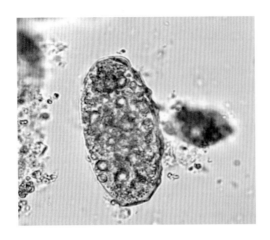

Unfertilized egg

未受精蛔虫卵

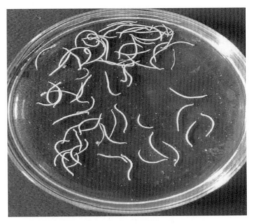

Adults of *Ancylostoma duodenale*

十二指肠钩口线虫

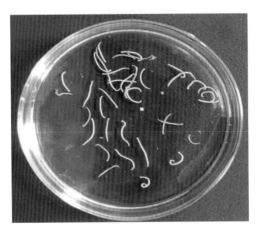

Adults of *Necator americanus*

美洲板口线虫

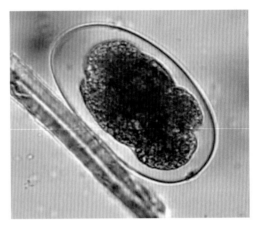

Hookworm egg

钩虫卵

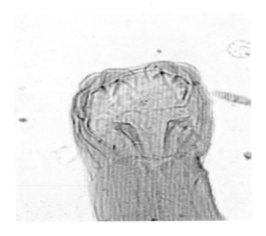

Buccal capsule of *Ancylostoma duodenale*

十二指肠钩口线虫口囊

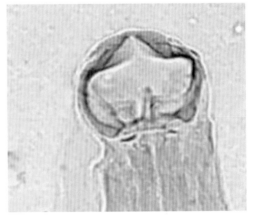

Buccal capsule *Necator americanus*

美洲板口线虫口囊

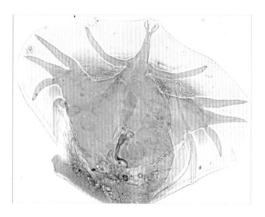

Dorsal rays of *A. duodenale*
十二指肠钩口线虫背辐肋

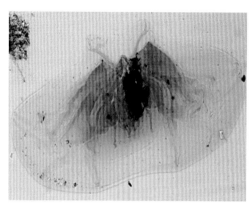

Dorsal rays of *N. americanus*
美洲板口线虫背辐肋

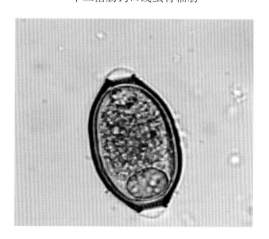

Trichuris trichiura egg
毛首鞭形线虫卵

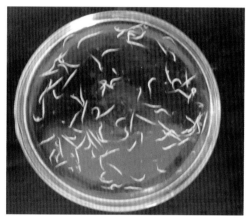

Adults of *Enterobius vermicularis*
蠕形住肠线虫

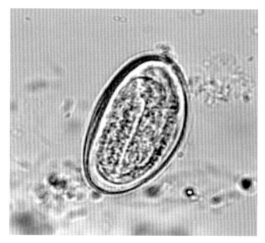

Enterobius vermicularis egg
蠕形住肠线虫卵

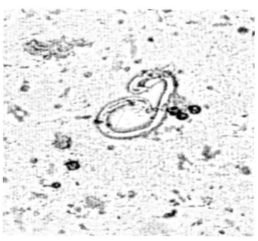

Microfilariae in unstained smear
未染色微丝蚴

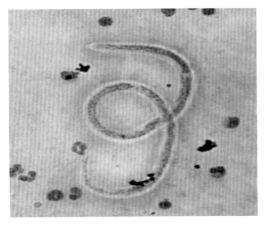

Microfilariae of *Wuchereria bancrofti*
班氏吴策线虫微丝蚴

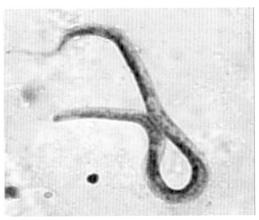

Microfilariae of *Brugia malayi*
马来布鲁线虫微丝蚴

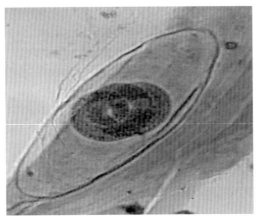

Trichinella spiralis encysted larva
旋毛形线虫囊包

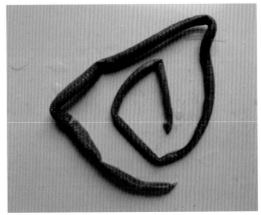

Adult of *Macracanthorhynchus hirudinaceus*
猪巨吻棘头虫成虫

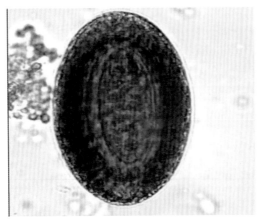

Egg of *Macracanthorhynchus hirudinaceus*
棘头虫卵

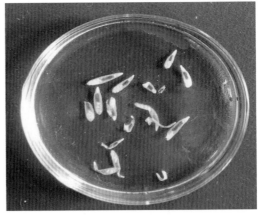

Adults of *Clonorchis sinensis*
华支睾吸虫成虫

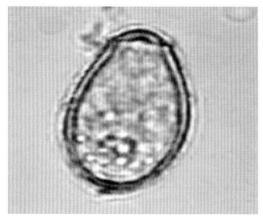

Clonorchis sinensis egg

华支睾吸虫卵

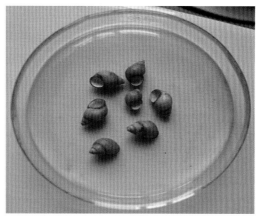

Sail of Bithyniidae

豆螺

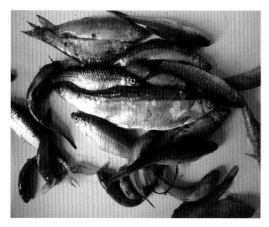

Fresh water fish

淡水鱼

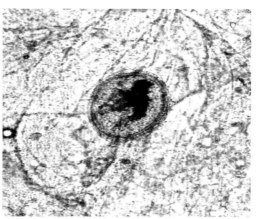

Metacercaria of Liver fluke

华支睾吸虫囊蚴

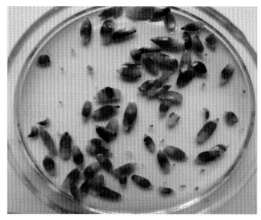

Adults of *Paragonimus westermani*

卫氏并殖吸虫成虫

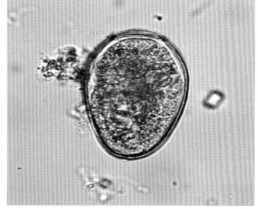

Paragonimus westermani egg

卫氏并殖吸虫卵

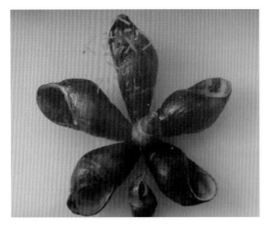

Semisulcospira libertina

川卷螺

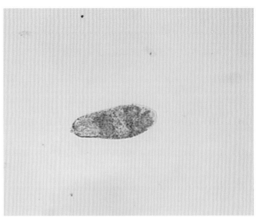

Cercaria of *Paragonimus westermani*

肺吸虫尾蚴

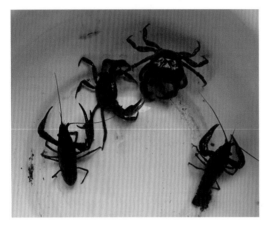

Crayfish and River crab

蝲蛄、溪蟹

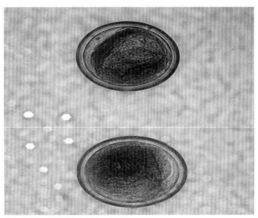

Metacercaria of lung fluke

肺吸虫囊蚴

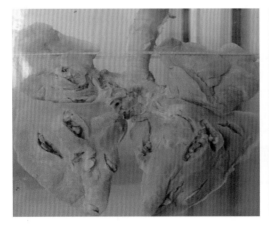

Adults of lung fluke in the lung

肺吸虫在肺内寄生

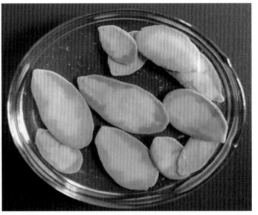

Adults of *Fasciolopsis buski*

布氏姜片吸虫成虫

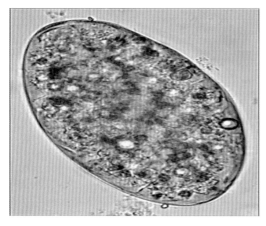

Fasciolopsis buski egg
布氏姜片吸虫卵

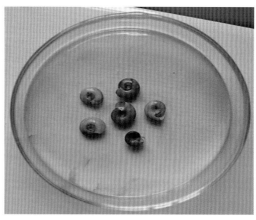

Snail of Planorbidae
扁卷螺

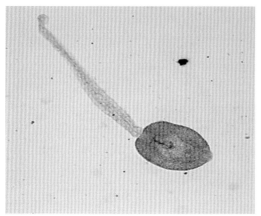

Cercaria *Fasciolopsis buski*
布氏姜片吸虫尾蚴

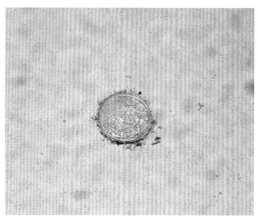

Metacercaria of *Fasciolopsis buski*
布氏姜片吸虫囊蚴

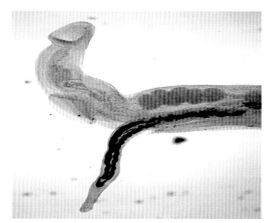

Paired adults of *Schistosoma japonicum*
日本血吸虫雌雄合抱

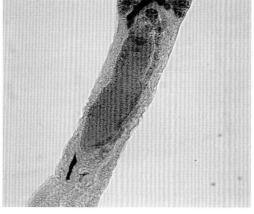

Ovary of female *Schistosoma japonicum*
日本血吸虫雌虫卵巢

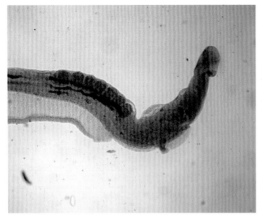

Testis of male *Schistosoma japonicum*
日本血吸虫雄虫睾丸

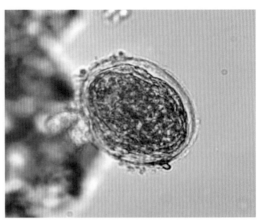

Schistosoma japonicum egg
日本血吸虫卵

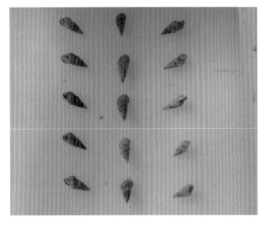

Oncomelania
钉螺

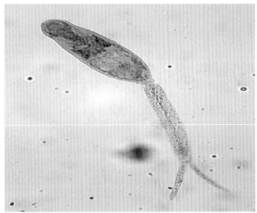

Cercaria of *Schistosoma japonicum*
日本血吸虫尾蚴

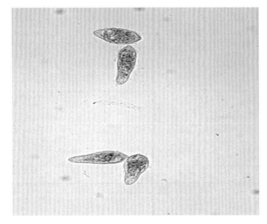

Miracidia of *Schistosoma japonicum*
日本血吸虫毛蚴

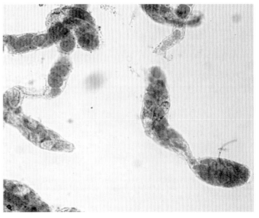

Sporocyst of *Schistosoma japonicum*
日本血吸虫胞蚴

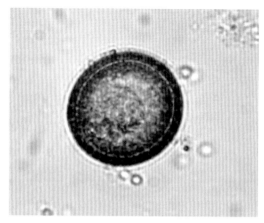

Egg of tapeworm

带绦虫卵

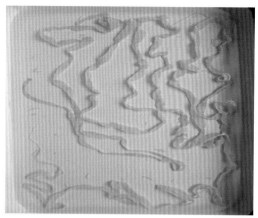

Adult of *Taenia solium*

猪带绦虫成虫

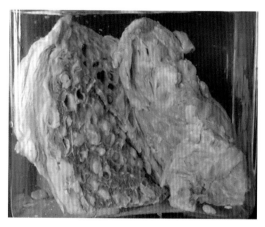

Cysticerci in the pork

米猪肉

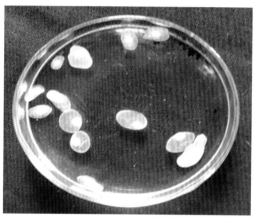

Cysticerci of *Taenia solium*

猪带绦虫囊尾蚴

Gravid proglottid of *Taenia solium*

猪带绦虫孕节

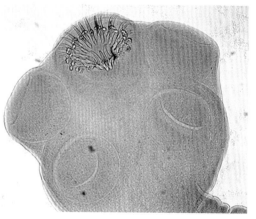

Scolex of *T. solium*

猪带绦虫头节

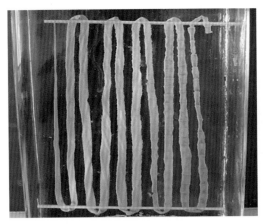

Adult of *Taenia saginata*

牛带绦虫成虫

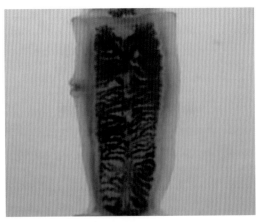

Gravid proglottid of *Taenia saginata*

牛带绦虫孕节

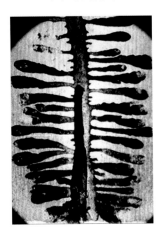

Gravid proglottid of *T. saginata*

牛带绦虫孕节

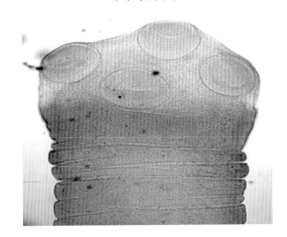

Scolex of *T. saginata*

牛带绦虫头节

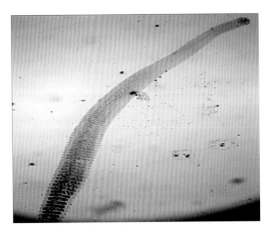

Adult of *Hymenolepis nana*

微小膜壳绦虫成虫

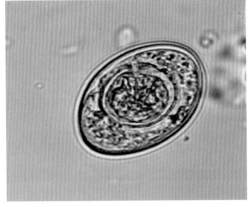

Egg of *Hymenolepis nana*

微小膜壳绦虫卵

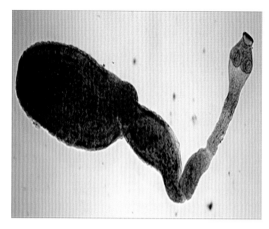

Adult of *Echinococcus granulosus*

包生绦虫成虫

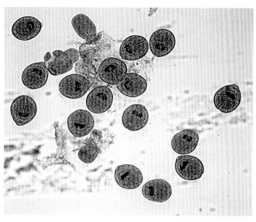

Protoscolex of *Echinococcus granulosus*

原头蚴

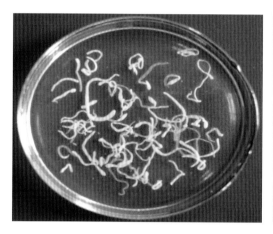

Sparganum of *Spirometra mansoni*

曼氏迭宫绦虫裂头蚴

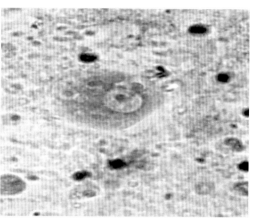

Trophozoite of *Entamoeba histolytica*

溶组织阿米巴滋养体

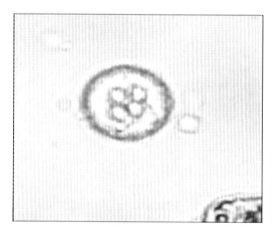

Cyst of *Entamoeba histolytica*

溶组织阿米巴包囊

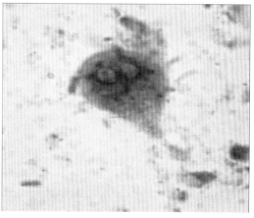

Trophozoite of *Giardia lamblia*

蓝氏贾第鞭毛虫滋养体

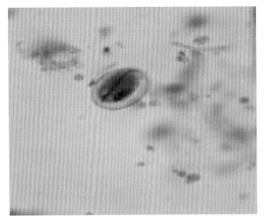

Cyst of *Giardia lamblia*

蓝氏贾第鞭毛虫包囊

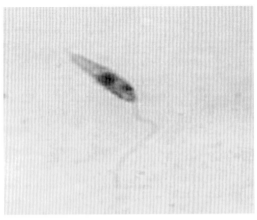

Promastigote of *Leishmania donovani*

杜氏利什曼原虫前鞭毛体

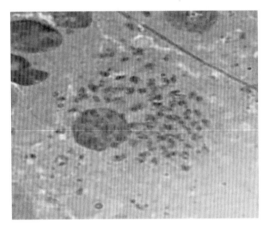

Amastigote of *Leishmania donovani*

杜氏利什曼原虫无鞭毛体

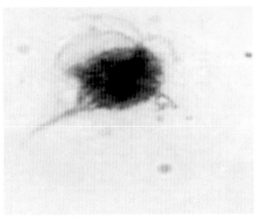

Trophozoite of *Trichomonas vaginalis*

阴道毛滴虫滋养体

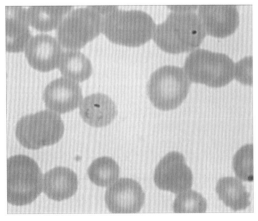

Ring form of *Plasmodium vivax*

间日疟原虫环状体

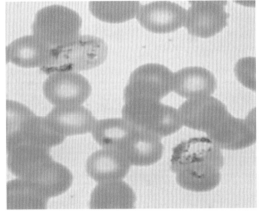

Late trophozoite of *Plasmodium vivax*

间日疟原虫滋养体

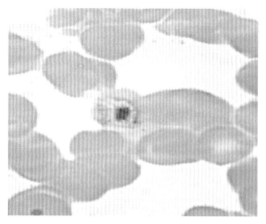

Male gametocyte of *Plasmodium vivax*

间日疟原虫雄配子体

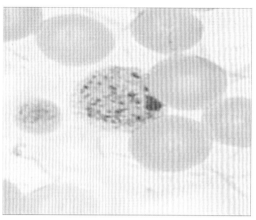

Female gametocyte of *Plasmodium vivax*

间日疟原虫雌配子体

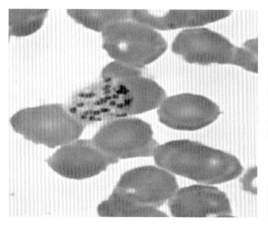

Mature schizont of *Plasmodium vivax*

间日疟原虫成熟裂殖体

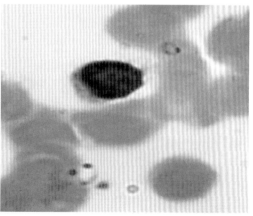

Ring form of *Plasmodium falciparum*

恶性疟原虫环状体

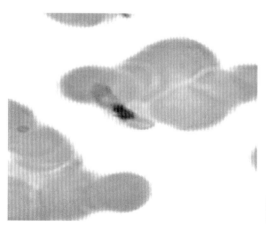

Female gametocyte of *Plasmodium falciparum*

恶性疟原虫配子体

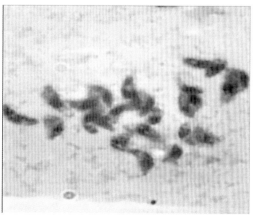

Trophozoite of *Toxoplasma gondii*

刚地弓形虫滋养体

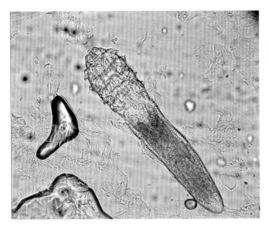

Demodex folliculorum mite

蠕行螨

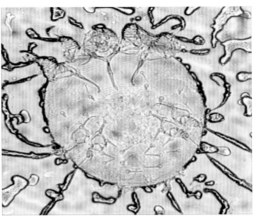

Scab mite

疥螨

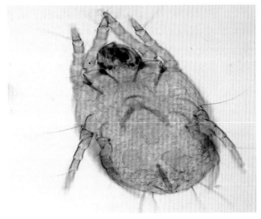

Dermatophagoides pteronyssinus

屋尘螨

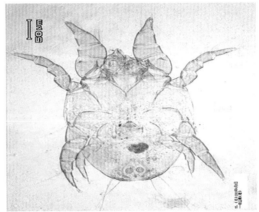

Dermatophagoides farinae

粉尘螨

参 考 文 献

［1］ 吴观陵.人体寄生虫学[M].4版.北京:人民卫生出版社,2013.

［2］ 张进顺,高兴政.临床寄生虫检验学[M].北京:人民卫生出版社,2009.

［3］ 潘卫庆,汤林华.分子寄生虫学[M].上海:上海科学技术出版社,2004.

［4］ 李朝品.医学节肢动物学[M].北京:人民卫生出版社,2009.

［5］ 段义农,王中全,方强,等.现代寄生虫病学[M].2版.北京:人民军医出版社,2015.

［6］ 余森海,许隆祺.人体寄生虫学彩色图谱[M].北京:中国科学技术出版社,1992.

［7］ 余新炳,沈继龙.现代病原生物学研究技术[M].北京:北京人民卫生出版社,2011.

［8］ Garcia L S.诊断医学寄生虫学[M].张进顺,孙新主,译.北京:人民卫生出版社,2010.

［9］ 孙新,李朝品,张进顺.实用医学寄生虫学[M].北京:人民卫生出版社,2005.

［10］ 周晓农.2015年全国人体重点寄生虫病现状调查报告[M].北京:人民卫生出版社,2018.

［11］ 沈继龙,张进顺.临床寄生虫学检验[M].4版.北京:人民卫生出版社,2012.

［12］ 诸欣平,苏川.人体寄生虫学[M].9版.北京:人民卫生出版社,2018.